高等学校葡萄与葡萄酒工程专业教材

葡萄酒营养学

刘世松 练武 刘爽 主编

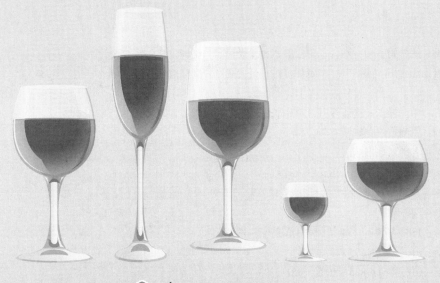

中国轻工业出版社

图书在版编目（CIP）数据

葡萄酒营养学/刘世松，练武，刘爽主编 . —北京：中国轻
工业出版社，2022.7
　　ISBN 978 - 7 - 5184 - 1810 - 7

　　Ⅰ . ①葡… 　Ⅱ . ①刘… ②练… ③刘… 　Ⅲ . ①葡萄酒—食
品营养 　Ⅳ . ①R151.3

中国版本图书馆 CIP 数据核字（2017）第 322034 号

责任编辑：江　娟　秦　功　　责任终审：滕炎福　　整体设计：锋尚设计
策划编辑：江　娟　　　　　　责任校对：吴大鹏　　责任监印：张　可

出版发行：中国轻工业出版社（北京东长安街6号，邮编：100740）
印　　刷：三河市万龙印装有限公司
经　　销：各地新华书店
版　　次：2022 年 7 月第 1 版第 3 次印刷
开　　本：787×1092　1/16　印张：12.25
字　　数：268 千字
书　　号：ISBN 978-7-5184-1810-7　定价：38.00 元
邮购电话：010 - 65241695
发行电话：010 - 85119835　传真：85113293
网　　址：http://www.chlip.com.cn
Email：club@ chlip.com.cn
如发现图书残缺请与我社邮购联系调换
220783J1C103ZBW

《葡萄酒营养学》 编委会

主　编　　刘世松（滨州医学院葡萄酒学院）

　　　　　练　武（滨州医学院公共卫生与管理学院）

　　　　　刘　爽（滨州医学院葡萄酒学院）

编　委（以姓氏笔画为序）

　　　　　石塔拉（滨州医学院公共卫生与管理学院）

　　　　　李　岚（滨州医学院葡萄酒学院）

　　　　　李燕妮（滨州医学院葡萄酒学院）

　　　　　宓　伟（滨州医学院公共卫生与管理学院）

　　　　　菅　蓁（滨州医学院葡萄酒学院）

　　　　　韩国民（滨州医学院葡萄酒学院）

　　　　　韩文婷（滨州医学院公共卫生与管理学院）

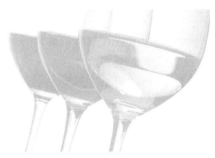

前言

　　随着我国经济的发展，人民生活水平不断提高，人们不仅希望吃得有文化有情调，更希望知道如何吃得健康营养。葡萄酒作为国际公认的一种健康饮品，越来越受到消费者的青睐。葡萄酒的健康营养功效，也逐渐被科学家们发现和认可，科技工作者对葡萄酒及其成分促进健康的研究成果也越来越多，越来越深入。

　　现代营养学对食品与健康的认识已经达到了较高的理论水平，随着各类营养素和植物化学物质等功能性物质的不断发现，逐步建立起系统而又全面的现代营养学。葡萄酒营养学作为一门新兴的学科，也逐渐被各界人士所关注。葡萄酒营养学既是一个广阔的技术领域，又是一个多学科交叉的体系，它运用现代营养学知识，结合葡萄酒营养的最新研究成果和葡萄酒文化的传播推广，致力传播葡萄酒营养知识，科学指导葡萄酒消费，保证人们在享用美食美酒的同时，朝着更加健康营养的方向发展。

　　本书全面系统地介绍了现代营养学的基本理论和知识及关于葡萄酒营养成分的基本情况，汇总了葡萄酒与健康的最新研究成果，从营养学的角度将葡萄酒配餐文化与营养配餐相融合，为人们提供一个科学全面的葡萄酒文化与现代营养学的论述。全书分为八章，介绍了营养学的发展演变、历史渊源、葡萄酒营养学的概念及发展趋势；人体的消化与吸收过程；葡萄酒中水、碳水化合物、氨基酸、矿物质和维生素等营养素；对葡萄酒中的类黄酮、非类黄酮和有机酸的功能性成分进行了解析；葡萄酒与医学、酒精以及健康的研究与关系；葡萄酒的餐饮文化历史与传承；葡萄酒的合理营养与平衡膳食、葡萄酒配餐的营养评价；葡萄干、葡萄籽及其加工副产物等内容。本书注重先进性的同时更强调实用性。本书既可作为高等学校葡萄与葡萄酒工程专业本科生、研究生系统学习葡萄酒营养学的一本教科书，也可作为从事葡萄酒科技研究和文化推广人员的工具书。

　　本书的编者均为滨州医学院各相关专业的老师，他们总结了自己多年的教学和科研经验，参考经典和最新的教科书及相关科技资料编写而成。本书在编写过程中由刘世松进行了统筹组织与全书审定工作；练武和刘爽对全书进行了统稿和修改工作；刘世松、练武、刘爽、石塔拉、李燕妮、菅蓁、李岚、韩国民、韩文婷、宓伟等分别承担了相关章节的撰写工作。具体编写分工如下：第一章由刘世松、刘爽、李岚执笔；第二章由石塔拉、宓伟执笔；第三章由练武执笔；第四章由韩国民、韩文婷执笔；第五章由刘爽、李岚执笔；第六章由刘世松、菅蓁执笔；第七章由练武、菅蓁执笔；第八章由李燕妮、韩国民、韩文婷执笔。

　　由于编者学识和水平所限，书中难免有不妥甚至错漏之处，恳请读者批评指正。

刘世松

2017 年 12 月于山东烟台

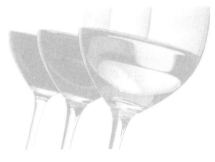

目 录

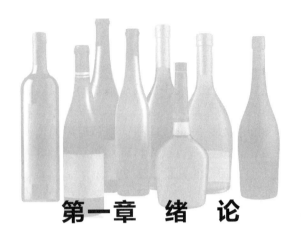

第一章　绪　论

学习要点

掌握：营养素的类别和膳食营养素参考摄入量的基本概念；葡萄酒营养学的基本概念、研究任务、研究方法。

熟悉：葡萄酒的历史发展过程、现状；葡萄酒在人类生活中扮演的角色；营养素需要量及其影响因素；葡萄酒营养学的研究内容及生物学实验方法。

了解：葡萄酒营养学的发展展望。

第一节　葡萄酒的发展历史及现状

上帝赐予人类的好而有价值的东西，莫过于葡萄酒——柏拉图

在人类发展进程中，酒的文化、文明贯穿始终，伴随着人类文明的不断前行。葡萄酒也在这个过程中应运而生。葡萄酒营养的历史发展是基于葡萄酒以及葡萄酒文化的形成而出现的。在当今社会中被越来越多的人接受认可，逐渐形成其自身文化，这也正是我们介绍葡萄酒营养学的必要性所在。

一、　葡萄酒的历史

（一）中国葡萄酒历史

在古代汉语中，"葡萄"也可以指"葡萄酒"。在中国早期就有关于葡萄属植物的文字记载。比如，李时珍在《本草纲目》中写道："葡萄，《汉书》作蒲桃，可造酒，人醐饮之，则酶然而醉"。醐是聚饮的意思，酶是大醉的样子。按照其中的意思，我们可以理解为：之所以借"醐""酶"两字为"葡萄"，是因为这种水果酿成的酒能使人饮后酶然而醉。这也说明葡萄酒在我国已经有了非常悠久的历史。同样，在不同时期中，都有关于葡萄酒的诗词歌赋记录下来，说明葡萄酒一直与人们的生活相伴。我国最早有关于葡萄的文字记载见于《诗经》。记载说明人们早在公元前 17 世纪初就采集并食用各种野葡萄了。在汉武帝时期，张骞出使西域，引进葡萄以及栽种葡萄的同时，

还招来了酿酒艺人。据《太平御览》记载，汉武帝时期，"离宫别观傍尽种葡萄"，足以见证汉武帝对此事的重视，并且葡萄的种植和葡萄酒的酿造都达到了一定的规模。魏晋及南北朝时期，葡萄酒的消费和生产又有了恢复和发展。从当时的文献以及文人名士的诗词文赋中可以看出在同一时期中葡萄酒消费的情况。唐朝的"贞观之治"及一百多年的盛唐时期，葡萄酒的发展面临着真正的发展机遇。在唐朝不设酒禁的情况下，不但帝王、大臣喜好葡萄酒，民间酿造和饮用葡萄酒的情况也十分普遍。这在当时的诗歌里都有反映。如，李欣在《古从军行》中描写了边塞军旅生活和从军征戍者的复杂感情，借用汉武帝引进葡萄的典故，反映出君主与百姓、军事扩张与经济贸易、文化交流与人民牺牲之间尖锐而错综复杂的矛盾。著名诗人李白被誉为"诗仙""酒仙"，素有"斗酒诗百篇"的名声，更是钟爱葡萄酒，甚至在酒醉奉诏作诗时，还忘不了心爱的葡萄酒。《襄阳歌》就是李白的葡萄酒醉歌。在《襄阳歌》中写道："鸬鹚杓，鹦鹉杯，百年三万六千日，一日须倾三百杯。遥看汉水鸭头绿，恰以蒲萄初酦醅。此江若变作春酒，垒曲便筑糟丘台。"诗人李白幻想着将一江汉水化为葡萄美酒，从诗句中可以看出，当时葡萄酒的酿造已经相当普遍。在唐代的葡萄酒诗中，最著名的莫过于王翰的《凉州词》。诗中写道："葡萄美酒夜光杯，欲饮琵琶马上催。醉卧沙场君莫笑，古来征战几人回？"此诗也作为千古绝唱载入中国乃至世界葡萄酒文化史中。宋代陆游的《夜寒与客烧干柴取暖戏作》中也写道："如倾潋潋蒲萄酒，似拥重重貂鼠裘。"诗中把喝葡萄酒与穿貂裘相提并论，说明葡萄酒可以给人体提供热量，同时也表明了当时葡萄酒的名贵。

葡萄及葡萄酒文化不但在史书中被记录下来，20 世纪后期，我国考古学家发掘了贾湖遗址，后经研究发现其是存在于新石器时代的。在贾湖遗址中考古学家从出土的8000～9000 年前的陶器碎片中发现，在其内壁中附有一些残留附着物，通过与美国科学家合作进行化学分析，发现了很微量的酒石酸。而这种酒石酸只在葡萄酒中能够产生，这也证明了距今 9000 多年前的"贾湖人"已经初步掌握了用葡萄酿酒的方法。由此可见，葡萄酒已经出现在人们的生活文化中了。

（二）国外葡萄酒历史

不只是我国古代对葡萄酒有大量的记载，同样在国外对于葡萄酒的起源也有大量的历史记录。这主要体现在三个方面：圣经说、猿酒说、考古学。圣经说中共出现葡萄酒记载 366 处，葡萄汁 19 处，葡萄 251 处，葡萄园 111 处，酒榨 50 处，酒池 5 处。以上数字说明葡萄以及葡萄酒的重要性。猿酒说表明在远古时代，先人在日常生活中逐步发现成熟的果实掉落地面后，与空气中天然酵母产生作用，而产生酒气。这就是最原始的"猿酒"。考古学中发现，在不断出土的文物中，我们可以追溯葡萄酒的历史文化。比如，在濒临黑海的外高加索地区，即现在的安纳托利亚、格鲁吉亚和亚美尼亚，都发现了积存的葡萄酒遗迹。在尼罗河河谷中，考古学家发现了一种底部小圆、肚粗圆、上部径口大的盛液体的土罐陪葬品，经考证，这是古埃及人用来装葡萄酒或油的陶罐。17 世纪，文艺复兴在思想艺术方面的改革慢慢地对饮食文化产生了影响，同时让葡萄酒文化也得到了广泛传播。玻璃质地盛装酒容器的发明以及软木塞的使用，都大大增进了葡萄酒的运输和推广。18 世纪中期，勃艮第的沃尔奈和萨维尼掀起了精致葡萄酒的风尚。现如今葡萄酒酿造技术的成熟，与当时人们对于葡萄酒的推崇是密不可分的。

人们的生活与葡萄酒紧密相连，葡萄酒一直以来在人们的生活中扮演着重要的角色。其中，最早由赛木耳·布莱尔提出的"法国悖论"中指出：法国人的日常饮食中含有大量的饱和脂肪酸，不利于心肌健康，但在法国患有心绞痛、心肌病的几率要低于爱尔兰。但在当时，这份报告并未引起学术界的重视。美国农业部 2002 年的统计结果显示：法国人每天比美国人多吃 32g 的脂肪，4 倍的黄油，60% 的乳酪和 3 倍的猪肉。比较两国因冠心病导致的死亡率，法国仅有 8.3/10000，而美国则高达 23/10000，近乎法国的 3 倍。研究指出，法国人日常饮食的红酒中的一些成分起到了保护心脏的作用。通过文献查阅流行病学调查研究，样本数量高达上百万人次，比对长期饮酒与不饮酒后，心血管疾病发生率以及由心脏疾病导致的死亡率。所有这些调查的结果相当地一致：与不喝酒的人相比，酗酒的人群中得心血管疾病和死于心脏病的比例都大大增加；但是"适度饮酒"的死亡率不仅比酗酒的人低，比完全不喝酒的人也要低；不仅葡萄酒，白酒、啤酒也都有类似的结论，而葡萄酒尤其是红葡萄酒的效果似乎更为明显。于是，"适度饮酒有助健康"的理念逐渐被广泛关注。

二、 葡萄酒的现状

据国际葡萄与葡萄酒组织统计，2016 年中国葡萄酒消费量初步统计达 172 万千升，比 2015 年增长 6.9%，增幅位居全球之首。据国家统计局对规模以上葡萄酒企业的统计，2016 年，国产葡萄酒产量达 114 万千升，较上一年减少 1%。据海关数据显示，2016 年中国进口葡萄酒总量约为 63.8 万千升，同比增长 15%。尽管进口葡萄酒来势汹汹，但从产量数据对比看，国产葡萄酒在中国市场仍占很大优势。中国已经成为世界第九大葡萄酒生产国。

葡萄酒行业领先的市场调研和咨询公司酒智（Wine Intelligence）发布了《中国葡萄酒消费者细分 2015》（Wine Intelligence China Portraits 2015）报告，其中根据中国消费者的消费习惯和他们对葡萄酒的态度，将中国葡萄酒消费者分成了 6 种不同的群体：节庆场合饮酒者（frugal occasionals）、健康饮酒者（health sippers）、社交新人（social newbies）、狂热爱好者（adventurous connoisseurs）、传统名庄爱好者（prestige - seeking traditionalists）和发展中的饮酒者（developing drinkers）（图 1 - 1）。

从 2012 年的研究至今，观察到中国进口葡萄酒市场的消费主力发生了转移：与三年前相比，"狂热爱好者"和"传统名庄爱好者"等"发烧级"消费者在总体消费者人口中的比例逐渐变小，而"健康饮酒者"和"节庆场合饮酒者"等饮用频率较低的群体的比重逐渐变大，新出现的"发展中饮酒者"的比例也占到了 19%。这表明葡萄酒的消费日益大众化，已成为最受欢迎的饮料之一。曾经，葡萄酒仅仅被认为是一种休闲饮品，国内很少有人能将其与美食联系起来，这也与受大众饮食文化片面性的影响有关。直到近几年，随着西餐在国内的普及，人们生活品位的不断

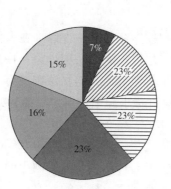

节庆场合饮酒者：很少喝葡萄酒，大多是在庆祝、节日等特殊场合饮酒。他们选购葡萄酒时，最关注的是价格

狂热爱好者：高消费、饮酒频率高的消费者，对自己掌握的葡萄酒知识充满自信，熟知典型产酒国、产区、葡萄品种和葡萄酒品牌

健康饮酒者：对葡萄酒的了解有限，且对价格敏感。认为葡萄酒有益健康，所以偶尔会饮用

传统名庄爱好者：高消费、较保守的消费者，特别钟情法国葡萄酒，选择进口酒一般是因为它们是声望和社会地位的象征

社交新人：刚接触葡萄酒的年轻消费者，他们认为葡萄酒很有趣，适合在社交场合饮用

发展中的饮酒者：喜欢葡萄酒的口感，正在培养饮酒习惯的饮酒者。他们对葡萄酒逐渐感兴趣，并将其看作生活中的重要组成部分

图 1-1　2015 年中国葡萄酒消费者的 6 类划分

提升，对葡萄酒的饮食文化认识也随之丰富，不仅对于葡萄酒的西餐搭配有了一定的了解，还能根据自身的本土饮食文化与葡萄酒的风味特点进行自创搭配，享受其中的美妙和乐趣。

　　大众除了将葡萄酒作为美好生活中的一种享受外，更追求葡萄酒的健康价值。由于葡萄酒中具有多酚、黄烷醇、类黄酮和花色苷等抗氧化活性物质，其营养保健作用在全世界食品营养界和医学界掀起了研究高潮。衰老和心血管等疾病的发生主要是因为氧化作用，在一定程度上葡萄酒作为抗氧化良品可以抗衰老和减少疾病的发生。近几年，关于葡萄酒抗氧化的研究主要集中在葡萄酒不同成分体外的抗氧化能力、抗氧化机制、葡萄酒抗氧化能力的研究方法、葡萄酒不同成分在动物体内的抗氧化能力等方面。葡萄酒营养学作为一门新兴学科被越来越多的研究者关注。因此本书作为葡萄酒营养学的教学类及科普类用书，将致力于全面而细致地介绍有关于葡萄酒营养学的知识。

第二节　营养学的发展史和基础理论

　　生物必须获得并利用食物，才能生存和繁殖。获得并利用食物的过程称为"营养"（nutrition）。研究营养的科学称为"营养学"（nutriology）。根据不同的研究对象，营养学可分为植物营养学、动物营养学和人类营养学（human nutrition）。通常人们所说的"营养学"是指人类营养学。

　　营养学是一门实用科学，营养素（营养物质）的探寻及需要量的确定就是营养学的理论开端。确定各种营养素的需要量及其在食物中的含量后，发展为实用的膳食学、食品加工学等科学。

所谓营养素（nutrients）是指来自食物的化学物质，能够被机体消化吸收，提供能量，或构成身体组织，或调节生理功能。此定义表示营养素在体内有三种功能：

（1）营养素是体内能量的来源，可用以维持体温并进行工作，如体内的呼吸循环、消化吸收、分泌排泄及体外工作等。

（2）营养素是构成身体组织的原料，新组织的生长及旧组织的修补均需以营养素作为原料。

（3）营养素有调节生理功能的作用，使体内的化学反应得到适度的促进或抑制，从而维持或改变各种细胞的特性及各种器官的功能。

营养素还可用以降低某些疾病的风险。营养素除必须具有上述三种功能之一以外，还必须具有可消化及可吸收的性质。

一、 营养素的发现

在发现营养素的过程中，其最初阶段是以人们对于饮食和疾病之间关系的认识为标志，如夜盲症、坏血病（维生素 C 缺乏病）、脚气病（维生素 B_1 缺乏症）、佝偻病、糙皮病等，每一种病都可能在一个特定的人群中流行。第二阶段是提出假说和验证，包括通过概括观察的现象产生假说，然后进行实验验证。

（一） 营养素的早期发现

人们对所需营养素的认识，至今还不足 100 年。早期，在人们生活实践中发现食用某些质量较差的食物所引起的疾病，可以通过食用其他食物加以预防；而另一些由于食用纯的食物或仅食用某一种或几种食物所引起的动物生长和存活问题，也可以通过食用其他食物或其提取物后得到改善。尽管在 2400 年前希腊就有某种形式的食疗，但他们对营养素的化学本质并不清楚，并认为食物仅含单一的营养成分。这一观念一直持续到 19 世纪。

1740 年，英国航海外科医生 Lind J.（1716—1794 年）发现食用柑橘可治愈水手的坏血病；1753 年，他发表了现已奉为传世经典的《坏血病大全》（*Treatise on Scurvy*），详细描述了人们过去在坏血病防治方面的努力，并介绍了他的试验结果。

在 1770—1794 年，Lavoisier A. L.（1743—1794 年）和 Laplace P. S.（1749—1827 年）通过豚鼠和人体试验探索呼吸本质时，发现组织中含碳化合物的氧化是机体各种生理功能的能量来源。这是食物的特定功能首次通过化学的方法得到证实的实例。Lavoisier 和他的同事还确立了有机化学的基本概念，从而开辟了认识食物化学本质的新途径。

此后，科学家们出于对动物性食物的兴趣，开始检测食物成分。1816 年，Magendie F.（1783—1855 年）第一个证实了食物中的一种有机成分——蛋白质，蛋白质是机体所需的营养物质。Magendie 用纯碳水化合物或脂肪喂犬，犬因大量丢失蛋白质并在几周后死亡，而喂含有蛋白质食物的犬，仍可以保持健康。1827 年，伦敦的一位内科医生和科学家 Prout W.（1785—1850 年）提出高等动物的营养需求包括三种主要食物成分，即蛋白质、碳水化合物和脂肪。

在这以后的 20 年，人们发现有几种矿物质是动物所必需的。1842 年，瑞士医生 Chossat 用实验证实吃低钙饲料的鸽子骨发育不良，单独以小麦为食喂养 10 个月后的鸽子死亡，在解剖时发现其有骨质损耗，而碳酸钙可以预防这种异常状况的发生。在以后的研究中，Chossat 还用鸡、兔、蛙、鳝鱼、蜥蜴和乌龟进行了实验。Boussingault J. B.（1802—1887 年）用平衡实验证实了猪骨骼的发育需要钙和磷，而被剥夺盐后牛的生长状况恶化；一位主要致力于农业问题的德国著名化学家 Liebig J. von（1803—1873 年）发现钠是血中主要阳离子，钾是组织中的主要阳离子。到 1850 年，至少有 6 种元素（Ca、P、Na、K、Cl、Fe）被确认为高等动物所必需的元素。

Liebig 根据当时的研究发现提出产能物质（碳水化合物和脂肪）和蛋白质加上一些矿物质构成营养完全的膳食。虽然 Liebig 的假设得到普遍的认可，但也受到了一些质疑。如，Pereira 发现只吃少数几种食物可导致坏血病；再如，Dumas J. B. A.（1880—1884 年）发现在 1870—1871 年法国巴黎被围困期间，儿童被喂养含已知各种营养素的人工调制牛乳，未能防止他们健康的恶化。然而，鉴于 Liebig 的威望较大，在 19 世纪，他的观念仍占主导地位。

1881 年 Lunin 及 1891 年 Socin 分别在多尔帕特和巴塞尔，先后用实验证实，用纯蛋白质、脂肪、碳水化合物及矿物质混合物喂养的小鼠存活期不足 32d，而加入牛乳或蛋黄喂养的小鼠，则在 60d 的实验期内保持健康。因此，Lunin 和 Socin 认为这些食物中一定还含有少量未知的生命必需物质。

1880 年，日本海军 Takaki 将军发现 30% 海员患上维生素 B_1 缺乏症，俗称脚气病（中国早在公元前 2600 年就曾描述过类似脚气病的症状），但此病在英国海军中并未流行，因为他们食物中含有较高的蛋白质。在日本海员膳食中添加牛乳和肉后，脚气病的发病率明显下降。Takaki 推断脚气病是一种营养缺乏病，但被错误地认为是由于蛋白质摄入不足引起的。1890 年，Eijkman C.（1858—1930 年），一位荷兰军医注意到爪哇岛上食用精米的犯人患脚气病较多，给鸡喂饲这种米同样会产生类似脚气病的症状，而被喂饲糙米的鸡则保持健康状态。他认为淀粉在肠内的堆积有利于神经毒性物质的形成，而稻壳含有解毒药。Grigins 对 Eijkman 的报道进行了进一步实验研究，发现稻壳中具有保护作用的解毒物质可用水抽提。1901 年，他得出结论：脚气病是由于糙米中的必需营养物质在大米精细化处理过程中丢失而引起的。他第一次明确提出营养缺乏病的概念，然而其深刻含义当时并未得到足够重视。食物含有许多未确定的人体所需营养素这一认识的形成花费了 15 年的研究时间。

（二）必需营养素概念的确定

进入 20 世纪后，营养学得到很大发展。美国生物化学家 Osborne T. B. 和 Mendel L. B. 发现食用脂肪、碳水化合物、矿物质和酪蛋白（一种牛乳蛋白）的幼鼠会正常生长；而以玉米蛋白（玉米中提取的一种蛋白质）作为蛋白质来源的幼鼠则不会发育生长，除非饮食中同时加入赖氨酸和色氨酸。化学分析表明，玉米蛋白缺乏这两种氨基酸，因此，这两种氨基酸被定性为"必需氨基酸"。

1900 年，英国生物化学家 Hopkins 与同事 Cole S. W. 一起分离提纯了色氨酸，并通过在玉米蛋白饲料中添加色氨酸可明显延长小鼠存活时间的实验，证明了色氨酸是一种必需氨基酸。1910 年，Hopkins 在其《在正常膳食中附加因子重要性的饲养实验》一文中指出，即使含有碳水化合物、脂肪、蛋白质和矿物质的人工合成饲料也不能使动物正常生长，但只要加入少量鲜牛乳就能使动物生长良好。Hopkins 猜想饮食中其他未知的微量化学成分也可能是维持机体正常功能所必需的。于是，他对此问题进行了"人工合成饮食"实验。1912 年，Hopkins 提出了维生素学说：在使用合成饲料喂养动物时，酵母汁、肉汁中含有一种维持动物生长和代谢所需的微量有机物。Hopkins 因发现维生素是机体不可缺少的物质而成为 1929 年诺贝尔生理学或医学奖的两位获奖者之一，其实验方法则为后来必需营养素研究树立了典范。

1911 年，波兰化学家 Casimir Funk 发现糙米中能够防治脚气病的物质（维生素 B_1）是一种胺（一类含氮化合物），因此 Funk 提议将这种化合物称为 vitamine，意为"vital amine"（生死攸关的胺），以强调它的重要性。然而随后的研究发现，许多其他的维生素并不含有"胺"结构，但是由于 Funk 的提议已被广泛接受，vitamine 这一名称没有废弃，而仅仅将 amine 的最后一个"e"去掉，成为了"vitamin"（维生素，音译为"维他命"）。

1913 年，在有关纯化食物导致营养障碍的研究中，McCollum 和 Davis 发现，喂饲乳糖作为部分糖源的大鼠如在饲料中添加黄油脂肪，则大鼠生长良好；如将黄油换成猪油和橄榄油，则生长不良，于是他们得出结论，黄油中含有生长所需的必需成分。同时，Osborne 和 Mendel 也发现，添加牛乳脂质可以使生长不良的大鼠得到恢复，他们提出牛乳脂质中含有未确定的生命必需物质。McCollum 和 Davis 从黄油脂质中抽提出这一物质，称此物质为脂溶性物质 A。他们将这一物质添加到精米中，鸡的生长不良状况没有得到改变；但如添加麦芽水提取物或水煮鸡蛋，则类似脚气病的症状可得到改善。所以，他们得出结论，喂饲纯食物的动物要维持正常生长需两类未确定的物质，即脂溶性物质 A 和水溶性物质 B（即 Grijins 提出的抗脚气病因子）。到 1915 年，6种矿物质、4 种氨基酸和 3 种维生素（即维生素 A、维生素 B 和抗坏血症因子）被证实为必需营养素。

食物中存在多种与生长、健康、存活相关的有机物这一观点逐渐被广泛接受。1918 年，为促进公众健康，英国、美国开始强调食物品种多样化的重要性。营养素按必需性进行分类，始于氨基酸。1920 年，Mendel 称体内不能合成的氨基酸为必需（indispensable）氨基酸；而体内可以合成、食物中缺少也无关紧要的氨基酸称为非必需（nonessential）氨基酸。

随着食物和饲料中其他未知营养素的不断发现，出于科学性和规范的要求，制订一个标准以确定这些发现的真实性就显得十分必要。起初，一种营养成分是否为必需营养素的标准比较模糊，后来有了明确的内容：

（1）该物质是生长、健康和存活所必需。

（2）该物质在食物中缺乏或比例不当可造成特异性缺乏病，最后死亡。

（3）缺乏所引起的生长不良或缺乏病只有该营养素或其前体物质可以预防。

（4）该物质摄入量与生长状况和缺乏症密切相关。

（5）该物质体内不能合成，但是一生中某些重要功能所需要的。

1950 年，证实有 35 种营养素符合这些标准。如今已确认的人体必需营养素有 40 余种：蛋白质中的 9 种必需氨基酸；脂肪中的 2 种必需脂肪酸；1 种糖类（也称碳水化合物）；7 种常量元素；8 种微量元素；14 种维生素；加上水，共 42 种。这 42 种中的任何一种都不能缺乏，否则将会出现相关的营养缺乏病（表 1 - 1）。

表 1 - 1 人体必需营养素

氨基酸	脂肪酸	碳水化合物	常量元素	微量元素	维生素	水
异亮氨酸	亚油酸		钾	碘	维生素 A	
亮氨酸	α - 亚麻酸		钠	硒	维生素 D	
赖氨酸			钙	铜	维生素 E	
蛋氨酸			镁	钼	维生素 K	
苯丙氨酸			硫	铬	维生素 B_1	
苏氨酸			磷	钴	维生素 B_2	
色氨酸			氯	铁	维生素 B_6	
缬氨酸				锌	维生素 B_3	
组氨酸					维生素 B_5	
					维生素 B_9	
					维生素 B_{12}	
					生物素	
					胆碱	
					维生素 C	

这些营养素可概括为五大类，即蛋白质、脂类、碳水化合物、矿物质和维生素。加上水就是六大类。五或六大类营养素根据需要量或体内含量的多少，又可分为"宏量营养素"和"微量营养素"。宏量营养素是指需要量和体内含量相对比较多的物质，如蛋白质、脂类和碳水化合物；微量营养素是指需要量和体内含量相对比较少，如矿物质和维生素。在矿物质中包括需要量和体内含量相对比较多的"常量元素"和需要量和体内含量相对比较少的"微量元素"。人类对能量和营养素的需求始终是营养学研究的重要内容，其中包括适宜的能量摄入，必需营养素的种类和数量，乃至相互间的比例，即所谓合理营养需要，至今仍然是营养学不断探索的课题。

（三）条件必需营养素

Snyderman 发现，许多氨基酸代谢酶在胎儿宫内发育后期才能形成，所以早产儿需要从食物中获取半胱氨酸和酪氨酸，以保证氮储留量及维持血浆氨基酸水平，因此，半胱氨酸和酪氨酸是早产儿的必需氨基酸。Rudman 及其同事随后提出了"条件必需营养素"这一概念，特指那些对正常成人来说不是必须从食物中获取，但对由于各种原因导致其体内不能合成到适当量的对特定人群来说必须由食物供给的营养素。这一概念最初仅指完全胃肠外营养的患者所需要的营养素，现已扩展到生长发育不全、病理状态或有遗传缺陷等人群所需的营养素。Rudman 和 Feller 提出了条件必需营养素的 3 个标准：

（1）营养素的血浆水平低于正常值。

（2）出现与该营养素相关的功能异常。

（3）补充该营养素可纠正上述表现。

二、 营养素需要量及膳食营养素参考摄入量

（一）营养素需要量

1. 营养素需要量的定义

个体对某种营养素的需要量是指机体为维持适宜的营养状况在一定时期内平均每日必须获得的该营养素的最低量。个体对某种营养素的需要量随年龄、性别、生理特点、劳动状况等多种因素的变化而不同。即使在个体特征一致的群体内，由于个体生理机能的差异，需要量也各不相同。适宜的营养状况是指机体处于良好的健康状态并且能够维持这种状态。这里所说的获得的营养素量可能是指由食物中摄入的营养素量，也可能是指营养素实际吸收的营养素量。有些营养素吸收率很高，膳食中供给该营养素的量与机体的吸收量相当接近，因此在实际工作中没有必要区别膳食供给量和机体的吸收量，即可以用摄入量来代表吸收量。而有的营养素吸收率很低，就必须把需要量和摄入量分别进行讨论。所以，不同营养素的"需要量"含义有所不同，这在具体营养素的讨论中将给予说明。

2. 不同水平的营养素需要量

因对"良好的健康状态"可以有不同的认定标准，所以为维持健康对某种营养素的需要量也可有不同的水平。为此，联合国粮食及农业组织（Food and Agriculture Organization，FAO）和世界卫生组织（World Health Organization，WHO）联合专家委员会提出三个不同水平的营养素需要量：预防明显临床缺乏病的需要量；满足某些与临床疾病现象有关或无关的代谢过程的需要；维持组织中有一定储存的需要。所以在讨论需要量时应明确是何种水平的需要量。

（1）基本需要量（basal requirement） 是指为预防临床可察知的功能损害所需要的营养素量。满足这种需要，机体能够正常生长和繁育，临床上不会出现缺乏病的显著症状，但该种营养素在组织内储备很少或没有，故短期内膳食供给不足即可造成缺乏。

（2）储备需要量（normative requirement） 是指维持组织中储存一定水平的该营养素的需要量。这种储备可在必要时用来满足机体的基本需要，从而避免造成临床上可察知的功能损害。虽然一般认为保持营养素在体内适当的储存可满足机体在某些特

殊情况下的需要，但究竟个体应储备多少为宜还是尚需深入研究的问题。

（3）预防出现明显临床缺乏病的需要量　除上述两种水平的需要量外，出于实用目的对某些营养素还可以使用预防出现临床缺乏病的需要量，此需要量是比基本需要量水平更低的需要量。

3. 群体营养素需要量的分布

我们通常使用或表述的营养素需要量都是指群体营养素需要量，通过测定群体中个体需要量而获得的。因生物学方面的差异，即使在年龄、性别、膳食构成、劳动状况等多种因素相似个体所构成的群体内，各个体对营养素的需要量也是存在差异的。所以群体的需要量是个体需要量分布状态的表达，不可能提出一个适用于群体中所有个体的需要量，只能用群体中个体需要量的分布状态的概率曲线来表达。

（二）　影响营养素需要量的因素

营养素需要量除了受年龄、性别等生理因素的影响之外，尚受以下因素的影响。

1. 必需营养素前体物质的影响

在膳食中有些必需营养素的前体物质对某些必需营养素的需要量有影响，如果膳食中这些前体物质含量充足，在体内可以节约由这些前体物质合成的必需营养素，减少这些营养素的需要量。例如，对于成人而言，食物中含有充足的能在体内合成苯丙氨酸和蛋氨酸的前体物质酪氨酸和半胱氨酸，则苯丙氨酸和蛋氨酸的需要量可适当减少。色氨酸是烟酸的前体物质，所以膳食中含有丰富的色氨酸，则烟酸需要量可适当减少。

2. 膳食营养素不平衡的影响

膳食中某些营养素含量过高或过低，有可能影响其他营养素的需要量。例如，膳食中钼和硫的含量增加可使铜的需要量增加，而使铜摄入量正常的动物出现铜缺乏症。羊或猪的饲料中含有过量的镁可增加铁的吸收，可预防贫血，而过量的铁则可抑制镁的吸收。膳食中某些必需营养素的需要量可受膳食中宏量营养素比例的影响。如膳食中维生素 E 的需要量随膳食中富含多不饱和脂肪酸的增加而增加。硫胺素主要功能是作为 α-酮酸羟化酶的辅助因子发挥作用，而 α-酮酸来源于糖类及支链氨基酸的代谢。因此，硫胺素的需要量取决于膳食中脂肪、糖类、蛋白质的相对比例。脂肪一直被认为具有节约硫胺素的作用。

3. 遗传缺陷的影响

维生素不能转变成辅酶形式的遗传缺陷个体可发展成为严重的维生素缺乏病。现已知的有生物素、钴胺素、叶酸、烟酸、吡哆醇、硫胺素等利用缺陷。其中有些疾病可以通过服用大剂量相应维生素得以减轻，但剂量反应与疾病类型，甚至同一疾病的不同个体而有所不同。减轻或纠正上述症状的需要量远高于膳食营养素供给量（recommended dietary alowances，RDAs）：就肠病性肢端皮炎这一锌吸收障碍疾病而言，锌的需要量是膳食营养素参考摄入量（dietary reference intakes，DRIs）的 3 ~ 4 倍。

4. 药物和营养素相互作用的影响

许多情况下，药物与营养素的相互作用可使营养素需要量增加。如作为维生素拮抗剂或损害矿物质吸收的药物，可导致营养素吸收不良。这些药物和营养素的相互作用或损害代谢功能的药物，都会影响营养素的需要量。

（三）膳食营养素参考摄入量

膳食营养素参考摄入量（dietary reference intakes，DRIs）是为了保证人体合理摄入营养素，避免缺乏和过量，在推荐膳食营养素供给量的基础上发展起来的每日平均膳食营养素摄入量的一组参考值。随着营养学研究的深入发展，DRIs 的主要内容也逐渐增加。初期包括四个指标：平均需要量、推荐摄入量、适宜摄入量、可耐受最高摄入量。2013 年修订版增加了与慢性非传染性疾病有关的三个指标：宏量营养素可接受范围、预防非传染性慢性病的建议摄入量和特定建议值。

1. 平均需要量

平均需要量（estimated average requirement，EAR）是指某一特定性别、年龄及生理状况群体中个体对某营养素需要量的平均值。按照 EAR 水平摄入某种营养素，根据某些指标可以判断其能满足某一特定性别、年龄及生理状况群体中 50% 个体需要量的摄入水平，不能满足另外 50% 个体对该营养素的需要。

EAR 是制定 RNI 的基础，也可用于评价或计划群体的膳食摄入量或判断个体某营养素摄入量不足的可能性。由于某些营养素的研究尚缺乏足够的个体需要量的资料，因此并非所有营养素都能制定出其 EAR。

对群体而言，EAR 可用于评估群体中摄入不足的发生率；对个体而言，EAR 可检查其摄入不足的可能性。EAR 不是计划个体膳食的目标和推荐量，当用 EAR 评价个体摄入量时，如某个体的摄入量远高于 EAR，则此人的摄入量有可能是充足的；如某个体的摄入量远低于 EAR，则此个体的摄入量可能不足。

2. 推荐摄入量

推荐摄入量（recommended nutrient intake，RNI）是指可以满足某一特定性别、年龄及生理状况群体中绝大多数个体（97% ~ 98%）需要量的某种营养素摄入水平。长期以 RNI 水平摄入某种营养素，可以满足机体对该营养素的需要，维持组织中有适当的营养素储备和机体健康。RNI 相当于传统意义上的 RDA。RNI 的主要用途是作为个体每日摄入该营养素的目标值。

RNI 是根据某一特定人群中体重在正常范围内的个体需要量而设定的。对个别身高、体重超过此参考范围较多的个体，可能需要按每千克体重的需要量调整其 RNI。

能量需要量（estimated energy requirement，EER）是指能长期保持良好的健康状态、维持良好的体型、机体构成以及理想活动水平的个体或群体，达到能量平衡时所需要的膳食能量摄入量。

群体的能量推荐摄入量直接等同于该群体的能量需要量，而不是像蛋白质等其他营养素那样等于 EAR 加 2 倍标准差。所以能量的推荐摄入量不用 RNI 表示，而使用另一个术语"能量需要量（EER）"来描述推荐的人体能量摄入量。

EER 的制定需考虑性别、年龄、体重、身高和体力活动的不同。成人 EER 的定义为一定年龄、性别、体重、身高和身体活动水平的健康群体中，维持能量平衡所需要摄入的膳食能量。儿童 EER 的定义为一定年龄、体重、身高、性别（3 岁以上儿童）的个体，维持能量平衡和正常生长发育所需要的膳食能量摄入量。对于孕妇，EER 包括胎儿组织沉积所需要的能量；对于乳母，EER 还需要加上泌乳的能量需要量。

3. 适宜摄入量

适宜摄入量（adequate intake，AI）是通过观察或实验获得的健康群体某种营养素的摄入量。当某种营养素的个体需要量因研究资料不足而不能计算出 EAR，从而无法推算 RNI 时，可通过设定 AI 来代替 RNI。例如纯母乳喂养的足月产的健康婴儿，从出生到 4～6 个月，他们的营养素全部来自母乳，所以摄入的母乳中营养素数量就是婴儿所需各种营养素的 AI。AI 的主要用途是作为个体营养素摄入量的目标。

AI 和 RNI 的相似之处是两者都可以作为目标群体中个体营养素摄入量的目标，可以满足该群体中几乎所有个体的需要。但值得注意的是，AI 的准确性远不如 RNI，且可能高于 RNI，因此，使用 AI 作为推荐标准时要比使用 RNI 更加小心。

4. 可耐受最高摄入量

可耐受最高摄入量（tolerable upper intake level，UL）是指平均每日摄入营养素的最高限量。"可耐受"是指这一摄入水平在生物学上对生物体来说一般是可以耐受的。对一般群体来说，摄入量达到 UL 水平对几乎所有个体均不致损害健康，但并不表示达到此摄入水平对健康是有益的。对大多数营养素而言，健康个体的摄入量超过 RNI 或 AI 水平并不会产生益处。UL 并不是一个建议的摄入水平。在制定个体和群体膳食时，应使营养素摄入量低于 UL，以避免营养素过量摄入可能造成的危害。但 UL 不能用来评估群体中营养素摄入过多而产生毒副作用的危险性，因为 UL 对健康人群中最易感的个体也不应造成危害。目前，有些营养素还没有足够的资料来制定 UL，所以对没有 UL 的营养素并不意味着过多摄入这些营养素没有潜在的危险。

5. 宏量营养素可接受范围

宏量营养素可接受范围（acceptable macronutrient distribution ranges，AMDR）是指脂肪、蛋白质和碳水化合物理想的摄入量范围，该范围可以提供这些必需营养素的需要，并且有利于降低慢性病的发生危险，常用占能量摄入量的百分比表示。蛋白质、脂肪和碳水化合物都属于在体内代谢过程中能够产生能量的营养素，因此被称为产能营养素（energy source nutrient）。它们属于人体的必需营养素，但摄入过量又可能导致机体能量储存过多，增加某些慢性病的发生风险。因此有必要提出既能预防营养素缺乏，同时又减少摄入产能营养素过量导致慢性病风险的 AMDR。

传统上 AMDR 常以某种营养素摄入量占摄入总能量的比例来表示，其显著的特点之一是具有上限和下限。如果一个个体的摄入量高于或低于推荐的范围，可能引起罹患慢性病的风险增加或引起必需营养素缺乏的可能性增加。

6. 预防非传染性慢性病的建议摄入量

预防非传染性慢性病的建议摄入量（proposed intakes for preventing non communicable chronic diseases，PI－NCD，简称建议摄入量，PI）是以非传染性慢性病的一级预防为目标，提出的必需营养素的每日摄入量。当 NCD 易感人群的某些营养素摄入量达到或接近 PI 时，可以降低他们的 NCD 发生风险。

7. 特定建议值

近几十年营养学领域中的很多研究是观察某些传统营养素以外的食物成分的健康效应。一些营养流行病学资料以及人体干预研究结果证明了某些食物成分，其中多数属于食物中的植物化合物，具有改善人体生理功能、预防慢性疾病的生物学作用。

中国居民膳食营养素参考摄入量提出的特定建议值（specific proposed levels, SPL），专用于营养素以外的其他食物成分，个体每日膳食中这些食物成分的摄入量达到这个建议水平时，有利于维护人体健康。

（四）营养素摄入不足或摄入过多的危险性

人体每天都需要从膳食中获得一定量的各种必需营养成分。如果人体长期摄入某种营养素不足，就有发生该营养素缺乏症的危险；当通过膳食、补充剂或药物等途径长期大量摄入某种营养素时就可能产生一定的毒副作用。图 1-2 以蛋白质为例说明摄入水平与随机个体摄入不足或过多的概率。

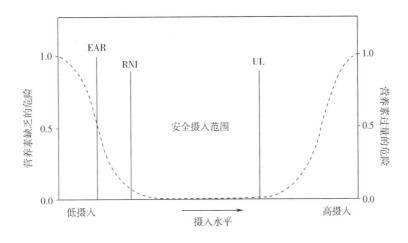

图 1-2 营养素摄入不足和过多的危险

如图 1-2 所示，当日常摄入量为 0 时，摄入不足的概率为 1.0。也就是说如果一个人在一定时间内未摄入蛋白质就一定会发生蛋白质缺乏病，如果一群人长期未摄入蛋白质，他们将全部发生蛋白质缺乏病。随着摄入量的增加，摄入不足的概率则相应降低，发生缺乏的危险性也逐渐减少。当摄入量达到 EAR 水平时，发生营养素缺乏的概率为 0.5，即有 50% 的机会缺乏该营养素；摄入量达到 RNI 水平时，摄入不足的概率变得很小，也就是绝大多数的个体都没有发生缺乏症的危险。摄入量达到 UL 水平后，若再继续增加就可能开始出现毒副作用。RNI 和 UL 之间是个"安全摄入范围"，日常摄入量保持在这一范围内，发生缺乏和中毒的危险性都很小。摄入量超过安全摄入范围后继续增加，则产生毒副作用的概率随之增加，理论上可以达到某一水平，机体出现毒性和不良反应的概率等于 1.0。

当然机体摄入的食物和营养素量每天都不尽相同，这时使用的"摄入量"是指在

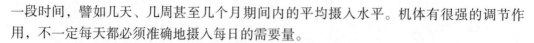

一段时间，譬如几天、几周甚至几个月期间内的平均摄入水平。机体有很强的调节作用，不一定每天都必须准确地摄入每日的需要量。

（五） 制定营养素参考摄入量的依据

制定膳食营养素参考摄入量的依据可能涉及动物实验研究资料、人体代谢研究资料、人群观测研究资料和随机临床研究资料等。这些不同来源的资料各有其优缺点，使用时要允分考虑其各自的特点。

1. 动物实验研究

用动物模型进行营养素需要量的研究有明显的优势，可以很好地控制营养素的摄入水平、环境条件，甚至遗传特性等因素，获得准确的数据。动物实验研究的缺点是动物和人体需要的相关性可能不清楚，即难以确定由动物实验得到的数据怎样应用到人体是合理的。而且，某些剂量水平和给予途径对动物可以使用，但对人体可能是不适用的。

2. 人体代谢研究

在代谢实验室中进行人体研究可以得到很有价值的资料。预防营养素缺乏病的人体需要量资料多数是通过这种研究获得的。代谢研究可以严格掌握受试者营养素的摄入量和排出量，并且可以重复采取血样等来测定营养素摄入量和有关生物标志物间的关系。通常研究者用"营养素平衡实验"探讨该营养素的适宜营养状况，用"耗竭—饱和"实验测定受试对象在膳食营养素缺乏或边缘缺乏时的表现，以及补充已知量的营养素纠正缺乏症的效果。

代谢实验资料在制订 DRI 中受到特别的重视。但是，这一类的资料也有一定的缺陷，或者说这类资料在应用中也有一定的局限性。首先，这类实验的期限只能从数日至数周，所得的结果是否能代表长时期的代谢状态难以确定；其次，受试对象的生活受到明显的限制，所得结果不一定能代表完全自由生活的人们。而且，代谢试验费时费钱，受试者的数目不可能很多，观测的营养素摄入水平也只能是有限的。

3. 人群观测研究

对特定的人群进行流行病学观测的结果能够比较直接地反映自由生活的人们的情况，可以比较有力地表明营养素摄入量与疾病风险的相关性。但是，相关并不能说明是因果关系，如果在不同的人群中重复观察到同样的相关性，也可以判断有因果关系。近年来，实验技术迅速发展，使用暴露、敏感性和疾病有关的生物标志物的研究增多。这一发展在膳食和健康关系研究中有广阔的前景，预期可以更准确地评估营养素及其他膳食成分对健康的影响。

这种研究方法的弱点是：在人群流行病学研究中，难以控制各种混杂因素，人们日常膳食的组成十分复杂，包含多种与观察的营养素密切相关的因素，分析或排除混杂因素的影响相当困难；在每一个特定的人群中，营养素摄入水平差别不大，即使该营养素确实对人体发生某种疾病有重要影响，也往往不能观察到明显的差别；而且许多群体或个案对照研究要依靠受试者本人提供膳食资料，重复调查发现同一个体在不同时间报告的食物摄入量差别很大。另外，由于种族、年龄及体型等方面的差异，报告者在食物种类和数量的描述中也可能有系统性偏差，例如肥胖者倾向于低估自己的能量摄入。因此，依赖自我报告膳食资料的分析流行病学方法有一定的限制。使用客观指标（生物标志）进行群体研究，可以避免主观的系统误差，但也还不能有效地解决混杂因素的影响。

4. 随机性临床研究

随机性临床研究，即把受试对象随机分组，摄入不同水平的营养素，进行临床试验，这种试验可以限制人群观测研究中遇到的混杂因素对试验的影响。这种研究，如果观测的例数足够，不仅可以控制已知的混杂因素，而且可以控制未知的可能有关的因素，因而可以更为敏感地发现在人群观测研究中不能发现的影响。

此类研究也有它的缺陷，接受试验的对象可能是一个选择性的亚人群，实验结果不一定适用于一般人群；一个试验只能研究少数营养素或营养素组合，一两个摄入水平；膳食补充实验一般观察期较短。我们知道，膳食的影响都是长期的结果，尤其在研究慢性病时，在试验前长时间的膳食营养状况可能比试验膳食对疾病有更强的影响。

总之，每一种研究资料都有其优势和缺陷。在探讨暴露因素与机体反应的因果关系时要综合考虑各种证据，并对资料的质量及形成的基础即可信性进行适当的评估。

三、 食物中的有益成分

在必需营养素概念确立后，即 1900 年后的几十年来，食物主要被认为是具有重要生理功能的必需营养素的来源。如果在膳食中缺乏某种必需营养素，可引起特异的营养素缺乏病。而人体营养不良的后果除了使人体衰弱外，还对疾病发生、发展产生影响。到 1950 年，在发达国家中严重的营养缺乏病已基本消除，营养、卫生的改善及传染病的控制，使人们健康得到明显改善；预期寿命延长，慢性病和退行性疾病成为人群的主要死因。这些疾病的易感性与膳食类型的关系引起了人们的兴趣。随后，膳食组成，即膳食中各种食物摄入量与心脏病、癌症发病率关系的研究显示脂肪酸、膳食纤维、类胡萝卜素和植物中各种非营养成分的大量摄入（尤其是维生素 E、维生素 C 具有抗氧化功能的营养素）可能影响这些疾病的发展。因此，一些人建议修改必需营养素或条件必需性的标准，使之能包括具有降低慢性病和退行性疾病、提高机体免疫功能的营养素，并建议在制订膳食营养素参考摄入量时应适当考虑。但在必需营养素的标准中，必需和条件必需营养素的含义是清楚的。如果为纳入对健康有益物质而放宽标准，则标准的特异性就丧失了。以膳食纤维为例，很难将其纳入必需或非必需营养素。

为避免上述问题，对那些有益健康但又不符合必需和条件必需营养素标准的营养成分，可用"健康有益物质（desirable or beneficial for health）"来单独分类。对那些表现出有利、有害双重效应的物质还有一种更通用的称谓，即"生理调节物（physiological modulators）"。在膳食指南中，许多蔬菜和水果含有对健康所需或可预防疾病的已知或未知成分，都已得到人们的认可。个别食物成分虽然对健康的有利作用不同于生理上需要的其他必需营养素的功能，但不管是否是必需营养素，即使超过正常饮食的量，但仍符合膳食指南要求的，不适于制定膳食营养素参考摄入量。一些具有预防作用的食物成分，如膳食纤维、氟化物和高摄入量的抗氧化营养素可列入膳食指南。

氟化物摄入一定量可减轻龋齿的敏感性。但对氟化物是否符合必需性的标准，是否是牙齿和骨骼生长所需的物质，甚至是否是一个营养素都有争论。尽管如此，但低剂量氟化物可预防细菌对牙齿的侵蚀已是一个不争的事实。因此，膳食营养素参考摄入量和膳食指南中都有讨论，它理所当然地被划入健康所需成分的范畴。

膳食纤维多年来被认为对胃肠道功能有益，如预防便秘、减轻肠憩室症状等。虽然将膳食纤维划入必需营养素的依据不足，但某些形式的膳食纤维，可在肠内转化成能氧化供能的物质，因而符合营养素的定义。毫无疑问，膳食纤维是一个摄入适当量有益于健康的物质。膳食纤维在膳食营养素参考摄入量中与糖类一起讨论，而在膳食指南中和植物食物一起讨论。因此，膳食中应包含一定量的膳食纤维是合适的，但摄入多少则不属于膳食营养素参考摄入量的范围，因为膳食营养素参考摄入量提供的是必需营养素的摄入量参考值。

要给那些有益健康，但又不符合必需营养素条件的食物成分单独分类，就必需建立新的标准。要建立这样一个新的标准来评估某些食物成分的健康效应，远比评价食物成分中的营养必需性更为复杂。因为在确定健康有益物质标准时，还应考虑其他因素的影响。如慢性病或退行性疾病的易感性是多变的，可受许多因素影响，诸如不同个体或人群间的遗传差异、生活方式、食物－遗传的相互作用对遗传特征表达等。需要回答的问题有：该成分对疾病的预防作用是通过影响基本代谢还是调节作用而实现的，这种作用是适用于整个人群还是部分个体，在减少心脏病发生的膳食中某些营养素的摄入量问题一直在争论中，而膳食成分对机体免疫活性的影响应进行同样的分析，它们是否只在免疫系统受损时表现出一定的意义和重要性，这一作用是在什么时候对机体免疫系统有益，而什么时候可能有害。大量具有抗癌作用的植物性食物成分正在研究中。这些成分对细胞的作用和对肿瘤生成的影响都不同，有些则表现出双重作用。而对许多次要成分需要根据特异标准进行分类。

需大量服用才能产生某种功能的营养素理所当然地应归入药剂类。如大剂量维生素 B_3 用以降低血清胆固醇，这就是营养素作为药物的例子。它的作用与维生素 B_3 参与氧化产能无关，而且发挥作用的剂量也远远超过营养需要量或正常膳食摄入量。而色氨酸用作睡眠诱导剂，以及连续的镁静脉注射对子痫前期和心肌梗死的治疗亦属此列。这一类型的必需营养素是作为药物而不是作为营养补充剂来发挥作用的，例如阿司匹林或奎宁，虽然来源于植物，现在则作为药物使用。

按目前的认识水平，对那些有益健康或可能具有防病作用的食物成分精确分类还为时过早。尽管如此，一些建议的分类方法应该尝试，但对通过修改必需性或条件必需性的标准来解决问题的错误认识应尽量避免。因为这应放在膳食指南中讨论，而不应是建立在科学基础上的膳食营养素参考摄入量的部分中讨论。

人体的营养需要，包括人体的必需营养素、营养素的需要量和这些营养素在维护和促进健康中的作用及其机制，历来是营养学探究的主题，尽管我们从未知到已知取得了惊人的进展，从营养科学的角度我们基本征服了营养缺乏病，在营养与相关慢性病或者说生活习惯病预防方面也已取得重要进展，但人体营养需要的研究并未完结，无论是营养需要量还是膳食参考摄入量的研究，都尚需营养工作者继续不断探索和不断完善，为促进人类健康做贡献。

第三节 葡萄酒营养学的概念及发展趋势

一、 葡萄酒营养学的概念

葡萄酒营养学是研究葡萄酒及其各种成分与人体健康的关系，以及如何应用现代营养学和葡萄酒文化的理论来指导葡萄酒膳食，提升大众生活质量，促进人体健康的学科。

"营"字的含义有"谋求"的意思，"养"字的含义是"养身"或"养生"。因此，营养的含义应是谋求养身。综上所述，营养是指人体必需营养素并利用它们合成人体需要物质的过程，包括摄入、消化、吸收、利用或代谢食物或营养素的过程，也是人类通过摄取食物满足机体生理需要的生物学过程。

营养素是指食物中对机体有生理功效且为机体正常代谢所需的成分。人体为了维持生命，促进生长发育，保证健康和提高劳动效率，每天必须通过食物和饮水摄取各种有机物和无机物，再经过体内消化、吸收、同化和异化过程，供给能量、构成机体组织、调节生理活动等，这种所摄取的有机和无机物质称为营养素。人体所需的营养素目前知道的有几十种，可分为蛋白质、脂肪、糖类、矿物质、维生素和水，通常称为六大营养素。现在有人把膳食纤维看作第七营养素，把抗氧化成分看作"半必需营养素"。

营养价值是指食品中所含营养素和能量能满足人体营养需要的程度。食品营养价值的高低取决于食品中所含营养素的种类是否齐全、数量的多少及相互比例是否适宜。在自然界，没有任何一种食物含有人体所需要的全部营养素。所以，将多种食品科学合理地搭配食用，构成均衡膳食，才能使膳食中所含的营养素得到互补，满足人体正常的生理需要。

二、 研究任务

葡萄酒营养学是一门范围广泛的综合性和应用性科学，它涉及化学、医学、营养学、社会学的基础理论和基础知识。如研究葡萄与葡萄酒中营养素及植物化学物质的化学性质及结构特点涉及有机化学；研究葡萄酒营养素在人体内的消化变化情况涉及生物化学、生理学；研究葡萄酒配餐涉及食品营养学；研究葡萄酒对人体健康保健的功效作用涉及医学。

通过葡萄酒营养学的学习，使学生系统地掌握葡萄酒营养学的基本概念及发展研究等理论基础知识；通过本书对葡萄酒主要功效成分及其功能原理的介绍，可提高大众对葡萄酒营养价值的全面认识；通过开展葡萄酒营养学课程的教学工作，可以传播、普及营养学的知识，有助于增进葡萄酒相关专业学生对营养学基础的了解；通过对葡萄与葡萄酒中含有的天然营养素及植物化学物质的知识掌握，使学生更好地理解葡萄酒与机体保健之间的密切联系，使学生对于葡萄酒的认识从单纯的"观、闻、品"上升到"内质"高度。在人类发展过程中，有许多与营养素密切相关的慢性疾病（如糖尿病、衰老以及心血管和脑血管疾病等）的发病率越来越高，严重威胁着大众的身体健康。通过营养信息的交流，可帮助个体及群体获得葡萄酒与平衡膳食的基本知识，推动大众葡萄酒消费的科学化，达到膳食平衡的目的。通过本课程的学习，学生可以知晓葡萄酒合理营养配餐的基本原则，指导学生如何选择、搭配有益于身体健康的配餐，而不是盲目地追求时尚、高端及满足一时的口腹之欲，使食材更为多样化，膳食结构更加合理，以求达到均衡营养、平衡膳食，从而促进身体健康，预防疾病的效果。通过学习，使学生明确虽然葡萄酒对人的健康有重要作用，但是过量饮用也会对人体健康产生一定的危害，掌握科学正确的饮用葡萄酒的原则和注意事项。

三、 研究方法

研究和解决葡萄酒营养学理论和实际问题的方法有生物学实验方法，尤其是运用动物代谢实验评价葡萄酒营养价值的基本方法，如营养调查方法、生物化学、食品化学方法、医学研究方法等。

（一） 动物实验

动物实验包括急性和慢性动物实验，是进行葡萄酒营养学对于机体保健作用研究中应用的主要研究方法，因动物与人类的差别，不能把动物实验的结果简单地套用于人体。

一般来说，开展动物实验研究工作，应该首先明确研究的目的；根据动物品系、来源和类型来选择特定的动物模型。依据动物所携带微生物和寄生虫的多少程度将实验动物分为以下几种等级：普通级（conventional animal，CV），其不携带人兽共患病原和动物烈性传染病；清洁级（clean animal，CL），其不携带对动物危害大和对科学实验干扰大的病原；无特定病原体动物（specific pathogen free animal，SPF），其不携带主要潜在感染或条件致病和对科学实验干扰大的病原；无菌动物（germ free animal，GF），其不携带可检测出的一切生物体。

实验动物选择的原则：

（1）相似性 尽可能选择在组织结构、生理功能、代谢方面与人相接近的动物作实验对象。

（2）选择标准化的实验动物。

（3）选择解剖、生理特点符合实验目的要求的实验动物。

（4）选择容易获得和饲养经济的动物。

营养学研究中几种常用的实验动物：小鼠、大鼠、豚鼠、家兔、犬、非灵长类动物。

动物实验设计的原则和方法：

对照分为空白对照、实验对照、阳性对照。

遵循一致性、重复性、随机性、客观性的原则。

（二）人群研究

只有在不影响人体健康的情况下，才允许进行人体实验。人群志愿者的实验研究需选取病人和健康志愿者，分别给予适宜量的葡萄酒进行系统性研究，观察葡萄酒对于其身体状况的影响，以证实或发现葡萄酒对慢性疾病的功效情况。

四、葡萄酒营养学的发展展望

营养学的发展将重点研究非营养素活性成分对人体的影响、特殊人群营养及营养相关疾病等。食物中的非营养素活性成分作为功能因子，在食品保健中的地位日益受到重视。有研究表明，其在保护健康和防止慢性病方面作用很大，但也存在对人体有害的某些成分。如何开发和利用生物活性物质对人体有利的一面，避免或消除其有害的一面是值得进一步研究探讨的。特殊人群包括儿童、孕妇、极端环境工作者等，有必要为他们制定有针对性的膳食指南。今后，我们需从宏观和微观两个方面对慢性疾病的相关营养开展研究工作。不仅仅从膳食结构上制定合理的膳食指南，而且要从细胞、组织、器官、分子水平上研究营养素、非营养素活性成分与营养相关慢性疾病的关系，为预防、诊断和治疗提出可靠依据。

葡萄的营养价值很高，而以葡萄为原料的葡萄酒也蕴藏了多种氨基酸、矿物质和维生素，这些物质都是人体必须补充和吸收的营养品。葡萄酒是唯一的碱性酒精性饮品，可以中和现代人每天吃下的大鱼大肉以及米面类酸性食物，降低血中的不良胆固醇，促进消化；葡萄酒中含有抗氧化成分和丰富的酚类化合物，可防止动脉硬化和血小板凝结，保护并维持心脑血管系统的正常生理机能，起到保护心脏、防止中风的作用。葡萄酒热值相当于牛乳的热值。在构成各种蛋白质的 20 种氨基酸中，有 8 种人体必需的氨基酸是自身不能合成的。在葡萄酒中，这 8 种氨基酸的含量与人体血液中的含量非常接近，经常适量饮用，可有效补充人体的需要。

目前，由于大多数消费者已经从"应酬型"转化到"品鉴型"，进而使得饮用葡萄酒从精神和文化方面得到提升。葡萄酒营养学将指导广大消费者如何将葡萄酒与膳食更为紧密地结合起来。2015 年，欧盟葡萄酒协会秘书长 Jose Ramon Fern 在四川泸州举办的国际酒业发展论坛上发表了关于世界酒业发展趋势的专题演讲引发热议。演讲明确了营养是世界酒业未来的发展方向。这其中必然包括越来越受人们关注的葡萄酒。葡萄酒营养学有着广泛的发展前景与研究空间。综上所述，葡萄酒作为现代生活中不可或缺的角色，越来越多地参与到我们的日常生活中，饮用葡萄酒以及如何合理地饮用并提高葡萄酒的营养价值是目前值得我们关注的问题。本书从葡萄酒的历史及现状开始进行梳理，分别对葡萄酒及营养学的发展进行脉络总结，以此提出葡萄酒营养学的概念。本书在介绍葡萄酒中营养素及功能性成分的基础上，进一步阐述了葡萄酒与健康的现代研究，并对葡萄酒与酒精的关系进行思考。在餐饮文化的历史中，葡萄酒占据了主导的地位，如何将葡萄酒与食物进行合理的膳食搭配，达到平衡膳食也是我们将要重点讨论的内容。对常见的葡萄酒配餐本书将做出营养评价。此外，本书对会影响葡萄酒加工过程中营养成分的因素进行介绍。因此，将葡萄酒营养学作为一门学科是十分有必要的。

思考题

1. 请简述葡萄酒的发展简史。
2. 营养素的类别和膳食营养素参考摄入量的基本概念有哪些？
3. 营养素的需要量及其影响因素有哪些？
4. 葡萄酒营养学的基本概念有哪些？
5. 葡萄酒营养学的研究方法有哪些？

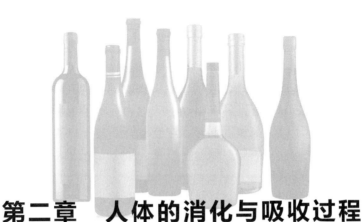

第二章　人体的消化与吸收过程

学习要点

掌握：人体消化系统的构成及功能；食物总营养素在消化道转运到血液循环中的方式分类；酒精在人体内的吸收过程。

熟悉：食物中的成分在消化道中的吸收过程。

了解：食物中的成分在消化道内的消化过程。

第一节　人体消化系统的构成

消化系统由消化道和消化腺两部分组成。消化道是一条起自口腔，终止于肛门的肌性管道，长8～10m，包括口腔、咽、食管、胃、小肠（十二指肠、空肠、回肠）和大肠（盲肠、结肠、直肠）等器官。消化腺有小消化腺和大消化腺两种。小消化腺散在于消化道各部位的管壁内，大消化腺包括三对唾液腺（腮腺、颌下腺、舌下腺）、肝和胰，它们均通过导管，将分泌的消化液排入消化道内（图2-1）。

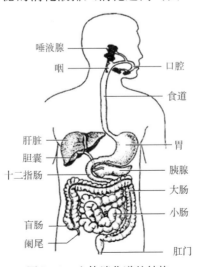

图2-1　人体消化道的结构

一、 消化道的结构和功能

口腔是整个消化道的上端，由上下颌骨、肌肉、血管、神经、唾液腺、黏膜和皮肤等组成。口腔的两侧是颊，在颊黏膜的中央有腮腺导管的开口，唾液的大部分就是由此分泌的。口腔内有舌和牙齿，具有咀嚼、味觉和吞咽等生理功能。口腔内有三对大唾液腺，包括腮腺、下颌下腺和舌下腺，均有导管开口于口腔黏膜，还有一些小唾液腺，散在于口腔黏膜内（如唇腺、颊腺、腭腺、舌腺）。唾液腺分泌唾液，含有淀粉酶，能初步分解食物中的淀粉。

食管是咽和胃之间的消化道，食团被吞咽后由咽腔进入食管上端，食管肌肉蠕动使食团沿食管下行至胃。食管上括约肌具有防止吸气时空气进入食管和防止食物返流入咽腔的功能，食管下括约肌有防止胃内容物返流入食管的作用，食团未到达食管下括约肌之前，下括约肌保持松弛状态。

胃由贲门部、胃体部和幽门部组成，胃壁分为黏膜层、黏膜下层、肌层和浆膜四层。黏膜层含有丰富的消化腺，以胃底腺最为重要，其主要分泌胃蛋白酶、凝乳酶和脂肪酶，可以消化蛋白质和脂肪。壁细胞分泌的盐酸有助于胃蛋白酶消化蛋白质。胃壁肌层强有力地收缩，有利于胃内容物的混合和向肠内运送。胃壁平滑肌通过收缩和舒张，容纳和储存食物，并通过蠕动使食糜与胃液充分混合并被研磨，随后被排入十二指肠。

小肠是消化食物和吸收营养物质的主要场所，管壁由内向外依次为黏膜、黏膜下层、肌织膜和外膜四层结构。黏膜由单层柱状上皮、黏膜固有层和黏膜肌层构成。柱状上皮由柱状细胞和杯状细胞组成。柱状细胞具有吸收营养物质的功能，杯状细胞具有分泌黏液的功能，起到润滑肠腔和保护黏膜的作用。小肠黏膜上皮和黏膜固有层向肠腔内凸起形成了小肠绒毛，具有扩大肠腔内面积和吸收营养物质的功能。小肠绒毛内有乳糜管和丰富的毛细血管。乳糜管属于毛细淋巴管，具有吸收脂肪酸等大分子物质的功能。毛细血管吸收葡萄糖和氨基酸等物质，经门静脉回流入肝。小肠黏膜内还有肠腺分布，可分泌小肠液。

大肠壁的结构由内而外依次为黏膜层、黏膜下层、肌织膜和外膜，大肠的黏膜层无绒毛结构。大肠壁内含有大肠腺，能分泌黏液，起润滑肠腔的作用，不含消化酶。

二、 消化腺的功能

消化腺包括唾液腺、胰腺、肝脏、胃腺和肠腺，均可分泌消化液，除胆汁外均含有消化酶。唾液腺分泌唾液，经导管输入口腔，成年人每天分泌 1～1.5L 唾液，其中含有唾液淀粉酶，能使淀粉分解为麦芽糖。胃腺是胃壁黏膜内陷形成的，可以分泌胃液，主要由盐酸和胃蛋白酶构成，能初步消化蛋白质。胰腺位于胃的后方，分泌的胰液经胰管流入十二指肠，胰液含有胰淀粉酶、胰蛋白酶、胰凝乳蛋白酶和胰脂肪酶，可以使淀粉水解为麦芽糖，在胆汁的协同作用下，可分解脂肪为甘油和脂肪酸。胰蛋白酶和胰凝乳蛋白酶共同作用于蛋白质，可将其分解为小分子的多肽和氨基酸。肝脏是人体最大的消化腺，能分泌胆汁，胆汁先被运送到胆囊中暂存，待有食物进入十二指肠时，胆囊收缩，挤压胆汁经胆总管被注入十二指肠。胆汁虽不含消化酶，但胆盐可和脂肪酸结合形成水溶性复合物，从而促进脂肪吸收。胆盐、胆固醇和卵磷脂还可以乳化脂肪，使脂肪变成脂肪微粒，增加与酶接触的面积，便于脂肪在人体中的消化吸收。肠腺是小肠黏膜中的微小腺体，可分泌肠液，含有肠淀粉酶、肠麦芽糖酶、肠肽酶和肠脂肪酶，能分解淀粉、蛋白质和脂肪。

第二节 人体的消化过程

人体摄入的食物需在消化道内被分解成结构简单、可被吸收的小分子物质后才能被吸收利用，这个过程称为消化。消化有两种方式：一种是通过机械作用，食物经过口腔的咀嚼，牙齿的磨碎，胃肠肌肉的活动，把食物由大块变成小块，并推动食团或食糜下移，称为机械消化。另一种是在消化酶的作用下，将复杂的各种营养物质分解为肠壁可以吸收的简单化合物，如糖类分解为单糖，蛋白质分解为氨基酸，脂类分解为甘油及脂肪酸等的过程，称为化学消化。通常食物的机械消化与化学消化是同时进行的。

食物的消化是从口腔开始的，食物在口腔内以机械性消化（食物被磨碎）为主，其中唾液中的唾液淀粉酶可对淀粉进行简单的分解。食物在口腔内经牙齿咀嚼后与唾液混合，被吞咽后经咽与食管进入胃。在胃中，食物受到胃壁肌肉的机械性消化和胃液的化学性消化的双重作用变成粥样的食糜，通过幽门被推送向十二指肠。小肠是消化、吸收的主要场所，食物在小肠内受到胰液、胆汁和小肠液的化学性消化以及小肠的机械性消化，各种营养成分被逐渐分解为简单的可吸收的小分子物质，绝大部分在小肠内被吸收。难以消化的食物残渣从小肠进入大肠，被进一步吸收水分，部分食物残渣还可被肠道中的菌群酵解，最后形成粪便经肛门排出体外。

消化膳食中的碳水化合物的过程从口腔开始，唾液中的淀粉酶可将淀粉水解为短链多糖和麦芽糖。食物进入胃后胃酸使淀粉酶失活，但胃酸本身也有一定降解淀粉的作用。小肠是碳水化合物分解和吸收的主要场所，胰腺分泌的胰淀粉酶进入小肠后，将淀粉等分解为双糖，然后由麦芽糖酶、蔗糖酶和乳糖酶将相应的双糖分解为单糖，使之能被小肠吸收。还有部分碳水化合物（如膳食纤维）在大肠中经肠道菌群酵解，产生水、气体和短链脂肪酸，这些短链脂肪酸包括：醋酸盐、丙酸盐、丁酸盐等，也可被肠道吸收。不同的底物酵解后的产物中短链脂肪酸成分和比例也不同。

膳食中的蛋白质从胃开始被消化。胃中的胃酸先使蛋白质变性，破坏其空间结构以利于酶发挥作用。同时胃酸可激活胃蛋白酶分解蛋白质。蛋白质消化吸收的主要场所在小肠，由胰腺分泌的胰蛋白酶（trypsin）和胰凝乳蛋白酶（chymotrypsin）使蛋白质在小肠中被分解为氨基酸和部分二肽及三肽，再被小肠黏膜细胞吸收。在小肠黏膜刷状缘中肽酶的作用下，进入黏膜中的二肽和三肽进一步被分解为氨基酸单体。

食物中95%的脂类是甘油三酯，5%的脂类是其他脂类。食物进入口腔后，脂肪被消化就已开始，唾液腺分泌的脂肪酶可水解部分食物脂肪。对成年人来说，这种消化能力很弱，而婴儿口腔中的脂肪酶则可有效地分解乳中短链和中链脂肪酸。脂肪在胃里的消化也极有限，主要消化场所是小肠。在消化过程中，食糜被从胃送入十二指肠，由食糜本身对胃肠道的刺激而引起胆囊收缩素（CCK）等激素的释放，进一步刺激胰液和胆汁的合成和分泌，胰液中的脂肪酶被胆汁激活。胆汁将脂肪乳化，使甘油三酯的表面积增大数万倍，有利于胰脂肪酶和肠脂肪酶将其水解。脂肪酶作用于甘油－脂肪酸酯键，将甘油三酯水解成游离脂肪酸和甘油单酯，水解后的小分子可被肠道吸收。

第三节　人体的吸收过程

食物在消化道内经机械和化学消化，大分子物质分解为低分子物质，分解后的营养物质通过消化道的黏膜进入血液和淋巴循环，送到身体各处供组织细胞利用，这一过程称为吸收。食物中的营养成分中，维生素、矿物质和水可直接被人体吸收，而碳水化合物、蛋白质和脂肪需经在消化道内分解，才能通过消化道黏膜被吸收，其中碳水化合物分解为单糖，蛋白质分解成氨基酸，脂肪分解成甘油和脂肪酸。小肠是营养素吸收的主要部位，大肠不能吸收有机物，只能吸收水分、无机盐类和某些维生素（如维生素 B_1、维生素 B_2 等 B 族维生素），大肠将食物残渣中的水液吸收，使之形成粪便排出体外。

一、 食物总营养素从消化道转运到血液循环中的方式

（一）单纯扩散

物质分子顺浓度差由高浓度区向低浓度区转运，如酒精。

（二）易化扩散

非脂溶性物质或脂溶性较小的物质也能在特殊蛋白质的协助下通过细胞膜的高浓度一侧向低浓度一侧扩散，部分葡萄糖和氨基酸等可通过这种方式转运。

（三）主动转运

在细胞膜特异载体蛋白携带下，逆浓度差通过细胞膜，己糖和氨基酸主要通过这种方式转运（图 2－2）。

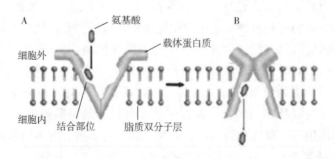

图 2－2　物质的主动转运跨膜方式

A—载体蛋白在膜的一侧与被转运物质结合　B—载体蛋白在膜的另一侧与被转运质物质分离

二、 蛋白质的吸收过程

蛋白质在肠道内消化酶的作用下，被分解为氨基酸，氨基酸可被小肠黏膜细胞吸收。被吸收的这些氨基酸可通过黏膜细胞进入门静脉，从而被运送到肝脏和其他组织或器官被利用。氨基酸通过小肠黏膜细胞是由三种主动运输系统来进行的，它们分别转运中性、酸性和碱性氨基酸。具有相似结构的氨基酸在共同使用同一种转运系统时，相互间具有竞争机制。这种竞争的结果是使含量高的氨基酸相应地被吸收得多一些，从而保证了肠道能按食物中氨基酸含量的比例进行吸收。如果在膳食中过多地加入某一种氨基酸，这种竞争作用会造成同类型的其他氨基酸被吸收量减少。如亮氨酸、异亮氨酸和缬氨酸有共同的转运系统，若过多地向食物中加入亮氨酸，异亮氨酸和缬氨酸吸收就会减少，从而造成食物蛋白质的营养价值下降。

单一饮食中蛋白质消化速度和氨基酸在消化道吸收的速度与食物中蛋白质的类型有关，这也影响餐后蛋白质的合成、分解和沉积。根据餐后氨基酸、蛋白质代谢快慢的不同，可将其分为快膳食蛋白和慢膳食蛋白。影响蛋白质消化吸收的因素，包括胃肠道的动力、黏膜的吸收等。

三、 脂类的吸收过程

脂肪水解后的小分子，如甘油、短链和中链脂肪酸，主要在十二指肠和近侧空肠被小肠细胞吸收后进入血液。甘油单酯、胆固醇等受胆盐的作用，变为水溶物后才被吸收。中短链脂肪酸吸收后直接进入毛细血管，甘油单酯和长链脂肪酸被吸收后，先在小肠细胞中重新合成甘油三酯，并和磷脂、胆固醇和蛋白质形成乳糜微粒，由淋巴系统进入血循环。脂溶性维生素也伴随脂肪，在胆汁的作用下，由小肠吸收进入淋巴系统。血中的乳糜微粒是一种颗粒最大、密度最低的脂蛋白，是食物脂肪的主要运输形式，最终被肝脏吸收。肝脏将来自食物中的脂肪和内源性脂肪及蛋白质等合成极低密度脂蛋白（VLDL）。随着机体对甘油三酯的消耗，随着甘油三酯的减少，血液中又不断地聚集胆固醇，最终形成了甘油三酯少而胆固醇多的低密度脂蛋白（LDL）。血液中的LDL一方面满足机体对各种脂类的需要，一方面也可被细胞中的LDL受体结合进入细胞，由此可适当调节血液中胆固醇的浓度。但LDL过多，是引起动脉粥样硬化等疾病的危险因素。个体内还可合成高密度脂蛋白（HDL），其重要功能就是将体内的胆固醇、磷脂运回肝脏进行代谢，起到对人体有益的保护作用。外周血中甘油三酯和LDL过高，而HDL过低，这种情况一般被认为是发生动脉粥样硬化的危险因素。

胆固醇可直接被吸收，如果食物中的胆固醇和其他脂类呈结合状态，则先被酶水解成游离的胆固醇后，再被肠黏膜吸收。胆固醇是胆汁酸的主要成分，胆汁酸在乳化脂肪后，一部分被小肠吸收，经血液到肝脏和胆囊，被重新利用；另一部分和食物中未被吸收的胆固醇一起，被膳食纤维吸附由粪便排出体外。

四、 糖类的吸收过程

糖类在小肠黏膜细胞刷状缘上分解为单糖，通过主动运输进入小肠细胞，并被吸收进血液，运送到肝脏，再进行相应的代谢或被运送到其他器官后直接被利用。部分未被消化吸收的糖类进入大肠，经肠道菌群的酵解产生短链脂肪酸并被肠道吸收。其中丁酸是主要的短链脂肪酸产物，可被肠道上皮细胞吸收利用，也是其主要的能量来源。同时，近些年的研究发现，丁酸在促进细胞分化成熟、维持肠道内环境稳定和预防大肠癌发生等方面有重要的作用（图 2 - 3）。

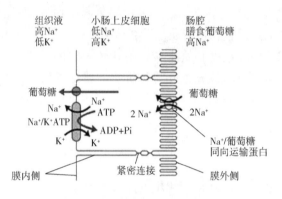

图 2 - 3　葡萄糖的跨膜转运方式

五、 植物化学物质的吸收

植物化学物质是指植物代谢产生的多种低分子质量的末端产物（次级植物代谢产物），通过降解或合成产生不再对代谢过程起作用的化合物。这些产物除个别是维生素的前体物（如 β - 胡萝卜素）外均为非营养成分，但目前我们发现这些生物活性物质具有特殊的生理功能，在预防人体疾病的过程中起重要作用。植物化学物质的代谢贯穿整个消化过程，并受消化道微环境的影响，如，口腔内微生物和唾液酶的作用；胃内酸性环境的影响；肠道内胰酶或微生物酶类的作用；跨膜细胞转运过程中内源性Ⅰ、Ⅱ相酶的作用；肝脏Ⅰ、Ⅱ相酶的作用；肝外组织中Ⅰ、Ⅱ相酶的作用。

葡萄酒中的主要植物化学物质为多酚类化合物，多酚类化合物是一类含有苯环结构的有机化合物。这些多酚类主要来自于橡木桶、葡萄及酵母菌的单体酚类化合物，在酿造过程中有些保留下来形成了高分子酚类物质，不同葡萄酒中多酚类化合物的种类和含量不同。这里以花青素为例介绍多酚类化合物在体内的消化和吸收过程。

花青素是一类具有多个酚羟基的黄酮类化合物，人体主要吸收部位为胃和小肠。胃具有特殊的酸性环境和较小的胃黏膜吸收面积，大多数药物在胃环境中的吸收效果较差，而花青素可在胃中快速被吸收，其吸收机制尚不清楚，存在于胃壁上皮细胞的一种有机阴离子转运载体——胆移位酶可能参与这种吸收过程，约有25%的花青素单糖苷能被胃部吸收。而大多数花青素是在肠道被吸收的，花青素苷元具有较大的疏水性，可以通过被动扩散透过生物膜被吸收。花青素多以糖苷的形式存在，花青素糖苷为亲水性化合物，相对分子质量较大，只有少量的食物花青素可以被人体直接吸收，其余需在下段肠道被细菌糖苷酶水解成苷元或进一步被降解转化为酚酸后才能被人体吸收。花青素被吸收后很快以原型和代谢物形式被分泌到胆汁中。花青素经人体摄入后20min即可在胆汁中出现。被吸收后的花青素在人体内的分布也不均匀，胃中只有天然的花青素，而其他器官存在天然花青素、甲基化花青素和结合型的花青素。各器官中各种花青素的比例也不同，肝脏中含有最高比例的甲基花青素，而空肠和血浆中花青素以苷元形式存在，花青素还可进入脑部。进入血液循环的花青素主要以原形和代谢物的形式从尿液、胆汁和粪便排泄。

六、 酒精的吸收

酒精可溶于水和脂类，可以快速扩散并通过细胞膜进入细胞，在体内的吸收速度相对较快。人体饮酒后5min，酒精即可出现于血液中，30~60min时，血液中的酒精浓度就可达到最高点。酒精可通过口腔、食管、胃、肠等消化道黏膜被吸收，其中胃部可吸收10%~20%的酒精，小肠可吸收75%~80%的酒精，空腹饮酒比饱腹时酒精的吸收率要高得多。酒精水溶性极高，没有特殊的蛋白结合能力，以单纯扩散为主要转运模式，容易透过生物膜，吸收的速度和程度取决于吸收部位的酒精浓度梯度、膜的通透性和局部血流量。含酒精15%~30%的酒精性饮料被吸收速度快，酒精含量为10%以下的饮料，经胃液稀释后被吸收量很少，酒精含量30%以上的酒精性饮料可引起胃黏膜出血和糜烂，导致胃黏膜自身吸收的抑制，幽门口处于不规则的舒缩运动或幽门痉挛状态，而向小肠的移行延迟，可使酒精被吸收速度减慢。

被吸收的酒精90%~98%自门静脉进入肝脏，在肝脏内经乙醇脱氢酶和乙醛脱氢酶代谢后，酒精代谢物进入体循环，仅2%~10%的酒精可经尿、汗、呼气排出，或转移至唾液或乳汁中，这并不属于酒精的排泄，而是一种简单的扩散。酒精的代谢速率主要取决于体内代谢酶的含量，乙醇脱氢酶能把酒精分解为乙醛，而乙醛脱氢酶则把乙醛分解为水和二氧化碳。人体内如果具备这两种酶就能较快地分解酒精，如果缺少乙醛脱氢酶，酒精分解为乙醛后，可引起毛细血管扩张，出现皮肤潮红、恶心呕吐等症状。肝细胞中还存在微粒体氧化酒精系统，这个系统会随着饮入酒精的次数增加而出现功能增加的趋势。肝脏是酒精代谢的主要器官，胃肠道也还有部分乙醇代谢酶参与酒精的代谢，称为首过代谢。胃肠道黏膜中有多种酶参与首过代谢，包括乙醇脱氢酶、细胞色素氧化酶 P_{450}（CYP_2E_1）和过氧化氢酶。通过首过代谢，乙醇转变为乙醛。除了胃肠黏膜外，上消化道包括咽、胃及大肠中存在的一些微生物也能氧化酒精。

酒精的摄入会影响其他营养素的吸收。酒精使水溶性维生素在尿中的排出量增大；酒精损伤肝脏而使肝脏对脂溶性维生素的储存减少；酒精能干扰矿物质的吸收，如铁在体内的吸收；酒精还能使矿物质通过粪便和尿排出量增大，如钙、锌的排出量增大。

七、 维生素的吸收

1. 脂溶性维生素

脂溶性维生素主要在肠道内以油性溶液为载体被肠黏膜细胞吸收。胆汁能促进肠道内脂溶性维生素溶解于脂肪，达到吸收的最佳状态。吸收后的脂溶性维生素大部分转运至肝脏内储存，主要通过粪便排泄到体外。

2. 水溶性维生素

水溶性维生素大多可以直接被肠道黏膜细胞吸收。B 族维生素在高浓度时主要以被动扩散的方式被肠黏膜细胞吸收，而 B 族维生素在低浓度时以主动转运的方式被人体吸收。维生素 C 大部分以主动转运的方式被吸收，当人体大量摄入维生素 C 时，其吸收率会相对下降，未被吸收的维生素 C 在肠腔内可引起肠道渗透压改变，导致人体腹泻。维生素 C 是一种抗氧化剂，食物中的维生素 C 能促进铁、锌等矿物质在肠道内的吸收。

八、 矿物质的吸收

矿物质主要在小肠中被吸收，主要通过主动转运方式被肠黏膜细胞吸收，有些依赖特殊载体，如钙和磷；一部分也可经扩散的方式被吸收，如钙；还有些矿物质可通过特殊离子通道被吸收，如钠、钾。有些矿物质在胃肠道与其他物质结合后，可提高吸收率，如碘和铁。食物的一些成分对矿物质的吸收也会产生影响，如维生素 C 能促进铁的吸收；乳糖能促进铁、锌的吸收；维生素 D 能促进钙的吸收；植物性食物中的植酸、草酸能与矿物质形成不溶性盐，干扰矿物质的吸收。某些矿物质间也会相互影响，如食物中的钙和磷比例接近 1∶1 时，吸收率较高；食物中含有大量的铁会影响锌的吸收，这可能因二者竞争肠道黏膜细胞的受体或细胞内的配价键而引起的。

思考题

1. 消化系统由哪些器官组成？
2. 试述各消化道在食物消化过程中的主要作用。
3. 食物中营养素在体内的转运方式有哪些？试举例说明。
4. 试述葡萄酒中主要营养成分的消化吸收过程。

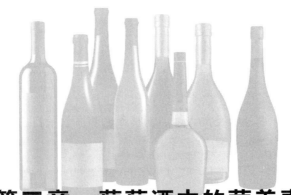

第三章　葡萄酒中的营养素

学习要点

掌握：水的生理功能及葡萄酒中水含量的影响因素；葡萄酒中矿物质的吸收利用及其生理功能；人体内的必需氨基酸和葡萄酒中含量较高的必需氨基酸。

熟悉：糖类的分类和生理功能。

了解：维生素缺乏病，维生素的理化性质、生理功能。

葡萄酒的成分全部来自于葡萄，现已知道的 600 余种成分，除 80% ~ 90% 的酒精和水外，还有糖类、蛋白质、果胶、有机酸、各种醇类、矿物质、多种维生素等。带皮的葡萄发酵制成的红葡萄酒，每升中含维生素 B_{12} 12 ~ 15mg，常饮红葡萄酒有益于治疗恶性贫血。葡萄酒在增加人体血浆中高密度脂蛋白的同时，能减少低密度脂蛋白含量，而高密度脂蛋白有抗动脉粥样硬化的作用；低密度脂蛋白可引起动脉粥样硬化，常饮适量的葡萄酒可减少因冠心病引起的死亡发生率。葡萄中含有一种称为白藜芦醇的化合物质，可以防止正常细胞癌变，并能抑制已恶变的细胞扩散，有较强的防癌抗癌功能，据测定，在红葡萄酒中，这种物质最多。

葡萄的可食部分为 86%，每 100g 葡萄肉含热量为 180kJ，水分 88.7g，蛋白质 0.5g，脂肪 0.2g，碳水化合物 9.9g，膳食纤维 0.4g；灰分 0.3g，钾 104mg、钠 1.3mg、铜 0.09mg、磷 13mg、钙 5mg、镁 8mg、铁 0.4mg、锰 0.06mg、锌 0.18mg、硒 0.20mg；维生素 B_2 0.02mg、维生素 B_1 0.04mg、维生素 B_3 0.2mg、维生素 C 25mg、维生素 E 0.7mg，此外还含有酒石酸、苹果酸、单葡萄糖苷、草酸、柠檬酸、双葡萄糖苷、芍药素、矢车菊素、飞燕草素等。葡萄中所含葡萄糖、有机酸、氨基酸、维生素等有兴奋大脑神经作用，常食葡萄对治疗神经衰弱和消除过度疲劳有一定效果。研究发现葡萄中含有天然的聚合苯酚，能与病毒或细菌中蛋白质化合，使之失去传染疾病的能力，尤其对肝炎病毒、脊髓灰质炎病毒等有杀灭作用。

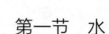

第一节　水

水是由氢、氧两种元素组成的无机物，是一种重要的宏量营养素，占人体组成的50%～80%。体内水与蛋白质、碳水化合物和脂肪相结合，形成胶体状态。各部分体液的渗透压相同，其中水分可经常透过细胞膜和毛细血管壁自由地交流，但各自的总量维持相对稳定，保持动态平衡。

一、　人体的水平衡

（一）来源

人体水分的来源大致可分为饮料水、食物水和代谢水（生物氧化水）三大类。

饮料水：包括茶、咖啡、汤和其他各种饮料，含水量大，每天约1200mL。

食物水：指来自固体和半固体食物中的水，不同的食物含水量不同，大约每天的量为1000mL。

代谢水：指来自体内氧化和代谢过程中的水，大约每天300mL，每100g营养物质在体内的产水量为：碳水化合物60mL，蛋白质41mL，脂肪107mL。

（二）水的排出量

每日水分摄入经由肾脏、皮肤、肠和肺等途径排出，人体内水分的总量保持动态平衡。肾脏为排出这些代谢废物至少每天需要排尿1500mL，皮肤蒸发500mL，肺部呼气350mL，大肠150mL。

（三）水平衡的调节

体内水的正常平衡受神经系统的口渴中枢、垂体后叶分泌的抗利尿激素及肾脏调节。

口渴中枢是调节体内水平衡的重要环节，当血浆渗透压过高时，可引起口渴中枢神经兴奋，激发饮水行为。抗利尿激素通过改变肾脏远端小管和集合小管对水的通透性影响水分的重吸收，调节水的排出。抗利尿激素的分泌也受血浆渗透压、循环血量和血压调节。肾脏则是水分排出的主要器官，通过排尿多少和对尿液的稀释和浓缩功能，调节体内水平衡。当机体失水时，肾脏排出浓缩性尿，使水保留在体内，防止循环功能衰竭；体内水过多时，则排尿增加，减少体内水量。

电解质与水的平衡有着依存关系，钠主要存在于细胞外液，钾主要存在于细胞内液，都是构成渗透压、维持细胞内外水分恒定的重要离子。因此钾、钠含量的平衡是维持水平衡的根本条件。当细胞内钠含量增多时，水进入细胞引起水肿；反之丢失钠过多，水量减少，引起细胞脱水。钾与钠有拮抗作用。

二、 水的生理功能

（一） 构成细胞和体液的重要组成成分

生物体内各种物质组成中，水的含量最多，占人体及动物体重的 2/3（60% ~ 95%），血液中水量占 80% 以上。水广泛分布在组织细胞内外，构成人体的内环境。

（二） 参与物质代谢

水是体内代谢物质的主要容剂。水有很高的电解常数，溶解力强，很多化合物容易在水中电解，以离子形式存在。另外，水有较大的流动性，在消化、吸收、循环、排泄过程中，可协助加速营养物质和代谢产物在机体各组织细胞中的运转，使人体内新陈代谢和生理化学反应得以顺利进行。

（三） 调节体温

水的比热容值大，1g 水升高或降低 1℃ 需要约 4.2J 的能量，大量的水可吸收代谢过程中产生的能量，使体温不至于显著升高。水的蒸发热大，在 37℃ 体温的条件下，蒸发 1g 水可带走 2.4kJ 的能量。因此在高温下，体热可随水分经皮肤蒸发散掉，从而维持人体体温的恒定。

（四） 维持体液平衡

体液是指体内水和溶解于水的各种物质（如无机盐、葡萄糖、氨基酸、蛋白质等）所组成的液体。它广泛存在于细胞内外，构成体内的环境。水能稀释细胞内容物和体液，使物质能在细胞内、体液内和消化液内保持相对的自由运动、保持体内矿物质的离子平衡，保持物质在体内的正常代谢。水不仅在消化道排出大量不能被消化利用的物质过程中起着重要作用，而且在通过尿液、汗液排出代谢产物的过程中也起着重要的作用。

（五） 润滑作用

在关节、胸腔、腹腔和胃肠道等部位，都存在一定量的水分，对器官、关节、肌肉、组织能起到缓冲、润滑、保护的作用。

三、 葡萄酒中的水

水是葡萄酒的主要成分，占 70% ~ 90%，但葡萄酒中的水是葡萄的根系从土壤中直接吸收的，因此是生物学纯水，它也是葡萄酒中其他物质的载体，水是葡萄酒"生命"的源泉。饮酒的突然戒断会造成人体震颤谵妄，这是因人体中水和酒精的缺乏引起的，需要通过静脉注射来补偿。

第二节　碳水化合物

碳水化合物（carbohydrate）也称糖类，是由碳、氢、氧组成的一类宏量营养素，它是人类最主要的能量来源。

一、 碳水化合物的分类

根据碳水化合物的分子结构，可以将其分为三类。

（一） 单糖和双糖

聚合程度为 1~2，包括：单糖，如葡萄糖、半乳糖及果糖等；双糖，如蔗糖、乳糖、海藻糖等。

1. 单糖

单糖（monosaccharide）是结构最简单的糖，每分子含有 3~7 个碳原子，根据碳元素数目分为丙糖（triose）、丁糖（tetrose）、戊糖（pentose）、己糖（hexose）及庚糖（heptose）。单糖也可按分子中主要官能团的不同，分为醛糖和酮糖。

（1）丙糖（三碳糖）　是一个分子中有 3 个碳原子的单糖，即 $C_3H_6O_3$。在生物体内糖酸解过程中，同时产生甘油醛（glyceraldehyde）、二羟丙酮（dihydroxy acetone）的磷酸化型物质。分子中含有一个手性碳原子，有一对对映异构体：D-甘油醛和 L-甘油醛。它是决定碳水化合物构型 D 型和 L 型的参考标准。二羟基丙酮是一种天然存在的酮糖，具有生物可降解性，可食用且对人体和环境无毒害，是一种具有多功能的添加剂，可用于化妆品、医药和食品行业。补充二羟基丙酮（特别是和丙酮酸联用）能够提高机体代谢率和脂肪酸氧化率，可潜在有效燃烧脂肪从而降低体脂和延缓体重获得（减肥作用），并减少相关疾病的发病率，可以改善胰岛素敏感性和降低高胆固醇膳食所致的血浆胆固醇水平，长期补充可使血糖利用率增加而节省肌糖元，对运动员来说则可以提高有氧耐力项目的运动成绩。

（2）丁糖（四碳糖）　一个分子中含有 4 个碳原子的糖，如赤藓糖、苏阿糖等。

（3）戊糖（五碳糖）　一个分子中含有 5 个碳原子的糖。戊糖中最重要的有核糖（醛糖）、脱氧核糖（醛糖）和核酮糖（酮糖）。核糖和脱氧核糖是核酸的重要成分；核酮糖是重要的中间代谢物。人体可以合成戊糖，故它并不是必需的营养物质。在人类食物中可能存在的戊糖类主要是阿拉伯糖和木糖，它们在植物中广泛存在，根据进食的情况而少量出现在人类的尿液中。正常的尿液也有少量的核糖及其他戊糖和岩藻糖（fucose），但这些糖不一定来源于食物也可能来源于细胞的代谢。

（4）己糖（六碳糖）　重要的己醛糖有葡萄糖、半乳糖和甘露糖；己酮糖则有果糖等。它是人体空腹时唯一游离存在的六碳糖，在血浆中的浓度为 5mmol/L 亦即 90mg/100L。

葡萄糖是还原糖，在结构上葡萄糖的羰基在第一碳原子上，为醛糖。因为它的分子中具有对称的碳原子，在偏振光下为右旋光，故被称为右旋糖。只有少数的天然食物例如葡萄含有游离的葡萄糖，而双糖、淀粉是葡萄糖的结合形式。

半乳糖是乳糖、蜜二糖、棉籽糖等寡糖的组成成分，也是阿拉伯树胶、琼脂及其他树胶等多糖的组成成分。它通常是由乳糖水解的 D-半乳糖直接结晶获得的。D-半乳糖多存在于与葡萄糖结合形成的双糖中，如乳糖，是哺乳动物乳汁的重要成分。

甘露糖是许多多糖树胶的组成部分。

果糖分子式和葡萄糖完全一样，但结构不同，果糖羰基在第二碳原子上，为酮糖。它以游离的形式存在于水果和蜜糖中，在偏振光下是左旋的，故称为左旋糖。商业上通过玉米淀粉的酶解获得。它可被酵母发酵，是已知的最甜的糖。鉴于转化糖（葡萄糖+果糖）比蔗糖的溶解度大，产量高出5%，也比蔗糖甜，因此具有重要的工业价值。

2. 双糖

双糖（disaccharide）由两个单糖以共价键结合而成，常见的有以下几种，如表3-1所示。

表3-1　　　　　　　　　　　常见糖及有关糖类的相对甜度

常见糖类	相对甜度	常见糖类	相对甜度
蔗糖	100	麦芽糖	33
乳糖	16	山梨醇	54
葡萄糖	67	木糖醇	120
果糖	110		

蔗糖（sucrose），由一分子葡萄糖和一分子果糖聚合而成，是人类使用最久的甜味剂。在偏振光下蔗糖为右旋性，但是由于果糖的左旋性比葡萄糖的右旋性要大，故水解的蔗糖溶液则为左旋，这种水解溶液用于食品加工中，被称为转化糖。

乳糖（lactose），由一分子葡萄糖和一分子半乳糖组成，是乳中主要的糖类，存在于乳制品中。

麦芽糖（maltose），以1，4联结形式由两分子的葡萄糖构成，常来源于大麦淀粉。

海藻糖（trehalose），是以1，1联结形式，由两分子葡萄糖构成，存在于真菌及细菌中，是食用蘑菇中的糖，它仅为人体吸收一小部分。

（二）寡糖（oligosaccharide）

聚合程度为3~9，亦称为低聚糖，包括水苏糖、大豆低聚糖、棉籽糖、低聚半乳糖等。寡糖的分子质量不大，但能刺激味蕾而具有甜味，因此常作为功能性食品添加剂而用在饮料产品中。然而，由于低聚糖化学键不能被人体消化酶所分解，故通常不易消化。人体大量摄入寡糖易造成胀气，肠道不适。

棉籽糖（raffinose）由葡萄糖、果糖、半乳糖三种单糖构成，也被称为蜜三糖（melitriose），是一种具有较强增殖双歧杆菌作用的功能性低聚糖。棉籽糖在自然界植物中广泛存在，在很多蔬菜（卷心菜、花椰菜、马铃薯、甜菜、洋葱等）、水果（葡萄、香蕉、猕猴桃等）、稻谷（小麦、水稻、燕麦等）、一些油料作物的籽仁中（大豆、葵花籽、棉籽、花生等）都含有数量不等的棉籽糖；其中棉籽仁中棉籽糖的含量达4%~5%。也是人们熟知的大豆低聚糖中的主要功效成分之一。

水苏糖（stachyose）是存在于豆类中的四糖，摄入大量豆类所引起的腹部胀气主要是由于棉籽糖和水苏糖的存在，因为它们未被小肠中的消化酶水解，并在肠道被细菌发酵而产气。水苏糖对人体胃肠道内的双歧杆菌、乳酸杆菌等有益菌群有着极明显的增殖作用，能迅速改善人体消化道内环境，调节微生态菌群平衡。它能促进形成有益菌在消化道内的优势菌地位，抑制产气产酸梭状芽孢杆菌等腐败菌的生产，另外产生大量生理活性物质，调节肠道 pH、灭杀致病菌阻遏腐败产物生成，抑制内源致癌物的产生，吸收并且分解衍生出多重免疫功能因子。

（三）多糖（polysaccharide）

聚合程度大于 10，包括淀粉，如直链淀粉、支链淀粉以及非淀粉多糖，为人体消化液所不能分解的碳水化合物，如纤维素、半纤维素、亲水胶质物、果胶等。

1. 可被机体利用的多糖

（1）淀粉（starch）　是以颗粒的形式储存在植物种子及根茎中的多糖，化学上仍是由葡萄糖分子作为单位组成的。淀粉可分为两种结构，一类为几百以上葡萄糖单位所组成的直链多糖，称为直链淀粉（amylose），在碘试剂作用下呈蓝色反应；另一类为具有很多侧链的葡萄糖聚合物，称为支链淀粉（amylopectin），如果单独存在而不混合其他淀粉，在碘试剂作用下呈棕紫色反应。应该指出的是，新鲜的植物种子或根茎中所含的淀粉并不溶于水，加热才能促进它在水中溶解并成为相对稳定的液体，冷却后呈糊状。加热和水这两个因素的存在使淀粉颗粒膨胀，从而使包裹它们的细胞膜破裂，这样才能让消化液对它产生作用，故需要将其加热至沸点才有利于机体对淀粉的消化，故加热至熟对淀粉的消化吸收是极为重要的。

（2）糊精（dextrin）　淀粉经过分解而成为葡萄糖单位数目较少的分子，例如有的糊精每个分子约有 5 个葡萄糖分子。工业用的液体葡萄糖实际上是糊精、麦芽糖和葡萄糖三者混合物的水溶液。糊精也作为一些病者的饮食，因为其较易被吸收利用，甜度不高，其渗透压仅有正常的 1/5。

（3）糖原（glycogen）　糖原是人体存在于肝脏及肌肉内数量不多的动物性淀粉，它是由 3000 ~ 60000 个葡萄糖分子所构成的有侧链的分子，每侧链含 12 ~ 18 个葡萄糖分子。糖原能溶于水并在相应酶的作用下，迅速分解为葡萄糖，在动物肝脏与贝壳软体动物中含量较多，蚝肉含糖原约为其湿重的 6%。

2. 不能被机体利用的多糖

这类物质通常称为膳食纤维（dietary fiber），但其中有一些相似物质不属于糖类（如木质素），而另一些则不属于纤维。

（1）纤维素（cellulose）　这是绿色植物赖以作支架并使其能直立生长的有机物质，它在化学结构上与淀粉相似，也是以 $1,4-\beta-$ 连接而成的直链聚合物，但不能被人类肠道淀粉酶所分解。因为人体淀粉酶只具有对专一空间结构为 $1,4-\alpha-$ 连接的淀粉起作用，而不对 $1,4-\beta-$ 连接的淀粉起作用。不同类型的纤维素具有不同的分子质量与物理性质，草食动物之所以能消化纤维素，是因为其肠道的细菌具有纤维素酶，人类也有少量的肠道细菌能发酵纤维素，但仅限于大肠。纤维素的分子质量约为 $6 \times 10^5 u$，它有亲水性的特性，因此具有一定的容水量，可以增加粪便的体积，同时也刺激肠道的运动而又利于消化过程。

（2）半纤维素类（semicellulose）　　在植物组织中有多种多糖与纤维素紧密结合，但碱性溶液可将它分离。最大的一类有戊聚糖类（pantosans）、木聚糖类（xylans）、阿拉伯木糖类；另一大类为己糖的聚合体，例如半乳聚糖（galactans）；此外还有一类是酸性纤维素，它含有半乳糖醛酸（galacturonic acid）或葡萄糖醛酸（glucaronic acid），这类物质在小肠不能被消化，但在结肠中被细菌作用后，能比纤维素易分解一些。半纤维素的大小约为 $3 \times 10^4 u$，它还具有与离子结合的特性。

　　（3）木质素（lignin）　　木质素是植物组织的一种结构物质，它在植物体木质化过程中形成。木质素不是碳水化合物而是以松柏醇和芥子醇为基础所形成的环状多聚物，这种物质不仅无法被人类消化，而且无法被草食动物消化。

　　（4）果胶（pectin）　　果胶不是纤维状而是一种无定形的物质，分子质量（6～9）$\times 10^4 u$，存在于水果、蔬菜的软组织中，可在热溶液中溶解，果胶本质上是一种线形的多糖聚合物，含有数百至 1000 个脱水半乳糖醛酸残基。按果胶的组成可有同质多糖和杂多糖两种类型：同质多糖型果胶如 D－半乳聚糖、L－阿拉伯聚糖和 D－半乳糖醛酸聚糖等；杂多糖果胶最常见，是由半乳糖醛酸聚糖、半乳聚糖和阿拉伯聚糖以不同比例组成，通常称为果胶酸。在有糖存在的条件下，在温热微酸性稀释液中，它可以变成水溶性果胶，这种能形成胶状的特性有利于制造果子酱。此外，它也具有与离子结合的能力。

　　（5）树胶（gum, mucilage）和海藻酸盐（alginate）类及其他类似物质　　树胶和海藻酸盐类大小约为 $2 \times 10^5 u$，很多种树胶在食品工业中用作增稠剂，因为它具有形成胶冻的能力。海藻多糖包括琼脂，琼脂是多聚乳糖，常用于微生物培养基和食品加工。海藻酸也用于食品的增稠剂和稳定剂，多用于乳制品，也用作啤酒的泡沫稳定剂等。

　　（6）抗性淀粉（resistant starch）　　健康人小肠内剩余的不被消化吸收的淀粉及其降解物的总称。抗性淀粉广泛存在于水果和豆科作物中，食品加工过程如加热处理含淀粉的食品，会使其产生抗性淀粉，它不像膳食纤维那样较易保持水分。

二、碳水化合物的生理功能

（一）可消化的碳水化合物的生理功能

1. 生理功能

　　（1）储能　　人体所需的大部分能量是由碳水化合物氧化分解提供的。碳水化合物来源广泛、耐储存，在体内消化、吸收、利用较其他热能物质迅速而且完全，即使在缺氧的条件下，仍能通过酵解作用，为机体提供部分能量。它是肌肉活动时最有效的燃料，也是心脏、脑、红细胞和白细胞必不可少的能量来源。人体内能作为能量的碳水化合物主要是葡萄糖和糖原。葡萄糖是碳水化合物在体内的运输形式，1g 葡萄糖在体内完全氧化分解，可释放能量 4kcal（16.7kJ）；糖原是碳水化合物体内储存形式，在肝脏和肌肉中含量最多。

　　（2）构成机体组分　　碳水化合物也是组织细胞的重要组成成分，如核糖和脱氧核糖是细胞中核酸的成分；糖与脂类形成的糖脂是组成神经组织与细胞膜的重要成分；糖与蛋白质结合的糖蛋白，是某些具有重要生理功能的物质如抗体、酶、激素以及肝素的组成部分，具有多种复杂的功能。

（3）对脂肪代谢调节作用　脂肪在体内的代谢也需要碳水化合物的参与。由于葡萄糖在体内氧化可生成草酰乙酸，脂肪在体内代谢生成乙酰基必需要同草酰乙酸结合，进入三羧酸循环才能被彻底氧化，膳食中的碳水化合物可以保证这种情况不会发生，即抗生酮作用。因此如果人体摄入碳水化合物过少，则脂肪代谢不完全而产生过多的酮体积聚在体内引起酮血症。由于碳水化合物的充分代谢使酮体得到进一步的分解代谢，而消除了机体酮体的积累，因此碳水化合物具有抗生酮作用。

（4）节约蛋白质的作用　机体的一切生命活动都以能量为基础，当碳水化合物供应不足时，将由蛋白质、脂肪产能来满足能量的需要。碳水化合物是机体最直接、最经济的能量来源，若食物能提供足够的可利用碳水化合物时，人体首先利用它作为能量来源，从而减少了蛋白质作为能量的消耗，使更多的蛋白质参与组织构成。个人如果采取节食减肥往往会对机体造成一定的危害，不仅可造成体内酮体的大量聚积，而且还使机体内的大量蛋白质分解，危害心脏。

（5）改善感官品质　食糖是食品烹调加工不可缺少的原料。利用碳水化合物的各种性质，可以加工出色、香、味、形各异的多种食品，如糖和氨基化合物（氨基酸、肽、蛋白质）可以发生美拉德反应，此反应会使食品具有特殊的色泽和香味，如面包表面的金黄色和香气。

2. 血糖指数

血糖指数（glycemic index，GI）是指分别摄入含50g碳水化合物的食物与50g葡萄糖后2h血浆葡萄糖耐量曲线下面积之比值，是衡量碳水化合物对血糖反应的有效指标。GI越小的食物，升高血糖的程度越小，常见食物的血糖指数如表3-2所示。食物中的许多因素包括淀粉的结构、颗粒的大小、包裹纤维状态、除淀粉外的膳食纤维的种类与含量，食物中蛋白质的种类与含量等都与GI的大小有关。但又与食物成分表内糖或碳水化合物的含量无关，亦即不同食物，尽管其碳水化合物的含量一样，但餐后血糖反应完全不一样，故从临床的需求来看需要知道不同食物中碳水化合物对血糖的反应，来达到Ⅱ型糖尿病的预防和治疗的目的。

表3-2　　　　　　　　　　　　　一些常见食物的血糖指数

食物	血糖指数	食物	血糖指数
葡萄糖	100	扁豆（鲜）	30
大米（即食，煮6min）	87	利马豆	32
面条（小麦粉）	81.6	豆腐（炖）	31.9
玉米（煮）	55	黄豆（浸泡、煮）	18
小米（煮）	71	甘薯（红、煮）	76.7
粗大麦（整粒、煮）	25	粗面条（小麦粉）	55
糙米（煮）	87	通心粉	45

续表

食物	血糖指数	食物	血糖指数
燕麦麸	55	苹果	36
面包（全麦粉）	69	西瓜	72
面包（80%燕麦粒）	65	香蕉	62
葡萄干	64	葡萄	43

（二）不可消化的碳水化合物（膳食纤维）的生理功能

1. 膳食纤维生理作用

（1）降低血浆胆固醇的作用　大多数可溶于水的膳食纤维如果胶、树胶及羧甲基纤维素等可降低血浆胆固醇水平，尤其是可降低低密度脂蛋白胆固醇。其作用机制与理化特性有关，例如可与胆酸结合排出体外，从而排除胆固醇。

（2）对餐后血糖和胰岛素水平的影响　水溶性膳食纤维可降低餐后血糖升高的幅度和降低血清胰岛素水平或提高胰岛素的敏感性。这与可溶性纤维的黏稠性，与延缓胃的排空时间并减缓营养素在小肠中的吸收率有关。

（3）改善大肠功能　包括增加粪便体积和重量，缩短在大肠中的时间，增加排便频率及改善便秘等。膳食纤维的吸水性使粪便变软及增大粪便体积促进了肠蠕动，因而缩短了排便时间和增加排便频率，因而可改善便秘以及加快排出肠道内容物中的有毒物质。

（4）改善大肠中的代谢　膳食纤维中的多糖组分在大肠内被细菌发酵而产生低碳链的脂肪酸，如丁酸可作为大肠细胞的能源。发酵作用使肠内容物的 pH 降低，可使 pH 降至 4.8～5.0；pH 的改变可使肠道内的细菌相改变，其代谢产物也随之改变，因而有利于减少毒素和致癌物的产生，或是起到抗癌的作用。此外，膳食纤维实际上稀释了进入肠内的毒素，也加快了毒素的排出，故其作用是独特的。

2. 膳食纤维的副作用

过多摄入膳食纤维会引起腹部不适如增加肠道的蠕动和增加产气量等，影响人体对蛋白质、维生素和微量元素的吸收。体外试验还证明纤维素能抑制胰酶的活性及使其他消化酶减少，但尚待更多的研究加以证实。

三、葡萄酒中的碳水化合物

众多糖类（葡萄糖、木糖、阿拉伯糖、果糖、戊糖）存在于所有种类的葡萄酒中。每升干葡萄酒中糖类不超过 2g，但在利口酒中糖类可能达到 300g。葡萄酒中还含有少量的蜜二糖、麦芽糖、乳糖、棉籽糖及海藻糖（发酵末期酵母的自我分解生成），这些糖类有可能使糖尿病患者陷入不稳定状态，然而酒精可能引起低血糖。

葡萄酒含有中性多糖和酸性多糖，它们主要来自葡萄中的多糖果胶物质，在多聚半乳糖醛酸酶、果胶裂解酶、果胶甲酯酶的作用下转变而来，葡萄酒含有的不均一果胶是鼠李糖半乳糖醛酸聚糖，另一方面酵母多糖也是葡萄酒多糖的来源之一。它们构成一个胶质的网状结构，这对葡萄酒的稳定性来说必不可少。在对葡萄酒发酵过程的动力学规律研究中发现，在 pH 为 3.2 的条件下，若果糖与葡萄糖同时存在，则更有利于酒精发酵。

水和糖是葡萄最主要的成分，这是葡萄能在酵母作用下发酵成葡萄酒的物质基础。酒精是葡萄果实中的糖发酵后的产物，在目前的发酵工艺下，17g 左右的糖，会使每1L 的葡萄汁发酵后升高 1% 的酒精含量。因此，葡萄果实中糖的成分多少，是制约发酵后葡萄酒酒精度的要素。

在酒精发酵中由于转化酶的作用，葡萄浆果中的少量蔗糖会完全消失，同样如果酒精发酵前加入蔗糖，它也会被转化，所以如果在葡萄酒中检测出蔗糖，则肯定是在葡萄酒中人为加入的假葡萄酒。国际标准不允许在葡萄酒中加糖。另外酒精发酵过程中会游离出葡萄汁结合形式存在的戊糖，但对于酵母来说，戊糖是不可发酵性的糖，因此这些糖保留在葡萄酒中随储藏过程被逐渐水解，这也是还原糖的含量低于 2g/L，作为酒精发酵终止的指标原因之一。

第三节　氨基酸

氨基酸是组成一切蛋白质的基本单位。蛋白质受酸、碱或蛋白酶的作用可水解为游离氨基酸。存在于自然界中的氨基酸有 300 余种，但组成人体蛋白质的氨基酸只有 20 种。氨基酸具有共同的基本结构，是含有一个碱性氨基和一个酸性羧基的有机化合物，氨基一般连在 α - 碳上。它是在羧酸分子中的 α - 碳原子上的一个氢原子被一个氨基取代的化合物，故又称 α - 氨基酸。组成蛋白质的氨基酸大部分为 α - 氨基酸。

一、　氨基酸的分类

（一）　根据侧链的结构和理化性质分类

1. 非极性疏水性氨基酸

非极性疏水性氨基酸包括甘氨酸（glycine，Gly）、丙氨酸（alanine，Ala）、缬氨酸（valine，Val）、亮氨酸（luecine，Leu）、异亮氨酸（isoluecine，Ile）、苯丙氨酸（phynylalanine，Phe）和脯氨酸（proline，Pro）；其中异亮氨酸、亮氨酸、缬氨酸因含有较长的非极性疏水性侧链，故称为支链氨基酸（branch chain amino acid，BCAA）。

2. 极性中性氨基酸

极性中性氨基酸包括色氨酸（trptophan，Trp）、丝氨酸（serine，Ser）、酪氨酸（tyrosine，Tyr）、半胱氨酸（cysteine，Cys）、天冬酰胺（asparagines，Asn）、谷氨酰胺（glutamine，Gln）、苏氨酸（threonine，Thr）和蛋氨酸（methionine，Met）。

3. 酸性氨基酸

酸性氨基酸包括天冬氨酸（aspartic acid，Asp）和谷氨酸（glutamic acid，Glu）。

4. 碱性氨基酸

碱性氨基酸包括赖氨酸（lysine，Lys）、精氨酸（arginine，Arg）和组氨酸（histidine，His）。

（二）根据营养功能分类

1. 必需氨基酸（essential amino acid，EAA）

必需氨基酸是指机体不能合成或合成速度不能满足机体需要，必须从食物中获取的氨基酸。人体必需的氨基酸有 9 种，分别是苯丙氨酸、蛋氨酸、赖氨酸、色氨酸、苏氨酸、亮氨酸、缬氨酸、异亮氨酸，还有组氨酸是婴幼儿体内的必需氨基酸。世界粮农组织（FAO）和世界卫生组织（WHO）在 1985 年首次列出了成人组氨酸的需要量为 8 ~ 12mg/（kg·d），同时有报道组氨酸是成人体内的必需氨基酸，但由于研究成人体内合成的组氨酸能力非常困难，且组氨酸在肌肉和血红蛋白中也有一定的储存，故尚未确定组氨酸是否是成人体内的必需氨基酸。

研究人体必需氨基酸的需要量的方法是给受试动物先摄入缺乏某种氨基酸的混合膳食，然后补充不同量的该种氨基酸，当达到氮的零氮平衡（成人）或正氮平衡（儿童）时所需的最低量即为该种氨基酸的量（表 3 - 3）。

表 3 - 3　　　　　　　　人体每千克每日氨基酸需要量估计值　　　　　　单位：mg/kg 体重

氨基酸	婴儿	幼儿	儿童	成人
异亮氨酸	70	31	30	10
亮氨酸	161	73	45	14
赖氨酸	103	64	60	12
蛋氨酸	58	27	27	13
苯丙氨酸	125	69	27	14
苏氨酸	87	37	35	7
色氨酸	17	12.5	4	3.5
缬氨酸	93	38	33	10
组氨酸	28	—	—	8 ~ 12

值得注意的是，在供给必需氨基酸时还要考虑非必需氨基酸的供给量，因为非必需氨基酸充足可以减少必需氨基酸转化为非必需氨基酸的消耗。另外，只有在能量和其他营养素的供应也充足时，表 3 - 3 中的必需氨基酸的量才能满足机体对蛋白质的要求。

2. 非必需氨基酸（nonessential amino acid）

非必需氨基酸是指机体可以利用体内已有的物质自行合成的氨基酸，不一定必须从食物中获取，但其功能仍然是非常重要的。主要有天冬酰胺、谷氨酸、谷氨酰胺、甘氨酸、脯氨酸、丝氨酸、丙氨酸、精氨酸、天冬氨酸等共 9 种。

3. 条件必需氨基酸（conditional amino acid）

半胱氨酸和酪氨酸可分别由蛋氨酸和苯丙氨酸转化而来，当膳食可以提供足够的半胱氨酸和酪氨酸时，可减少蛋氨酸和苯丙氨酸的消耗，因此这两种氨基酸称为条件必需氨基酸或半必需氨基酸。

（三） 氨基酸模式和限制氨基酸

1. 氨基酸模式（amino acid pattern）

氨基酸模式是指某种蛋白质中各种必需氨基酸相互构成比例。在营养学上，我们用氨基酸模式来反映食物蛋白质以及人体蛋白质中必需氨基酸在种类和数量上的差异，其计算方法就是将某种蛋白质中色氨酸的含量定为1，分别计算其他必需氨基酸的相应比值，这一系列的比值就是该种蛋白质的氨基酸模式。

2. 限制氨基酸（limiting amino acid）

当蛋白质中一种或几种必需氨基酸相对含量较低或缺乏时，限制了食物蛋白质中的其他必需氨基酸被机体利用的程度，使其营养价值降低，这些含量相对较低的必需氨基酸称为限制氨基酸，含量最低的称为第一限制氨基酸，余者以此类推。谷类蛋白质第一限制氨基酸为赖氨酸，豆类蛋白质第一限制氨基酸为蛋氨酸，谷类蛋白质除缺乏赖氨酸外，异亮氨酸、苯丙氨酸、苏氨酸也比较缺乏。所以，将富含和缺乏某种氨基酸的食物混合食用会提高蛋白质的营养价值，也称为蛋白质互补。

3. 氨基酸评分（amino acid score，AAS）

食物蛋白质中每种必需氨基酸的含量占等量参考蛋白质（如鸡蛋）中该氨基酸含量的百分数，此百分数即为氨基酸评分，AAS最低的氨基酸是第一限制氨基酸。

二、 氨基酸分解及其在细胞内的代谢

（一） 氨基酸分解

每一种氨基酸的分解都有转移的程序，不论是必需氨基酸还是非必需氨基酸，它们都是以不同形式的游离 NH_3 以及尿素排出体外的。

有研究表明大鼠所必需的10种氨基酸中的7种是在肝脏内分解的，而其他有侧链的3种氨基酸（Ile、Leu、Val）则大部分在肌肉以及在肾及脑中分解。在肌肉蛋白质中有侧链的氨基酸经转氨作用后，其氨基被移动到丙酮酸及谷氨酸上，并形成丙氨酰胺及谷氨酰胺，然后在肠壁上形成丙氨酸及谷氨酸；前者进入门静脉而回到肝脏，这一过程使运载氨基氮到肝脏比形成尿素的过程更加快速；而丙氨酸的碳用于糖原异生作用。

尿素的合成是在肝脏内进行的，氨和 CO_2 首先在线粒体中形成氨甲酰磷酸，而这个氨甲酰基是在细胞液中天冬氨酸转氨酶的作用下取得的，并在ATP的帮助下与瓜氨酸的氨基酰碳原子缩合为精氨琥珀酸，以后经裂合酶的作用分解为精氨酸与延胡索酸。精氨酸是尿素的前体，而延胡索酸则进入三羧酸循环。经过精氨酸酶的作用形成尿素和鸟氨酸，后者又可回到尿素生成的循环（图3-1）。

（二） 氨基酸在细胞内的代谢

机体从食物中获得的蛋白质，经过胃肠道酶的水解后被吸收进入血液，以游离氨

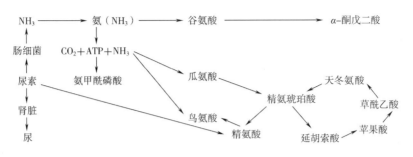

图 3 - 1　氨基酸分解图

基酸的形式出现，同时又与组织中分解出来的氨基酸混合而参与代谢过程。机体内的氨基酸实际上为两部分，一部分为游离的氨基酸，另一部分为在组织内与蛋白质结合的氨基酸。后者在组织内平均为 2g，而前者在游离氨基酸池中仅为 0.01g，亦即相当于蛋白质结合氨基酸浓度的 0.5%。游离氨基酸总量的一部分来自于体内蛋白质的分解过程，从蛋白质分解出来的氨基酸可以再被利用，因而这一类氨基酸就成为了代谢的一部分，并与游离氨基酸总量有密切的关系。

　　游离氨基酸需要有特定的运载机制才能通过细胞膜，一种机制适用于几种氨基酸。一般来说，碱性、中性、酸性氨基酸进入组织均各自有不同运载的传递介体（mediator）；同类氨基酸之间，对于传递介体来说，存在着一定程度的竞争。例如 Christensen 发现，在中性氨基酸中，至少有两种传递机制，一种对中性氨基酸有很高的亲和能力，如对丙氨酸和人工合成的 α - 氨基异丁酸（不是蛋白质分解产物），这一类载体对呼吸抑制剂很敏感；而另一种机制则是运载有侧链的中性氨基酸，相对地不受呼吸抑制剂的影响。后者似乎取决于细胞内外各种中性氨基酸之间作用与交换的动力大小，故有人设想氨基酸的运载是与细胞及其活动过程的作用有关的。

　　细胞内的游离氨基酸是否就是细胞内合成蛋白质的最终来源，还是细胞外的氨基酸通过运载 RNA（tRNA）的作用合成蛋白质而不需进入细胞液，这两种说法存在着争论。组织蛋白质在细胞内崩解后提供了氨基酸，它使细胞游离氨基酸池的含量比血浆池高。以放射性核素标记的实验也表明，在细胞内合成蛋白质中的特定的活性比在血流中的活性低，因此，根据这一特定活性而计算出来的游离氨基酸，在各自的前体池中所完成的细胞内蛋白质合成率就不同。据此，Khairallah 给大鼠投以放射性核素标记的亮氨酸后，测定肝脏的氨基酸 - tRNA 的特定活性，发现在肝脏中氨基酸 - tRNA 的活性及血浆中游离氨基酸的活性约各自占一半，故认为 tRNA 是存在于细胞膜附近，一方面运载细胞池内的氨基酸，另一方面也运载来自细胞内和外的氨基酸。

　　根据体内氨基酸代谢的情况，可归纳有三个基本途径。

　　一部分游离氨基酸池是存在于组织内蛋白质中的，因组织蛋白质的分解代谢，所以在一定时间内这些氨基酸可以回到游离池中待再次被利用于合成。

　　一部分游离氨基酸池是在进行着分解代谢反应中的，这个过程引起氨基酸失去碳架而形成 CO_2，或者转变为糖原与脂肪，而氮则以尿素形式排出。

一部分游离氨基酸用于合成新的含氮化合物，诸如嘌呤碱类、肌酸及肾上腺素等，这类物质在崩解后的最终产物不能回到氨基酸池内（嘌呤形成尿酸、肌酸形成肌酸酐，肾上腺素形成香草扁桃酸），此外非必需氨基酸在体内可利用其他氨基酸的氨基合成。

上述三种代谢途径以哪一种为主，会受多种因素影响，但机体的状态，尤其营养状态是决定性的因素。

三、 葡萄与葡萄酒中的氨基酸

葡萄酒中含有22种氨基酸，其中有8种人体必需氨基酸，其含量因葡萄酒的种类不同而有所差异。葡萄酒中必需氨基酸含量与人体血液中这些氨基酸含量非常接近，并且易被人体吸收，可形成蛋白质，促进新陈代谢（表3-4）。

表3-4　　　　　　　　　　　　葡萄酒中氨基酸含量　　　　　　　　　　　单位：mg/L

氨基酸名称	含量	氨基酸名称	含量	氨基酸名称	含量
赖氨酸	1～2.48	缬氨酸	1～101	酪氨酸	1～120
色氨酸	1～14.6	丙氨酸	1～247	胱氨酸	9～66
苯丙氨酸	3～3.199	精氨酸	3～151	谷氨酸	1～390
蛋氨酸	2～44	天冬氨酸	1～10	谷胱氨酸	1～370
苏氨酸	1～382	天冬酰胺	1～2	羟基脯氨酸	1～4
亮氨酸	9～198	半胱氨酸	1～2	鸟氨酸	1～10
异亮氨酸	2～57	组氨酸	4～450		
丝氨酸	1～355	脯氨酸	0～340		

第四节　矿物质

一、 概述

存在于人体的各种元素中，除碳、氢、氧、氮及构成机体有机物和水分（约占全重的95%左右）外，其余各种元素无论存在的形式如何，含量多少，都统称为矿物质（minerals）或无机盐。目前发现有20余种矿物质是构成人体组织、保持人体正常生理功能所必需的。在营养学中，矿物质是指食物或机体组织燃烧后残留在灰分中的化学元素。

葡萄酒中既含有常量矿物质K、Ca、Na、Mg、P、S、Cl，又含有人体所必需的微量元素，如Zn、Si、Mo、Mn、Fe、I、F、Cu等。

（一）　矿物质的分类

根据矿物质在人体内的含量和人体每日需要量的不同分为两大类：含量大于体重0.01%，每人每日膳食需要量在 100mg 以上者为常量元素或宏量元素（macroelements），如钙、磷、钾、钠、氯、硫等 7 种；含量低于体重的 0.01% 为微量元素（microelements or trace elements），共 14 种，分别为铁、铜、锌、钴、锰、铬、钼、镍、钒、锡、硅、硒、碘、氟。

（二）　生理功能

矿物质与其他营养物质不同，不能在体内合成，也不能在代谢中消失，必须通过膳食进行补充。从胎儿到成人，体内的无机盐（灰分）含量随年龄的增加而增加，然而，它们之间的比例变动不大。除了生长发育期的少年儿童、孕妇及乳母，人体对无机元素的吸收量相对大于排出量，一般都是保持平衡的。

矿物质在体内的生理功能主要有以下几种。

1. 构成人体组织的重要成分

如骨骼和牙齿等硬组织，大部分是由钙、磷、镁组成的，而软组织含钾较多。

2. 在细胞内外液中与蛋白质一起调节细胞膜的通透性

控制水分、维持正常的渗透压和酸碱平衡（酸性元素氯、硫及磷，碱性元素钠、钾及镁）。

3. 维持神经、肌肉应激性、维护心脏正常功能

如钙、镁、钾和一些微量元素保持一定比例来维护心脏正常功能、保护心血管健康的重要作用。

4. 构成酶的成分或激活酶的活性，参与物质代谢

如谷胱甘肽过氧化物酶中的硒。

（三）　生理作用剂量带

各种矿物质在人体新陈代谢过程中，每日都会有一定的量随各种途径如粪、尿、汗、头发、指甲、皮肤及黏膜的脱落而排出体外，所以人体需要通过进食补充矿物质。一般来说矿物质在体内的生理剂量带与毒副作用剂量带之间距离较小。当矿物质的摄入量在推荐摄入量（或适宜摄入量）和可耐受最高摄入量之间的，它们就在生理作用剂量带内，对 97%～98% 的人都是安全的；当人体过量摄入并超过可耐受最高摄入量时，则产生毒性副作用的可能性就随之增加，可能导致不同的毒性反应或发生中毒现象。

人体矿物质缺乏与过量往往受以下几种因素的影响。

1. 地球环境因素

地壳中矿物质元素的分布不平衡，致使某些地区表层土壤中的某种矿物质元素含量过低或过高，导致人群因长期摄入在这种环境中生长的食物或饮用水而引起亚临床症状甚至发生疾病。

2. 食物成分及加工因素

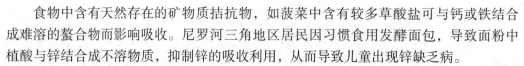

食物中含有天然存在的矿物质拮抗物，如菠菜中含有较多草酸盐可与钙或铁结合成难溶的螯合物而影响吸收。尼罗河三角地区居民因习惯食用发酵面包，导致面粉中植酸与锌结合成不溶物质，抑制锌的吸收利用，从而导致儿童出现锌缺乏病。

3. 人体自身因素

摄入不足、消耗增加导致机体矿物质缺乏，如厌食、挑食、疾病状态等均会导致食物摄入不足或摄入食品品种单调，使矿物质供给量达不到机体需求量；生理需求增加也会引起机体中钙、锌、铁等矿物质的缺乏，如儿童、青少年、孕妇、乳母阶段对营养素需求的增加导致矿物质的不足。当机体存在长期排泄功能障碍时，有可能造成矿物质在体内蓄积，从而引起急性或慢性中毒作用。

二、 宏量元素

（一）钙

钙（calcium）是构成人体的重要成分，按含量排列，仅次于碳、氧、氢、氮，排列第五位，是人体内含量最多的无机元素，也是身体中最多的一种阳离子，占人体重量的 $1.5\% \sim 2.0\%$ ，正常人体内含有 $1000 \sim 1200g$ 的钙。

1. 体内分布

人体中几乎 99% 的钙集中于骨骼和牙齿，主要以羟磷灰石 $[Ca_{10}(PO_4)_6(OH)_2]$ 的形式存在，少量为无定形的磷酸钙 $[Ca_3(PO_4)_2]$ ；其余 1% ，一半与柠檬酸螯合或与蛋白质（主要是清蛋白）结合，另一半则以离子状态存在于软组织中，为混溶钙池（miscible calcium pool）。约有 0.1% 的钙存在于细胞外液（ECF）和血液中，在骨骼中的钙构成 40% 的灰分重。血钙较稳定，几乎全部存在于血清中的钙可分为扩散性钙（与有机酸或无机酸结合的复合钙和离子状态的钙）和非扩散性钙（与血浆蛋白结合的钙）两部分，非扩散性钙与钙离子之间可互相转换。蛋白质结合钙约占机体总钙量的 46% ，离子钙占 47.5% ，复合钙占 6.5% 。

血钙和骨钙之间的交换过程，可以分为骨形成和缓慢的骨再吸收过程，以及钙离子与易受影响的骨晶体表面之间的较快交换过程。在正常状态下，一般少于 1% 的骨骼钙可与细胞外液进行自由的离子交换。骨骼中大部分钙可以随时游离，以调节低血钙，或者随时用于维持机体内环境的稳定。

2. 生理功能

（1）钙是构成机体骨骼和牙齿的主要成分　骨骼和牙齿是人体中含钙量最多的组织。骨骼钙与混溶钙池钙维持着钙的动态平衡，即骨中的钙不断从破骨细胞中释放后进入混溶钙池，而混溶钙池的钙又不断沉积形成骨细胞。钙的这种更新速率随年龄的增长而减慢。幼儿骨骼每 $1 \sim 2$ 年更新一次，年轻成人更新一次则需 $10 \sim 12$ 年。男性18 岁以后骨的长度开始稳定，女性则更早一些。

（2）维持神经肌肉兴奋性　钙离子参与骨骼肌、心肌的收缩，平滑肌、非肌肉细胞活动及神经兴奋性的维持。当钙离子浓度低于 $45 \sim 55mg/L$ 时，神经肌肉兴奋性增强，可引起手足抽搐，而浓度过高时，则可损害肌肉收缩功能，引起心脏和呼吸衰竭。

（3）其他功能　混溶钙池的钙是维持多种正常生理状态所必需的。细胞内的钙离子，是细胞对刺激发生反应的媒介。钙离子参与血液凝固过程，对细胞功能的维持、酶的激活以及激素的分泌等都有着决定性的影响，如 ATP 酶、琥珀酸脱氢酶、脂肪酶、蛋白分解酶等都需要钙激活。

3. 吸收与代谢

人体摄入的钙，主要在小肠近段吸收。吸收的机制随摄入量多少与需要量的高低而有所不同。大部分为被动吸收，小部分为主动吸收。当机体对钙的需要量高或摄入量较低时，肠道对钙的主动吸收机制最活跃，这是一种需要能量的主动运载过程，需要维生素 D 的活性代谢产物 1，25 - $(OH)_2D_3$ 的参与。在摄入钙量较高时，则大部分通过被动的离子扩散方式吸收。影响钙吸收利用的因素主要有以下几种

（1）年龄、性别、生理状况　钙吸收率随年龄增长而下降，生长发育旺盛的儿童骨骼中钙代谢极为活跃，母乳喂养婴儿的钙吸收率可达 60% ~ 70%，成年人的钙吸收率则只有 25% 左右，一般 40 岁以后，钙吸收率逐渐下降。

（2）有利于钙吸收的因素　维生素 D 有促进钙吸收的作用。凡能降低肠道 pH 或增加钙溶解度的物质，均可促进钙吸收，如糖发酵导致 pH 降低或乳糖与钙结合成低分子可溶物质均可促进钙吸收。某些氨基酸如赖氨酸、色氨酸、精氨酸等，可与钙形成可溶性钙盐，有利于钙吸收。通常当蛋白质摄入从缺乏到适宜水平时，钙的吸收增加，但是当蛋白质摄入量超过适宜摄入量水平时则对钙的吸收没有进一步的影响。此外低磷膳食可升高钙的吸收率，母乳钙吸收率高于牛乳可能与磷含量低有关。体育锻炼可促进钙吸收。

（3）不利于钙吸收的因素　凡在肠道中能与钙形成不可溶性复合物的物质，均可干扰钙的吸收。如谷类中常见的植酸会在肠道中与钙形成植酸钙，使钙不能被人体吸收；某些蔬菜如菠菜、竹笋中的草酸也会与钙形成草酸钙，从而使钙不能被人体吸收；又如一些食物中的碱性磷酸盐可与钙形成不溶解的钙盐而影响吸收；膳食纤维中的糖醛酸（aldonic acid）残基可与钙结合而影响其吸收；脂肪酸与钙结合形成脂肪酸钙也会影响钙吸收。此外一些碱性药物如抗酸药、四环素、肝素等可使胃肠道 pH 升高，使钙吸收降低。

（二）磷（phosphorus）

磷也是人体含量较多的元素之一，稍次于钙排列在第六位，约占人体体重的 1%。成人体内可含有 600 ~ 900g 磷，它不但构成人体成分，而且参与生命活动中非常重要的代谢过程。

1. 体内分布

人体内 85% 的磷存在于骨骼中，主要形式为无定形的磷酸钙 $[Ca_3(PO_4)_2]$ 和结晶的羟磷灰石 $[Ca_{10}(PO_4)_6(OH)_2]$；其余部分存在于骨骼肌的膜与组织结构、皮肤、神经组织和器官中。软组织及细胞膜的磷是以有机磷酸酯的形式存在的，还有以磷蛋白、磷脂等形式存在的。在骨骼中的磷大部分为无机正磷酸盐，少量为无机磷酸盐及其离子（$H_2PO_4^-$ 及 HPO_4^{2-}）。

血磷是指血清中无机磷酸盐中所有的磷。正常人仅有 0.97 ~ 1.6mmol（30 ~ 50mg）/L，红细胞及血浆中有机磷酸酯及磷脂所含的有机磷远远大于此值。血磷浓度不及血钙稳定，可随年龄而变化。新生儿血磷约为 1.97mmol/L，15 岁以上可达成人血磷水平 1.13mmol（35mg）/L。对血磷浓度的基本调节在于肾小管功能，调节取决于磷在肾小管的再吸收与肾小球过滤率。正常人血浆中钙与磷的浓度维持相对恒定，当血磷增高时，血钙则降低。反之，当血钙增高时血磷则减少。此种关系在骨组织的钙化中有重要作用。

2. 生理功能

（1）磷是构成骨骼和牙齿的重要原料　人体骨磷占总磷的 85%，在骨的形成中 2g 钙需要 1g 磷，形成无机磷酸盐。

（2）磷酸根形式参与机体能量代谢　当产能营养素在代谢中释放能量时，磷酸根与其结合成高能磷酸键的形式储存于三磷酸腺苷和磷酸肌酸的分子中，当人体需要能量时，高能有机磷释放出能量又游离出磷酸根，这对有效地利用、储存和运送转移能量起着重要作用。

（3）参与很多酶系的辅酶或辅基的组成　磷酸基团是酶的重要成分，如硫胺素焦磷酸酯（TPP）、黄素腺嘌呤二核苷酸（FAD）及烟酰胺腺嘌呤二核苷酸（NAD^+）等。

（4）调节细胞因子活性　磷参与细胞的磷酸化和去磷酸化过程，起到信号转导作用，具有激活蛋白激酶，调控细胞膜离子通道，活化核内转录因子，调节基团表达等作用。

（5）调解体内酸碱平衡　组成体内磷酸盐缓冲体系，以不同量或不同形式（磷酸二氢钠和磷酸氢二钠）从尿中排出，从而调节体液的酸碱度。

（6）磷是形成核酸和脱氧核酸的重要原料，也是细胞膜的重要原料。

3. 吸收与代谢

人体只有小肠段能吸收磷，尤其在小肠中段，通过载体运转过程主动吸收，也可通过扩散被动吸收磷。当机体需要量增加和摄入量减少时，可由 $1, 25 - (OH)_2D_3$ 调节提高磷的吸收率。机体活跃的生长发育期磷的运转效率大于成年期。婴儿以母乳喂养时，磷的吸收率为 85% ~90%；若以牛乳喂养，磷的吸收率为 65% ~70%；学龄儿童或成人的磷吸收率为 50% ~70%。磷吸收率同时还受摄入的食物中其他阳离子如钙、锶、铝的影响，因为阳离子与磷形成不溶性的磷酸盐。故在一定情况下，临床上钙和铝都作为药物应用，以便在肠腔内分隔开磷，避免磷的吸收，这主要用于肾衰竭或甲状旁腺过低症所引起的高磷血症，此时肾对磷的清除率下降。膳食中磷的来源及膳食中有机磷的性质可影响吸收，例如植酸存在于谷胚中，因人体肠黏膜缺乏植酸酶，故形成的植酸磷酸盐不为人体所吸收。人体每天摄入的磷为 1 ~1.5g，主要为有机磷酸酯等，它们易被人体消化吸收。低磷膳食时磷吸收率可高达 90%。

（三）镁（magnesium）

镁是人体细胞内的主要阳离子，浓集于线粒体中，仅次于钾和磷，在细胞外液仅次于钠和钙，居第三位。1934 年，镁被证实是人体必需的常量元素。镁是多种酶的激活剂，在能量和物质代谢中有重要作用。近年研究发现镁与第二信使 cAMP 的生成，与激素及生长因子、心肌细胞阳离子通道等多种生理功能有关。现发现越来越多的疾病与镁耗竭有关。

1. 体内分布

在正常人体内含 20 ~ 28g 的镁，体内 60% ~ 65% 的镁以磷酸盐和碳酸盐的形式存在于骨骼和牙齿中，27% 存在于软组织中（肌肉、肝、心、胰等），2% 存在于体液内，镁在肝脏和肌肉中浓度最高，血浆中镁浓度为 1 ~ 3mg/100L，其中 32% 为结合镁、55% 为游离镁、13% 为镁盐的形式存在。

2. 生理功能

（1）参与骨骼和牙齿构成　镁与钙和磷一起构成骨骼和牙齿的成分，镁与钙既有协同作用又有拮抗作用，当钙摄入不足时，适量的镁代替钙；但当镁摄入量过多时，会阻止骨骼的正常钙化作用。

（2）参与体内重要的酶促反应　镁是体内一些高能磷酸键转移酶等的激活剂，如乙酰辅酶 A、醛缩酶、胆碱酯酶、胆碱乙酰化酶、碱性磷酸酶等，这些镁在葡萄糖酵解，脂肪、蛋白质、核酸和生物合成等过程中起重要作用。若镁离子浓度降低到一定程度，会影响脱氧核糖核酸的合成和细胞生长，使蛋白质的合成与利用减少，血浆中清蛋白和免疫球蛋白的含量也降低。

（3）对激素的调节作用　血浆镁的变化可直接影响甲状旁腺激素的分泌，当血浆镁增加时可抑制甲状旁腺激素的分泌，血浆镁水平下降则可兴奋甲状旁腺，使镁从组织中转移至血中。

（4）维持体液酸碱平衡和神经肌肉兴奋性　镁是细胞内液的主要阳离子之一，与钙、钾、钠一起和相应的负离子协同维持体内酸碱平衡和神经、肌肉的应激性。镁与钙相互制约，可保持神经肌肉兴奋与抑制的平衡。若血清镁浓度降低到镁、钙失去平衡，则会出现神经肌肉兴奋性增强、人体易激动、心律不齐，幼儿会发生癫痫、惊厥，甚至出现震颤性谵妄等现象。

（5）保护心血管　镁是心血管系统的保护因子，镁作用于周围血管系统会引起血管扩张，剂量大时会引起血压下降。软水地区居民心血管发病率比硬水地区居民心血管发病率高，饮硬水地区的居民猝死率低，这是因为硬水中含镁量最高。

（6）其他　镁是导泻剂，镁离子在肠腔中吸收缓慢，可引起水分滞留而引发腹泻。低浓度镁可减轻肠壁的压力和蠕动，有解痉作用。

3. 吸收与代谢

食物中的镁在整个肠道中均可被吸收，但主要在空肠末端与回肠中被吸收，吸收率约为 30%。镁可通过被动扩散和主动运转两种机制吸收。健康人镁的吸收率受膳食中镁含量的影响，摄入少时吸收率增加，摄入多时吸收率降低。据测定，当镁摄入量达到 564mg 时，吸收率为 23.7%；摄入量为 240mg 时，吸收率为 44.3%；摄入量为 22.8mg 时，吸收率为 75.8%。吸收率还受食物在肠道的留存时间、水的吸收率、水对于肠腔内镁的浓度的影响。此外，膳食中促进镁吸收的成分主要有氨基酸、乳糖等，氨基酸可增加难溶性镁盐的溶解度，所以蛋白质可促进镁的吸收。抑制镁吸收的主要成分有过多的磷、草酸、植酸和膳食纤维等。镁和钙的吸收途径相同，二者在肠道中竞争吸收，相互干扰。

（四）钾（potassium）

钾为人体主要阳离子，1938 年 McCollum 用实验证明了钾是人体必需的营养素。

1. 体内分布

人体有 175g 的钾，它主要存在于细胞内，约占总量的 98%，其他存在于细胞外。钾在体内分布于器官的多少与器官细胞的数量和质量有关，其中 70% 的体钾储存于肌肉中，10% 体钾在皮肤中储存，在红细胞内占 6% ~ 7%，在骨内占 4.5%，在肝内占 4.0%，正常人血浆浓度为 3.5 ~ 5.3mmol/L，约为细胞内钾浓度的 1/25。各种体液内都含有钾。

2. 生理功能

（1）维持碳水化合物、蛋白质的正常代谢　葡萄糖和氨基酸经过细胞膜进入细胞合成糖原和蛋白质时，必须有适量的钾离子参与。估计合成 1g 糖原约需要 24mg 钾，合成蛋白质时每 1g 氮需要 12mg 钾。三磷酸腺苷的生成过程中也需要一定量的钾，如果钾缺乏时，糖和蛋白质的代谢将受到影响。

（2）维持细胞内正常渗透压　由于钾主要存在于细胞内，因此钾在细胞内渗透压的维持中起重要作用。

（3）维持神经肌肉的应激性和正常功能　细胞内的钾离子和细胞外的钠离子联合作用，可激活 $Na^+ - K^+ - ATP$ 酶，产生能量，维持细胞内外的钾钠离子浓差梯度，发生膜电位，使膜有电信号能力，膜去极化时在轴突发生动作电位，激活肌肉纤维收缩并引起突触释放神经递质。当血钾浓度降低时，可致细胞不能复极而丧失应激性，其结果也可引发肌肉麻痹。

（4）维持心肌的正常功能　心肌细胞内外的钾浓度对心肌自律性、传导性和兴奋性有密切关系。钾缺乏时，心肌兴奋性增高；钾过高时又使心肌自律性、传导性和兴奋性受抑制；二者均可引起心律失常。在心肌收缩期，肌动蛋白与肌球蛋白和 ATP 结合前，钾从细胞内逸出，心肌舒张期时又内移。若缺钾或钾过多，均可引起钾的迁移，从而使心脏功能严重失常。

（5）维持细胞内外正常的酸碱平衡和电解质平衡　钾代谢紊乱时，可影响细胞内外的酸碱平衡。当细胞失钾时，细胞外液中钠与氢离子可进入细胞内，引起细胞内酸中毒和细胞外碱中毒；反之，细胞外钾离子内移，氢离子外移，可引起细胞内碱中毒与细胞外酸中毒。

（6）降低血压　许多研究已经发现，血压与膳食钾、尿钾、总体钾或血清钾呈负相关。补钾对高血压及正常血压者有降压作用。其作用机制可能与钾直接促进尿钠排出，抑制肾素血管紧张素系统和交感神经系统，改善压力感受器的功能以及影响周围血管阻力等因素有关。

3. 吸收与代谢

人体的钾主要来自食物，成人每日从膳食中摄入的钾为 240～400mg，儿童为 2～12mg/kg 体重，摄入的钾大部分由小肠吸收，吸收率为 90% 左右。吸收的钾通过钠泵转入细胞内。钠泵即 $Na^+ - K^+ - ATP$ 酶，它可使 ATP 水解所获得的能量将细胞内的 3 个 Na^+ 转到细胞外，2 个 K^+ 交换到细胞内，使细胞内保持较高浓度的钾。细胞内外钠泵受胰岛素、儿茶酚胺等影响。胰岛素可通过改变细胞内 Na^+ 浓度刺激 $Na^+ - K^+ -$ ATP 酶活性和合成，促进钾离子转移到横纹肌、脂肪组织、肝脏以及其他组织细胞中。$\beta_2 -$ 肾上腺素可通过刺激 $Na^+ - K^+ - ATP$ 酶，促进细胞外液中的 K^+ 转入细胞内，也可通过葡萄糖酵解，使血糖升高，进而刺激胰岛素分泌，再促进 K^+ 进入细胞内。

（五）钠（sodium）

钠是人体不可缺少的常量元素，钠性质非常活跃，在自然界中多以钠盐的形式存在，摄取食用盐是人体获得钠的主要来源。

1. 体内分布

一般情况下，成人体内钠含量为 6200～6900mg 或 95～106mg/kg，占体重的 0.15%，体内钠主要存在细胞外液中，占总钠量的 44%～50%，骨骼中钠含量高达 40%～47%，细胞内液钠含量较低，仅 9%～10%。正常人血浆中的钠浓度为 135～140mmol/L。严密调节体内钠的含量和浓度对机体的健康和功能都是一个必要的关键性调节，而这种调节的失常往往伴随疾病发生。

2. 生理功能

（1）调节体内水分 钠主要存在于细胞外液，是细胞外液中的主要阳离子，构成细胞外液渗透压，调节与维持体内水量的恒定。当钠量增高时，水量也增加；反之，钠量低时，水量则减少。

（2）维持酸碱平衡 钠在肾小管重吸收时，与氢离子交换，清除体内酸性代谢产物如二氧化碳，保持体液酸碱平衡。

（3）钠泵的构成成分 钠钾离子的主动运转，由 $Na^+ - K^+ - ATP$ 酶驱动，使钠离子主动从细胞内排出，以维持细胞内外渗透压的平衡。钠对 ATP 的生成和利用、肌肉运动、心血管功能、能量代谢都有作用，钠的不足均可影响其作用。此外，糖代谢、氧的利用也需要钠的参与。

（4）维护血压正常 人群调查与干预研究证实，膳食钠的摄入与血压有关。血压随年龄增加而增高，有人认为，这种增高有 20% 可能归因于膳食中食盐的摄入。每摄入 2300mg 钠，可致血压升高 2mmHg。美国医学研究所建议全民膳食中减少钠离子摄入，这对于降低血压，减少高血压的发病率是有益处的，长远来看，也有助于降低死亡率。

（5）增强神经肌肉兴奋性 钠、钾、钙、镁等离子的浓度平衡对于维护神经肌肉的应激性都是必需的，体内充足的钠可增强神经肌肉的兴奋性。

3. 吸收与代谢

人体钠的主要来源为食物。钠在肠细胞的有限的膜上通过一个"泵"系统和被动的"渗漏"在小肠上部被吸收，吸收率极高，几乎可全部被吸收。每日从肠道中吸收的氯化钠的总量在4400mg左右。被吸收的钠，部分通过血液输送到胃液、肠液、胆汁及汗液当中。每日从粪便中排出的钠不足10mg。在正常情况下，钠主要从肾脏排出，如果人体出汗不多，也无腹泻，则98%以上摄入的钠自尿中排出，排出量在2300～3220mg。人体对钠摄入水平的适应性很大，肾脏可应付较宽范围的钠的摄入量以及摄入量的突然改变。体内的稳态平衡是通过肾素－血管紧张肽－醛固酮系统、血管加压素、心钠素、肠血管活性肽等调节的。即通过控制肾小球的过滤率、肾小管的重吸收、远曲小管的交换作用以及激素的分泌来调节钠的排泄量以保持钠平衡的。钠与钙在肾小管内的重吸收过程中发生竞争，故钠摄入量高时，会相应减少钙的重吸收，而增加尿钙排泄。故高钠膳食对骨钙丢失有很大影响。

三、 微量元素

（一） 铁 （iron）

铁是人体重要的必需微量元素之一，也是比较容易缺乏的元素。缺铁性贫血是世界四大营养缺乏病之一。

1. 体内分布

机体中的铁分为两个部分，其中一部分为功能性铁，含量约为总量的70%，存在于血红蛋白（hemoglobin，占85%）、肌红蛋白（myoglobin，占5%）及血红素、酶类、辅因子（占10%）中；另一部分为储存铁，占总量的30%，以铁蛋白（ferritin）、含铁血黄素（hemosiderin）的形式存在于肝、脾和骨髓中。男子体内总铁量平均约为3.8g（75kg体重），女子约为2.3g（60kg体重），约2/3是功能性铁，其余以储存铁的形式存在。

2. 生理功能

（1） 参与体内氧的运送和组织呼吸过程　铁是血红蛋白、肌红蛋白、细胞色素、细胞色素氧化酶及触酶的组成成分，还可激活琥珀酸脱氢酶、黄嘌呤氧化酶的活性。血红蛋白中4个球蛋白链的结构提供一种有效机制，即能与氧结合而不被氧化，在肺输送氧到组织的过程中起着关键作用。肌红蛋白是由一个血红素和一个球蛋白链组成的，仅存在于肌肉组织内，基本功能是在肌肉中转运和储存氧。细胞色素是一系列含血红素的化合物，其在线粒体中的电子传导作用，能对呼吸和能量代谢起非常重要的作用。

（2） 维持正常的造血功能　铁在骨髓造血组织中与卟啉结合形成高铁血红素，再与珠蛋白合成血红蛋白。缺铁会影响机体血红蛋白的合成，甚至影响DNA的合成及幼红细胞的增殖。

（3） 参与维持正常的免疫功能　研究发现缺铁可引起机体的感染性增加，使微生物繁殖受阻，白细胞的杀菌能力降低，淋巴细胞功能受损。但过量铁可促进细菌的生长，对抗感染不利。

（4） 其他功能　铁也参与催化β－胡萝卜素的过程，使其转化为维生素A、嘌呤；参与胶原合成、脂类在血液中的转运以及药物在肝脏的解毒等反应。铁也与抗脂质过氧化有关，随着铁缺乏程度增高，脂质过氧化损伤则加重。铁的缺乏可使具有抗脂质过氧化作用的卵磷脂胆固醇酰基转移酶活性下降。

3. 吸收与代谢

根据吸收机制不同，一般把膳食中的铁分为两类，即血红素铁和非血红素铁。铁的吸收主要在小肠，血红素与肠黏膜上血红素受体结合，将血红素铁中的含铁卟啉复合物整个吸收，并由血红素加氧酶裂解成卟啉和铁，随后铁与细胞内的脱铁铁蛋白结合成铁蛋白，再运转到身体其他部位而被利用。而非血红素铁则需先被还原成二价铁，才被吸收。膳食中铁的吸收率差异很大，这与机体铁营养状况、膳食中铁的含量及存在形式，以及膳食中影响铁吸收的食物成分及其含量有密切关系。

（1）血红素铁的吸收　血红素铁经特异受体进入小肠黏膜后，卟啉环被血红素加氧酶破坏，铁被释放出来，此后与吸收的非血红素铁成为同一形式的铁，小肠黏膜将膜侧同一形式的铁转运进入血浆。血红素铁主要来自肉、禽和鱼的血红蛋白和肌红蛋白。与非血红素铁相比，血红素铁受膳食因素影响较少，当铁缺乏时血红素铁吸收率可达40%，不缺乏时血红素吸收率为10%。

（2）非血红素铁吸收　非血红素铁基本上由铁盐构成，主要存在于植物和乳制品中，占膳食铁的绝大部分。在发展中国家中，膳食中的非血红素铁占膳食总铁的90%以上。非血红素铁的吸收明显受小肠上部的可溶性程度的影响。只有二价铁才能通过黏膜细胞被吸收。有还原物质特别是抗坏血酸存在于黏膜细胞的黏蛋白层时，能促进铁的吸收。有许多研究表明EDTA铁吸收明显高于其他非血红素铁，平均吸收率为硫酸亚铁的2倍，受膳食因素影响也相对较少。非血红素铁吸收受膳食影响较大，膳食中抑制非血红素铁吸收的物质有植酸、多酚、钙等。对非血红素铁吸收有促进作用的物质，有抗坏血酸、肉、鱼、海产品、有机酸等。

（二）碘（iodine）

碘是最早被确认为人类和动物所必需的营养素之一。1816年，英国医生Prout开始直接用碘酸钾治疗甲状腺肿；1830年，Prevost等提出地方性甲状腺肿可能是由缺碘引起的，并于1846年指出此病与当地居民饮水和空气中缺碘有关；1914—1915年，Kendall从3t新鲜甲状腺中提取出0.23g结晶物质，含碘量65%，结晶物质被称为甲状腺素（thyroxin）；1917—1918年，Davud Marine等用补碘的方法有效地降低了地方性甲状腺肿流行区的发病率。但至今碘缺乏仍是世界上四大营养缺乏病之一，世界上有十多亿人口（我国有2亿多）仍受到不同程度碘缺乏的威胁。

1. 分布和吸收

碘在自然界分布广泛，常以化合物形式存在，岩石、土壤、水、动植物和空气中含有微量碘，以海水含碘量最高。

健康成人体内含碘15～20mg，70%～80%存在于甲状腺组织内，其余分布在骨骼肌、肺、卵巢、肾、淋巴结、肝、睾丸和脑组织中。甲状腺组织含碘量随年龄、摄入量及腺体的活动性不同而有所差异，健康成人甲状腺组织内碘量为8～15mg，其中包括甲状腺素（tetraiodothyronine，T_4）、三碘甲状腺原氨酸（triiodothyronine，T_3）、一碘酪氨酸、二碘酪氨酸以及其他碘化合物。血液中含碘 $30 \sim 60 \mu g/L$，主要为蛋白结合碘。

人体碘有 80%～90% 来自食物，10%～20% 来自水。消化道、皮肤、呼吸道、黏膜均可吸收碘。食物中的碘以两种形式存在：无机碘和有机碘。无机碘在胃和小肠中几乎 100% 被吸收。有机碘在消化道中被消化、脱碘后，以无机碘的形式被吸收。与氨基酸结合的碘可直接被吸收。与脂肪结合的有机碘可不经肝脏，直接由乳糜管吸收而进入体液。胃肠道内的钙、氟、镁阻碍碘的吸收，在碘缺乏的条件下显著。人体蛋白质与能量不足时，会妨碍胃肠内的碘吸收。

2. 生理功能

碘的生理功能是通过甲状腺激素完成的，迄今为止尚未发现碘的独立作用。甲状腺利用碘和酪氨酸合成甲状腺素，它包括三碘甲状腺原氨酸（T_3）和甲状腺素（T_4）。甲状腺激素的主要活性形式为 T_3，其生理功能如下所述。

（1）能量代谢　促进生物氧化，参与磷酸化过程，调节能量转化。促进物质的分解代谢，增加氧耗量，产生能量，维持基本生命活动，保持体温。

（2）促进蛋白质合成和神经系统的发育　促进发育期儿童身高、体重、骨骼、肌肉的增长和性发育，这个功能仅在发育期起作用。在脑发育的临界期内（从妊娠开始至出生后 2 岁），神经系统的发育包括神经元的增殖、迁移、分化和髓鞘化，特别是树突、树突棘、突触及神经联系的建立都需要甲状腺激素的参与，它的缺乏会导致不同程度的脑发育落后，这种脑发育障碍在临界期以后再补充碘或甲状腺激素也不可逆转。

（3）促进糖和脂肪代谢　包括促进三羧酸循环和生物氧化，促进肝糖原分解和组织对糖的利用，促进脂肪分解及调节血清中胆固醇和磷脂的浓度。

3. 吸收与代谢

膳食中的碘绝大部分在胃肠道中转变为碘化合物，碘化合物几乎能被机体完全吸收，在进入血流后分布于全身的细胞外液中。肾脏是机体碘排出的最主要器官，尽管人体摄入的碘极少，但肾脏没有保留碘的机制，少量有机碘也可随粪便排出。

（三）硒（selenium）

硒是地壳中含量极微，分布不均的稀有元素。1817 年，人们发现硒元素；1957 年，人们发现硒能防治大鼠膳食性缺硒引起的肝坏死，并提出硒是动物不可缺少的一种微量元素。我国克山病防治工作者在 20 世纪 60 年代观察到硒与克山病有关，后来在大规模的克山病防治过程中此论点得到进一步的证实。1973 年，人们提出了克山病与硒营养状况的关系，并说明了硒也是人体的一种必需微量元素。

1. 体内分布

成人体内含硒 $14 \sim 21 mg$，分布于人体除脂肪以外的所有组织中，以指甲中含量为最高，其次是肝、胰、肾、心、脾、牙釉质等中。硒几乎遍布所有组织器官中，肝和肾中浓度最高，而肌肉总量最多，约占人体总量的一半。肌肉、肾脏和红细胞是硒的组织储存库。

2. 生理功能

（1）抗氧化作用　硒是若干抗氧化酶的必需组分，它可通过消除脂质过氧化物，阻断活性氧和自由基的致病性。因此机体硒水平的高低直接影响了机体抗氧化能力，以及对相关疾病的抵抗能力。

（2）免疫作用　硒几乎存在于所有免疫细胞中，补充硒可以明显提高机体免疫力从而起到防病效果。

（3）调节代谢作用　硒通过碘甲腺原氨酸脱碘酶调节甲状腺激素来影响机体的全身代谢。

（4）保护巯基　有研究表明硒可与顺铂（CDDP）代谢产物 Pt_2^+ 形成复合物，保护巯基，而不降低 CDDP 对癌症病人的疗效。

（5）抑癌作用　硒通过体内代谢产物（特别是甲基硒化合物）抑制癌细胞的生长。

3. 吸收与代谢

硒的吸收、排泄储留以及在体内的分布与硒的化学形式、数量和进入机体的途径等的不同而不尽相同，同时也受其他摄入的元素所影响。动物实验表明，硒主要在十二指肠、空肠、回肠中被吸收。一般来说，硒化合物极易被人体吸收。被吸收的硒主要进入血浆，然后运至各种组织，如骨骼、头发及白细胞中。硒随尿、粪便及呼出的气体排出体外，其排出量和比例则与摄入的水平、摄入硒的化学形式和动物的种属等的不同而异。

（四）锌（zinc）

锌是我国科学家宋应星首先发现的，并于1637年在其"天工开物"中叙述了锌的制法等。1869年，Raulin 发现活机体中有锌，1934年，媒体用实验动物证实会发生锌缺乏病，锌是正常生长发育所必需的。1963年报道了人体缺锌病，并将锌列为人体必需的营养素。

1. 体内分布

锌含量在微量元素中居第二位。锌在体内广泛分布，通过转运系统调节和亲和作用的强弱而使器官或区室的锌含量非均匀性分布。成人整个机体男性含有 2.5g，女性含有 1.5g，体内锌主要以酶的形式存在，肝脏、骨骼肌、皮肤、毛发、指甲、眼睛、前列腺等器官组织锌含量高，血液中含量很少。约 60% 存在于肌肉中，30% 存在于骨骼中，后者不易被动用。

2. 生理功能

（1）体内很多酶的组成成分或激活剂　体内六大类酶系（氧化还原酶、水解酶、裂解酶、转移酶、合成酶和异构酶类）中，每一类都有含锌酶，如碳酸酐酶、胰羧肽酶、乳酸脱氢酶、碱性磷酸酶，DNA 聚合酶等，它们不论在组织呼吸，还是蛋白质、脂肪、碳水化合物、核酸等代谢中都起着重要作用。若锌缺乏则会影响到蛋白质和核酸代谢，也影响到消化和吸收等有关酶系统的正常功能。

（2）DNA 聚合酶的组成成分　锌缺乏可引起蛋白质合成和代谢发生障碍，人体的生长发育明显受影响，甚至出现侏儒症。缺锌会引起伤口组织愈合困难。

（3）促进食欲作用　这可能是锌参与唾液蛋白的构成。缺锌会导致味觉迟钝，食欲减退，甚至可发现异食癖现象。

（4）促进性器官正常发育　缺锌会引起性幼稚症，性成熟迟缓，性器官发育不良，机能低下，精子减少、睾丸萎缩、阳痿、第二性征发育不全，月经失调。

（5）有利皮肤、骨骼和牙齿的正常发育　锌缺乏会引起皮肤上皮角化和食道的类角化，出现皮肤干燥、粗糙、创口愈合减慢，机体易感性增加。锌缺乏还会影响骨骼和牙齿正常钙化。

（6）参与维生素 A 还原酶和视黄醇结合蛋白的合成　有利于维生素 A 的正常代谢和生理功能的发挥。

（7）参与免疫功能　这个作用近些年来才引起人们的注意。根据锌在 DNA 合成中的作用，推测它在免疫反应细胞的复制过程中起着重要的作用。缺锌会引起胸腺和脾脏萎缩、T 细胞功能受损、细胞免疫功能下降。锌缺乏，还有可能使有免疫力的细胞增殖减少，胸腺活性因子降低，DNA 合成减少，细胞表面受体发生改变，机体免疫机制减弱，抵抗力降低，容易受到细菌感染。

（8）有利于毛发的正常生长　人体合成毛发蛋白质过程中，需要十余种含锌酶参与，锌缺乏时毛发色素变淡易脱，指甲上会出现白斑等。

3. 吸收与代谢

经放射性核素研究证实，口服锌的吸收主要在十二指肠和近侧小肠，锌先与肽分子构成复合物，然后主要经主动转运机制被吸收。Cousins 曾提出肠道锌吸收分为四个阶段：即肠细胞摄取锌，通过黏膜细胞转运，转运至门静脉循环和内源锌分泌返回肠细胞。该吸收过程的详细机制目前尚不清楚。从肠道吸收的锌开始集中于肝，然后分布到其他组织。锌的基本排泄途径是通过胃肠道的，粪便中锌的排出与摄入有明显相关。一部分锌也可随尿排出，它可与组氨酸或半胱氨酸的复合物在尿中一起丢失。

无机化合物和镉、铜、钙及亚铁离子能抑制锌的吸收，人类药物剂量的亚铁也能明显地抑制锌的吸收，其可能机制是对配价基和键的争夺，包括肠黏膜细胞的受体部位或是细胞内的配价键的争夺。有机物质如植酸及纤维素（半纤维素、木质素）也能干扰锌的吸收。

（五）铬　（chromium）

铬是一种具有多种原子价的元素，三价铬存在于植物机体中，六价铬有较明显的毒性。1954 年，人们发现铬有生物活性，1959 年，媒体报道从猪胃中提取出一种称为"葡萄糖耐量因子"的化合物，能够恢复大鼠受损的葡萄糖耐量并由此确定铬是动物营养的必需微量元素。给葡萄糖耐量受损的营养不良儿童口服三氯化铬补充物，发现其葡萄糖清除率有所改善。此后，又发现给长期肠外营养不良而表现出相对葡萄糖耐受和周围或中枢神经系统病理变化的人群加入 250μg 氯化铬后，其外源性胰岛素需要量明显下降，血液中循环葡萄糖和游离脂肪酸水平有所降低。

1. 体内分布

人体内许多器官、组织都含铬，人体脏器中铬含量分别为肝中含 5～71ng/g（组织湿重），脾中含 14～23ng/g（组织湿重），肾中含 3～11ng/g（组织湿重），骨中含

101～324ng/g（组织湿重），脑中含 43ng/g（组织湿重）。随年龄的增长而铬的含量减少是一种广泛的现象。

2. 生理功能

（1）加强胰岛素的作用　铬与维生素 B_3、谷胱甘肽一起组成的葡萄糖耐量因子（glucose tolerable factor，GTF），可促进细胞摄取葡萄糖。

（2）预防动脉粥样硬化　铬对血清胆固醇的内环境有稳定作用。喂饲缺铬饲料的大鼠的血清胆固醇较高。补充铬以后其血清胆固醇降低。缺铬大鼠的主动脉斑块的发病率高于铬充足的对照组。有研究报道，补铬后总机体胆固醇有所下降，高密度脂蛋白胆固醇和载脂蛋白 A 的浓度有所增加。

（3）促进蛋白质代谢和生长发育　在 DNA 和 RNA 的结合部位发现有大量的铬，提示铬在核酸的代谢或结构中发挥着作用。缺铬动物的生长发育处于停滞状态。一组营养不良且补充铬的儿童和一组营养不良但不补充铬的儿童相比，前者的生长速率显著地增加。

（4）影响免疫反应　近来有几项研究提示，给处于应激状态的牲畜在饲料中补充铬有好处。在受应激后，给肉用的小牛补充含铬 0.4mg/kg 的饲料，可显著减少其血清皮质醇和增加免疫球蛋白含量。

3. 吸收和利用

人体对铬的吸收率很差，为 0.5%～1%，并取决于人体的状态和铬的摄入剂量，天然的铬化合物可能比单纯的铬盐更易被吸收。有机铬易于在机体代谢中被利用，而无机铬需要转变为具有生物活性的分子才有这种可能。铬可能是在小肠内被吸收的。铬的吸收会受不同膳食成分的影响。研究发现高糖膳食能增加铬的丢失，明显提高了铬平均排出量。缺锌、缺铁会提高大鼠对铬的吸收。给缺锌大鼠口服锌后，铬的吸收下降。此外，抗坏血酸能促进铬的吸收。

（六）铜　（copper）

铜是人体内含量排列第三的微量元素，仅次于铁和锌，作为多种酶的辅酶在体内发挥重要作用。

1. 体内的分布

据估计人体含铜总量为 50～120mg，其中有 50%～70% 存在于肌肉和骨骼中，20% 在肝中，5%～10% 在血液中。各组织中铜的含量范围从小于 1μg/g 干重到大于 10μg/g 干重，其中以肝、肾、心、头发和脑中最高，脾、肺、肌肉和骨骼次之，脑垂体、甲状腺和胸腺最低。人体血液中的铜主要分布在细胞和血浆内，在红细胞中约 60% 的铜存在于铜－锌金属酶中（铜锌超氧化物歧化酶，Cu/Zn－SOD），其余 40% 与其他蛋白质和氨基酸松弛地结合。正常人红细胞中铜为 14.2～15.7μmol（0.9～1.0mg）/L，血浆中铜约有 93% 牢固地结合于铜蓝蛋白，其余 7% 与血清蛋白和氨基酸结合。眼内的色素含有很高的铜，因为铜与蛋白质结合可形成黑色素。

2. 生理功能

铜主要以含铜酶形式体现其生理功能，比如铜蓝蛋白、赖氨酰氧化酶、多巴胺 β－

羟化酶、细胞色素 C 氧化酶、超氧化物歧化酶、酪氨酸酶等。

（1）维持正常造血机能　铜参与铁的代谢和红细胞生成。亚铁氧化酶 I （铜蓝蛋白，ceruloplasmin）和亚铁氧化酶 II 可氧化铁离子，在生成运铁蛋白过程中起主要作用，并可将铁从小肠腔和储存点运送到红细胞生成点，促进血红蛋白的形成。故铜缺乏时可产生寿命短的异常红细胞。正常骨髓细胞的形成也需要铜。

（2）促进结缔组织形成　铜主要是通过赖氨酰氧化酶（lysyl - oxidase）促进结缔组织中胶原蛋白和弹性蛋白的交联，为结缔组织所必需。它在皮肤和骨骼的形成、骨矿化、促进心脏和血管系统中结缔组织的形成起着重要作用。

（3）维护中枢神经系统的健康　磷脂是神经髓鞘的重要成分，而磷脂合成又依赖含铜的细胞色素 C 氧化酶（cytochrome C oxidase）；有报道指出缺铜可致脑组织萎缩、灰质和白质变性、神经元减少、精神发育停滞、运动障碍等。

（4）促进黑色素形成　酪氨酸酶（tyramine oxidase）能催化酪氨酸转变为多巴，并进而转变为黑色素，为皮肤、毛发和眼睛所必需。缺铜时毛发会脱色。另一种含铜酶——硫氨基氧化酶具有维护毛发的正常结构及防止其角化的作用。

（5）抗氧化作用　有三种以上含铜酶具有抗氧化作用，包括超氧化物歧化酶、细胞外的铜蓝蛋白、主要存在细于胞内的铜硫蛋白。SOD 能催化超氧阴离子转变为过氧化物，过氧化物又在过氧化氢酶和谷胱甘肽过氧化物酶作用下进一步转变为水。铜蓝蛋白是自由基的清除剂，并可保护特别容易被羟基氧化和破坏的不饱和脂肪酸。

3. 吸收与代谢

铜主要在小肠中被吸收，尤其是小肠上段，大部分肠道可吸收铜，胃几乎不吸收铜。胃肠道对一般食物中的铜吸收率很高，近来报道表观吸收率为 55% ~ 75%。机体对铜的内稳态调节主要由小肠黏膜调节。铜被吸收后进入血液，与清蛋白结合或与氨基酸结合成铜复合物并被运送至肝。这一部分的血浆铜称为直接反映铜，正常情况下占铜总量的 10%，其余的都与铜蓝蛋白紧密结合。铜蓝蛋白是运载铜的基本载体，通过静脉注射的 ^{64}Cu 并不储存于肝外的组织，除非它们先变成铜蓝蛋白，因为组织可汲取铜蓝蛋白而不汲取铜离子。铜的排出主要通过胆汁及肠道。

（七）其他

钴是维生素 B_{12} 的重要组成成分之一，维生素 B_{12} 则是血红细胞形成的一种重要因素；硅是高等动物所必需的微量元素，人体内含量为 2 ~ 3g，是形成骨、软骨、结缔组织必需的成分；镍可构成镍蛋白，构成金属酶的辅酶，调节某些内分泌功能及神经生理功能，还有增强胰岛素效果的作用，并可刺激造血功能和维持膜结构。

四、葡萄酒中的矿物质

葡萄酒中的无机成分对于酿酒的生化过程及加工工艺都有重要的意义，其中有些是酒精发酵必不可少的，有些是氧化还原系统的重要因子，有的对澄清过程和风味有影响。葡萄酒中的灰分含量约为浸出物的 1/10，为 1.5 ~ 3g/L，其中也包含被酒精和糖类盖住了的碱性物质：钙、钾、镁、铁以及铜、锌、钴、镍、硅、硒、铅等，其中包含成年人每天所需的营养成分，主要矿物质成分如表3–5所示。钾是含量较高的元素，在葡萄酒发酵过程中能够降低其酸度，在葡萄酒陈酿期，由于酒石酸钾的溶解度降低及沉淀的析出，可使钾含量减少。另外葡萄酒中铁含量大于8mg/L，在pH、单宁、磷酸含量适当的情况下会引起葡萄酒的铁破败病。磷酸铁难溶于乳酸及酒石酸，但易溶于苹果酸，当苹果酸–乳酸发酵时会出现磷酸铁沉淀。为了防止铁破败一般葡萄酒中铁含量为0~5mg/L，不能大于10mg/L。

表3–5　　　　　　　　　　　葡萄酒中主要矿物质及含量　　　　　　　　　单位：mg/L

矿物质	红葡萄酒	白葡萄酒	矿物质	红葡萄酒	白葡萄酒
钾	1015	996	锰	1.1	1.2
钠	46	71	钴	588	830
钙	64	144	磷	548	304
镁	117	113	硫	608	495
铁	24	16	氯	46	43

第五节　维生素

一、概述

维生素是维持机体正常生理功能及细胞内特异代谢反应所必需的一类微量有机化合物。虽然机体对这一类物质的需要量相对较小，但却十分重要，而且是必不可少的一大类必需营养素。维生素可分为脂溶性与水溶性两大类，虽然各类维生素的化学结构不同，生理功能各异，但它们都具有以下共同特点：①它们都是以其本体的形式或可被机体利用的前体形式存在于天然食物中的；②大多数维生素不能在体内合成，也不能储存于组织中，所以必须经常由食物供给；③即使有些维生素（维生素K、维生素 B_6）能由肠道细菌合成一部分，但也不能替代从食物中获得这些维生素这个主要途径；④它们不是构成组织的原料，也不能提供能量；⑤虽然每日生理需要量很少，然而在调节物质代谢过程中却起着十分重要的作用；⑥维生素常以辅酶或辅基的形式参与酶的功能；⑦不少维生素具有结构相近、生物活性相同的化合物，如维生素 A_1 与维生素 A_2，维生素 D_2 与维生素 D_3，吡哆醇、吡哆醛、吡哆胺等。

水溶性维生素B族维生素和维生素C存在于葡萄浆果和葡萄皮中，在葡萄酒酿造过程中有重要的作用。脂溶性维生素主要存在于葡萄籽当中。

二、脂溶性维生素

（一）维生素A

维生素A是第一个发现的脂溶性维生素，它包括已形成的维生素A（preformed vitamin A）和维生素 A 原（pro－vitamin A）以及其代谢产物。机体内的已形成的维生素 A 有视黄醇、视黄醛、视黄酸三种活性形式。维生素 A 原是指某些有色植物中含有类胡萝卜素，其中一小部分可在小肠和肝细胞内转变成视黄醇和视黄醛的类胡萝卜素，如 α－胡萝卜素，β－胡萝卜素，γ－胡萝卜素，β－隐黄素等。维生素 A 和 A 原主要是用于机体的生长、维持表皮完整性、生殖及骨骼发育以及产生视觉等多种功能。

1. 理化性质

维生素 A 和类胡萝卜素都对酸、碱和热稳定，一般烹调和罐头加工过程中不易破坏，但易被氧化和受紫外线破坏。当食物中含有磷脂、维生素 E、维生素 C 和其他抗氧化剂时，视黄醇和类胡萝卜素较为稳定，脂肪酸败可引起其严重破坏。

2. 生理功能

（1）维持正常视觉　维生素 A 能促进视觉细胞内感光物质的合成与再生，以维持正常视觉。人视网膜的杆状细胞内含有感光物质视紫红质，它是 Ⅱ－顺式视黄醛的醛基和视蛋白内赖氨酸的 ε－氨基通过形成 Schiff 键缩合而成的。视紫红质对光敏感，当其被光照射时可引起一系列变化，经过各种中间构型，最后由 Ⅱ－顺式视黄醛转变为全反式视黄醛，同时释放出视蛋白，引发神经冲动，此时人体即能看到物体，这一过程称为光适应。人若进入暗处，因视紫红质消失，故不能见物，只有当足够的视紫红质再生后才能在一定照度下见物，这一过程称为暗适应。暗适应的快慢决定于照射光的波长、强度和照射时间，同时也决定于体内维生素 A 的营养状况。

（2）维持上皮细胞的生长与分化　近年来发现两组视黄酸受体（retinoic acid receptor，RAR 和 retinoid X receptor，RXR），其中 RAR 可以和全反式或 9－顺式视黄酸结合，而 RXR 只能与 9－顺式视黄酸结合。在视黄酸异构体与它们的核受体结合后，能诱发也能抑制其基因表达，从而对细胞分化起到调控作用。

有一项体外试验研究证明，在肝脏中存在着一种含视黄醇－磷酸－甘露醇的糖脂，缺乏维生素 A 可使肝脏中的这种糖脂量下降，这说明维生素 A 可能通过糖基运载或活化作用，从而影响黏膜细胞中糖蛋白的生物合成及黏膜的正常结构。

（3）促进生长发育　视黄醇和视黄醛对胚胎发育是必需的，视黄酸维持动物正常生长和健康的作用更大。维生素 A 缺乏影响雄性动物精子的生成，并使雌性动物雌激素分泌的周期变化消失，阴道、子宫、输卵管、胎盘上皮角化，以致不能受孕、畸胎、流产甚至死亡。

（4）维持机体免疫功能　大量的研究结果表明，维生素 A 缺乏可影响抗体生成、胸腺重量和上皮组织的分化，使机体免疫功能降低，可引起呼吸道、消化道感染增加。维生素 A 主要通过细胞和体液免疫调节来提高免疫功能，包括增强巨噬细胞、自然杀伤细胞的活力以及改变淋巴细胞的生长和分化等。

（5）抗肿瘤作用　实验研究显示天然或合成的维生素 A 具有肿瘤抑制作用。这可能与它们阻止肿瘤形成的抗启动基因的活性有关；而类胡萝卜素的抑癌作用，可能与其抗氧化作用有关。

（6）改善铁吸收与运转　根据体外试验和动物实验的研究结果，维生素 A 和 β - 胡萝卜素可能在肠道内与铁形成溶解度较高的络合物，从而减少了植酸和多酚类物质对铁的吸收作用。

3. 吸收与代谢

食物中的视黄醇一般以与脂肪酸结合的视黄基酯的形式存在，视黄基酯类胡萝卜素又常与蛋白质结合成复合物，经胃、胰液和肠液中蛋白酶水解从食物中溢出，然而在小肠中胆汁、胰脂酶和肠脂酶的共同作用下，其中的酯键被水解，视黄醇、胡萝卜素和类胡萝卜素与其他脂溶性食物成分形成胶团，通过小肠绒毛的糖蛋白层进入肠黏膜细胞。

在小肠黏膜细胞内 β - 胡萝卜素 - 15，15′ - 二加氧酶（β - carotene - 15，15′ - dioxygenase）的作用下，β - 胡萝卜素转化成视黄醛，视黄醛和细胞视黄醛结合蛋白 II（cellular retinal binding protein type II）结合，在视黄醛还原酶的作用下转变成视黄醇。视黄醇在细胞内被氧化成视黄醛，再进一步被氧化成视黄酸。在小肠黏膜内视黄醛和视黄醇可以相互转化，但视黄醛转变成视黄酸的反应却是不可逆的。与视黄醇不同的是，视黄酸经门静脉吸收，并与血浆蛋白紧密结合在血液中运输。

在小肠黏膜细胞中结合的视黄醇重新酯化成视黄基酯，并与少量的视黄醇、胡萝卜素和叶黄素以及其他的类胡萝卜素一同掺入乳糜微粒进入淋巴，经胸导管进入体循环。

维生素 A 和类胡萝卜素的吸收存在差别。维生素 A 的吸收需要能量和载体，吸收率为 60% ~ 90%；类胡萝卜素吸收时对胆盐的依赖程度比维生素 A 要强得多，在肠道以扩散的方式被吸收，其吸收率一般为 10% ~ 50%，并随摄入量的增加而吸收率降低，有时甚至低于 5%。

（二）　维生素 D

维生素 D 是含环戊氢烯菲环结构并具有钙化醇生物活性的一类物质。以由酵母菌和麦角中的麦角固醇（ergosterol）经紫外光照射后生成的维生素 D_2（ergocalciferol，麦角钙化醇），及由人体从食物摄入或在体内合成的胆固醇经转变为 7 - 脱氢胆固醇存在于皮下在紫外线照射后产生的维生素 D_3（cholecalciferol，胆钙化醇）为最常见。维生素 D_3 是在皮肤中产生的，需运往靶器官才能发挥生理作用，故认为它是一种激素。在某些特定条件下，如工作或居住在日照不足、空气污染的地区，维生素 D_3 必须由膳食供给，因此又认为维生素 D_3 是条件性维生素。

1. 理化性质

维生素 D_2 和 D_3 皆为白色晶体，溶于脂肪和脂溶剂，其化学性质比较稳定，在中性和碱性溶液中耐热，不易被氧化，但在酸性溶液中则易被逐渐分解，故通常的烹调加工不会引起维生素 D 的损失，但脂肪酸败可引起维生素 D 的破坏。过量辐射照射，可使其形成具有毒性的化合物。

2. 生理功能

维生素 D 的生理功能主要通过 1，25 - $(OH)_2D_3$ 的活性形式作用于小肠、肾、骨等靶器官，维持细胞内、外的钙浓度，来调节钙磷代谢。

（1）促进小肠钙吸收　小肠组织的 1，25 - $(OH)_2D_3$ 先进入黏膜上皮细胞，并在该处诱发一种特异的钙结合蛋白质合成。这种结合蛋白可以增加肠黏膜对钙的通透性，将钙主动通过黏膜细胞进入血循环。

（2）促进肾小管对钙、磷的重吸收　1，25 - $(OH)_2D_3$ 对肾脏也有直接作用，能够促进钙磷的重吸收，减少丢失。佝偻病患儿的早期表现就是尿磷增高，血浆无机磷酸盐浓度下降，从而影响骨组织的钙化。

（3）对骨细胞呈现多种作用　在血钙降低时，它会动员储存在骨组织中的钙和磷进入血液，还能诱导肝细胞、单核细胞变为成熟的破骨细胞，破骨细胞一旦成熟，即失去了 1，25 - $(OH)_2D_3$ 的核受体，因此不再呈现其生理作用。1，25 - $(OH)_2D_3$ 能增加成骨细胞碱性磷酸酶的活性及骨钙化基因的表达。

（4）通过维生素 D 内分泌系统调节血钙平衡　维生素 D 内分泌系统中主要调节因子包括 1，25 - $(OH)_2D_3$、甲状腺激素及血清钙和磷的浓度等三种。1，25 - $(OH)_2D_3$ 是受低血钙引起甲状腺激素上升的刺激而产生的，肾脏将 25 - $(OH)D_3$ 羟化为 24R，25 - $(OH)_2D_3$ 的过程是受高血钙引起的甲状旁腺激素下降产生的。当血钙降低时，甲状腺激素升高，1，25 - $(OH)_2D_3$ 增多，在小肠、肾等靶器官的作用下增高血钙水平；甲状腺 C 细胞分泌降钙素，当血钙浓度上升时，降钙素分泌增加，作用于骨等，使血钙浓度下降。

（5）参与机体多种功能的调节　维生素 D 的激素功能，维生素 D 受体（VDR）调节生长发育、细胞分化、免疫、炎性反应等功能。大量研究发现维生素 D 水平与高血压、部分肿瘤、糖尿病等密切相关，也与部分传染病如结核和流感的发病有关。

3. 吸收与代谢

食物中的维生素 D_3 和皮肤生成的维生素 D_3 与 α - 球蛋白结合并被运转至肝脏，在肝脏内经 D_3 - 25 - 羟化酶催化生成 25 - $(OH)D_3$，再被运转至肾脏，在 25 - (OH) D_3 - 1 - 羟化酶和 25 - (OH) D_3 - 24 - 羟化酶催化下，进一步被氧化成 1，25 - $(OH)_2D_3$ 和 24R，25 - $(OH)_2D_3$；血液中维生素 D 结合蛋白（Vitamin - D - bingding - protein，DBP）可携带这两种二羟基代谢物及其代谢产物 [如 1α，25 - $(OH)_2D_3$]，达到小肠、骨、肾等靶器官的核受体或膜受体结合发生生物学效应，呈现各种生理作用。

维生素 D 分解代谢主要在肝脏，主要排泄途径是胆汁，它可转化为极性较强的代谢产物并结合成葡萄糖苷酸后随同胆汁被排入肠中，在尿中仅排出 2% ～4%。动物体内维生素 D 的营养状况可能是 1 - 羟化酶活性最重要的决定因素。当血液循环中 1α，25 - $(OH)_2D_3$ 降低时，肾脏合成 1α，25 - $(OH)_2D_3$ 的量增加。

（三）维生素 E

维生素 E 是含有苯丙二氢呋喃结构，具有 α - 生育酚生物活性的一类物质。它包括四种生育酚（tocopherols，即 α - T，β - T，γ - T，δ - T）和四种生育烯酚（tocotrienols，即 α - TT，β - TT，γ - TT，δ - TT，），其中 α - T 的生物活性最高，通常作为维生

素 E 的代表进行研究。

1. 理化性质

α-T 是黄色油状液体，溶于酒精、脂肪和脂溶剂，对热及酸稳定，对碱不稳定，对氧十分敏感，油质酸败会加速它的破坏。食物中维生素 E 在一般烹调时损失不大，但油炸时维生素 E 活性明显降低。

2. 生理功能

（1）抗氧化作用 维生素 E 与超氧化物歧化酶、谷胱甘肽过氧化物酶一起构成体内抗氧化系统，可保护生物膜上多烯脂肪酸、细胞骨架和其他蛋白质的巯基免受自由基的攻击。维生素 E 缺乏会使细胞抗氧化功能发生障碍，引起细胞损伤，这一功能与其抗动脉硬化、抗癌、改善免疫功能及延缓衰老过程有关。生育酚分子与自由基起反应后，可生成生育酚羟自由基（tocopheroxyl radical），此化合物又可被维生素 C、谷胱甘肽及辅酶 Q 重新还原成生育酚。

（2）促进蛋白质的更新合成 维生素 E 可以促进某些酶蛋白的合成，降低分解代谢酶（如 DNA 酶、RNA 酶、肌酸激酶）的活性，再加上清除自由基的能力，使其总的效果表现为促进人体正常新陈代谢，增强机体耐力，维持骨骼肌、心肌、平滑肌、外周血管系统、中枢神经系统及视网膜的正常结构和功能。

（3）预防衰老 随年龄增长体内脂褐质不断增加。脂褐质是细胞内某些成分被氧化分解后的沉积物。补充维生素 E 可减少脂褐质形成，改善皮肤弹性，使性腺萎缩减轻，提高免疫能力。因此，维生素 E 在预防衰老中的作用日益受到重视。

（4）调节血小板的粘附力和聚集作用 维生素 E 缺乏时，血小板聚集和凝血作用增强，增加心肌梗死及猝死的危险性。这是由于维生素 E 可抑制磷脂酶 A_2 的活性，减少血小板血栓素 A_2 的释放，从而抑制血小板的聚集。

（5）与动物的生殖功能和精子生成有关 大多数常见实验动物维生素 E 缺乏时出现睾丸萎缩及其上皮变性、孕育异常，但在人类中尚未发现因维生素 E 缺乏而引起的不育症。不过临床上常用维生素 E 治疗先兆流产和习惯性流产。

3. 吸收与代谢

维生素 E 的吸收率一般在 20% ~ 50%，最高可达 80%，但随摄入量的增加，吸收率降低。食物中的生育酚通常以游离的形式存在，游离的 α-T、γ-T，与膳食脂质的消化产物以及由肠细胞产生的载脂蛋白掺入乳糜微粒，经胸导管进入体循环。当乳糜微粒在血循环中为脂蛋白脂酶水解后，维生素 E 可能被释放进入组织或转移到高密度脂蛋白中，但大部分被吸收的维生素 E 存在于乳糜微粒中，回到肝脏后被肝细胞摄取。而生育三烯酚则以酯化的形式存在，必须经胰脂酶和肠黏膜酯酶水解后才能被吸收。

大部分维生素 E 以非酯化的形式储存在脂肪细胞中，少量储存在肝脏、肺、心脏、肌肉、肾上腺和大脑中。脂肪组织中的维生素 E 的储存随维生素 E 的摄入剂量增加而呈线形增加，而其他组织的维生素 E 基本不变或很少增加。相反，机体缺乏维生素 E 时，肝脏和血浆中的维生素 E 下降很快，而脂肪中维生素 E 的下降相当慢。

（四） 维生素 K

维生素 K 是含有 2 - 甲基 - 1，4 - 萘醌基团，具有维生素 K 生物活性的一组化合物。植物来源的维生素 K 为叶绿醌（phylloquinone，K_1），是人类维生素 K 的主要来源；细菌来源的为甲萘醌类（menaquinone，K_2）；动物组织既含有叶绿醌又含有甲萘醌（menadione，K_3），其水溶性衍生物在肝脏甲基化，形成人体内具有生物活性的维生素 K_2。

1. 理化性质

维生素 K_1 为淡黄色油液，维生素 K_2 为黄色结晶，维生素 K_3 系化学合成，其双磷酸钠化合物及亚硫酸钠化合物的水溶性强，易被吸收，对胃肠刺激小，临床应用颇广。

2. 生理功能

（1）参与凝血功能 维生素 K 依赖羧化酶的辅酶参与蛋白质翻译后修饰的羧化反应，凝血酶原（凝血因子Ⅱ）、凝血因子Ⅶ、Ⅸ、Ⅹ，蛋白 C、S、Z 和骨钙素等蛋白质涉及此反应，凝血因子在羧化反应后才具有特异的钙结合能力，从而启动凝血机制。

（2）参与骨钙代谢 近年的研究结果表明，老年妇女骨折发生率与维生素 K 水平呈负相关，骨密度与血维生素 K 水平呈正相关，而与血浆未羧化的骨钙素水平呈正相关，后者主要在细胞中合成，与骨矿化有密切关系。

3. 吸收与代谢

维生素 K 的吸收过程依赖于胆汁和胰液的正常分泌，影响膳食脂肪吸收的因素均可影响维生素 K 的吸收。人类维生素 K 的储存很少，除肝脏外，其他器官中很难检测到。维生素 K 主要存在于生物膜上，包括细胞膜，尤其是线粒体膜和内置网膜上。被机体吸收的维生素 K 有 30% ~40% 经胆汁排到肠腔中，大约有 15% 排入尿液，在肠道中由细菌合成的甲萘醌很少。

三、 水溶性维生素

（一） 维生素 B_1 （硫胺素）

维生素 B_1 又称抗脚气病因子，结构中有含硫的噻唑环与含氨基的嘧啶环，故称硫胺素，其纯品大多以盐酸盐或硫酸盐的形式存在。

1. 理化性质

维生素 B_1 略带酵母气味，易溶于水，微溶于乙醇。盐酸硫胺素为白色结晶，有特殊香味，在水中溶解度较大，在碱性溶液中加热极易被分解破坏，而在酸性溶液中加热到 120℃ 也不被破坏。氧化剂和还原剂均可使其失去作用，亚硫酸盐可使其分解成噻唑和嘧啶两部分。维生素 B_1 经氧化后转变为脱氢硫胺素（又称硫色素），它在紫外光下呈蓝色荧光，可以利用此特性来检测生物组织中的维生素 B_1 或进行定量测定。

2. 生理功能

（1）辅酶功能 焦磷酸硫胺素（thiamine triphosphate，TPP）是维生素 B_1 作为辅酶的主要活性形式，是体内 α - 酮酸氧化脱羧酶反应和磷酸戊糖途径中转酮基酶的辅酶。α–酮酸氧化脱羧酶反应是发生在线粒体中的生物氧化关键环节，来自葡萄糖、脂肪酸和支链氨基酸的丙酮酸和α–酮戊二酸经氧化脱羧产生乙酰CoA、琥珀酸CoA，才能进入三羧酸循环彻底氧化产生ATP。维生素B_1缺乏时，导致ATP生成障碍，丙酮酸和乳酸在机体内堆积，会对机体造成损伤（如出现手足麻木、四肢无力等）。磷酸戊糖途径虽不是葡萄糖氧化功能的主要途径，却是核酸合成所需的戊糖以及脂肪和类固醇合成所需NADPH的重要来源，是维持体内还原能力的重要途径。

（2）非辅酶功能 维生素B_1在神经组织中影响神经递质如乙酰胆碱的合成和代谢。乙酰胆碱有促进胃肠蠕动和腺体分泌的作用，其可被胆碱酯酶水解成乙酸和胆碱而失去活性。维生素B_1是胆碱酯酶的抑制剂，胆碱酯酶能催化神经递质–乙酰胆碱水解，而乙酰胆碱与神经传导有关。因此，维生素B_1缺乏时，可造成胃肠蠕动缓慢，消化液分泌减少，食欲不振和消化不良等症状。

3. 吸收与代谢

人体维生素B_1总量约为30mg，其中心、肝、肾和脑组织中含量较高，约一半存在于肌肉中。人体内80%维生素B_1为TPP，10%为硫胺素三磷酸酯（TTP），此外还有硫胺素单磷酸酯（TMP）及游离硫胺素。

维生素B_1主要在空肠被吸收，低浓度时主要靠载体介导的主动运转系统来获得，吸收过程需要有钠，同时消耗ATP。高浓度时通过被动扩散形式被吸收，但效率很低。维生素B_1吸收后在空肠黏膜细胞内磷酸化变成焦磷酸酯，在血液中主要由红细胞运输。

维生素B_1在体内的生物半衰期为9.5~18.5d，所以体内储存的维生素B_1在三周内就会耗尽。它的代谢产物为噻唑、嘧啶及其衍生物，经尿液排出的代谢产物有22种来自嘧啶，29种来自噻唑。

葡萄酒中的维生素B_1含量为0.008~0.08g/L，能预防脚气病，促进改变糖代谢，在机体代谢过程中起着重要作用。人体内缺少这种维生素就会使机体感染脚气病，还会影响到肾上腺的膨胀和引起甲状腺的萎缩。

（二）维生素B_2（核黄素）

维生素B_2是在乳清中发现的，具有一个核糖醇侧链的异咯嗪类衍生物。

1. 理化性质

维生素B_2是黄色针状结晶，微溶于水，在酸性溶液中对热稳定，碱性环境中易于被分解破坏。游离型核黄素对紫外光高度敏感，在酸性条件下分解为光黄素，在碱性条件下分解为光色素，故核黄素必须避光储存。核黄素是由核糖和异咯嗪组成的平面结构物质。核黄素分子中的异咯嗪环上5位与1位氮原子可参与氧化还原反应，是体内发挥作用的结构基础。3位为亚氨基具有荧光，常用于核黄素的定量测定。

2. 生理功能

（1）在体内参与黄素酶等多种酶的活性 维生素B_2以黄素单核苷酸（FMN）和黄素腺嘌呤二核苷酸（FAD）形式参与体内黄素酶的辅基，如脂酰辅酶A脱氢酶、L–氨基酸氧化酶、琥珀酸脱氢酶、黄嘌呤氧化酶等黄素酶。此外，FAD还是谷胱甘肽过氧化酶的辅酶，因此也是体内抗氧化系统的成员。

（2）在呼吸链能量产生、氨基酸和脂肪氧化、嘌呤碱转化成尿酸、芳香族化合物羟化、蛋白质与某些激素的合成以及体内铁的运转过程中发挥重要作用。

（3）能激活维生素 B_6 以维持红细胞的完整性，参与维生素 B_9 转化成各种辅酶以合成脱氧核糖核酸。

3. 吸收与代谢

食物中核黄素绝大多数以核黄素的辅酶形式 FMN 和 FAD 存在，少量以游离的核黄素和黄素肽酰类形式存在，只有在肠道经非特异酶水解释放才可被吸收。核黄素主要在小肠近段被吸收，吸收过程需要 Na^+ 和 ATP 酶的参与。胃酸和胆盐有助于核黄素的释放和吸收，抗酸剂和乙醇则妨碍核黄素的释放，某些金属离子如 Zn^{2+}、Cu^{2+}、Fe^{2+} 等和咖啡因、茶碱、抗坏血酸都能与核黄素或 FMN 结合形成络合物以影响其生物利用，甲状腺素也可促进核黄素的吸收。核黄素在血液中主要通过与血清蛋白的松散结合以及免疫球蛋白 IgG、IgM 和 IgA 的紧密结合，来完成在体内的运转。

核黄素与其代谢产物主要经尿排出。尿中约有 25% 为原形及其糖苷衍生物，其他还有黄素 $-8-\alpha-$ 组氨酸（或半胱氨酸）、肠道细菌分解产物及光照分解产物。另外，粪便和汗液中也可排出少量的核黄素。

核黄素和 FMN 可少量储存于肝、脾、肾和心肌等组织中。摄入量过多时，核黄素会随尿液排出，使体内浓度维持在一定的水平。

葡萄酒中核黄素 B_2 含量为 $0.08 \sim 0.045mg/L$，具有氧化还原的特性，起到促进细胞的氧化还原作用、促进生长的作用、可防止口角溃疡及白内障的发生。根据调查，我国成人核黄素的摄入量为 $0.7mg/d$ 左右，比标准的需要量低一半，因此上述症状也是一种常见病。

（三） 维生素 B_3

维生素 B_3，也可称为烟酸或维生素 PP、抗癞皮病因子等，是 3 - 羧酸吡啶及其衍生物的总称，3 - 羧酸吡啶很容易转变为烟酰胺。

1. 理化性质

对酸、碱、光、热都比较稳定的白色结晶，一般烹调损失较少，是维生素中最稳定的一种，可随水流失。

2. 生理功能

（1）参与体内物质和能量代谢 维生素 B_3 在体内以烟酰胺的形式构成辅酶 I（nicotinamide adenine dinucleotide，NAD）和辅酶 II（nicotinamide adenine dinucleotide phosophate，NADP），后者是组织中极其重要的递氢体，为电子转移系统的起始传递者，作为 200 多种酶的辅酶在糖、脂类、氨基酸、类固醇等物质的代谢过程中起重要作用，特别是葡萄糖酵解、三羧酸循环、脂肪酸 β - 氧化、酮体生成、氨基酸代谢等都需要尼克酰胺所构成的辅酶 I 或辅酶 II 的参加。

（2）构成葡萄糖耐量因子 以非辅酶形式存在的维生素 B_3 还是葡萄糖耐量因子的组成成分，具有增强胰岛素效能的作用。

（3）降低血胆固醇水平　每天摄入 1～2g 维生素 B_3，可降低胆固醇水平，可能的机制是它干扰胆固醇或脂蛋白的合成，或者是它能促进脂蛋白酶的合成。

（4）维持神经、消化系统和皮肤的正常功能　维生素 B_3 对维持神经、消化系统和皮肤的正常起作用，缺乏时可出现相应的症状，如皮炎、腹泻、焦虑、抑郁、神经错乱等。

3. 吸收与代谢

食物中的维生素 B_3 主要以辅酶的形式存在，经消化酶作用释放出尼克酰胺。尼克酸及尼克酰胺都可在胃肠道中被迅速吸收，并且在肠黏膜细胞内转化成辅酶形式 NAD 和 NADP，在血浆中主要以尼克酰胺的形式被转运。

尼克酰胺辅酶在心、肝、肾、肌肉中的含量较高，肝还是储存 NAD 的主要器官。哺乳动物的肝、肾组织中存在由色氨酸生成尼克酰胺的酶系，可以满足机体大部分的需要。色氨酸转变成尼克酸的效率个体差异很大。妊娠末期转变效率会增高 3 倍，还可能与雌激素对色氨酸氧化酶的作用有关。色氨酸的摄入量及转变过程中的辅酶因子如核黄素、维生素 B_6 的营养状况都可影响机体尼克酸的需要量。

维生素 B_3 在肝脏内甲基化形成 N_1-甲基尼克酰胺（N_1-MN），并且与 N_1-甲基-2-吡啶酮-5-甲酰胺等代谢产物一起从尿中排出。

葡萄酒中维生素 B_3 含量 0.65～2.1mg/L，能维持皮肤和神经的健康，防治糙皮病。当人体缺少维生素 B_3 时即产生尼克酸缺乏病，此病通常被称作癞皮病，典型症状是人的皮肤粗糙，随后出现腹泻、皮炎、痴呆、皮肤损害等症状，随后水泡形成脱皮，皮肤变得粗糙并有鳞屑，消化系统的症状有口角炎、舌炎等。

（四）维生素 B_5（泛酸或遍多酸）

维生素 B_5 是由 β-丙氨酸与 α，γ-二羟-β-β-二甲基丁酸以肽键连接而成的一种化合物。

1. 理化性质

维生素 B_5 是黄色的黏稠油状物，易溶于水，不溶于有机溶剂，对酸、碱和热不稳定。维生素 B_5 常以钙盐的形式存在，为易溶于水的白色粉状结晶，在中性水溶液中耐热，在一般的温度下蒸煮，损失很少，但高热会使其受破坏，在酸性和碱性条件下不稳定，易受破坏。

2. 生理功能

维生素 B_5 的主要生理功能是构成辅酶 A 和酰基载体蛋白，并通过它们在代谢中发挥作用。维生素 B_5 作为辅酶 A 的组成部分参与体内碳水化合物、脂肪和蛋白质的代谢；传导神经脉冲和解除某些药物毒性需要乙酰胆碱，乙酰辅酶 A 可提供乙酰胆碱的合成原料——乙酰基；血红素由甘氨酸、琥珀酰辅酶 A 及铁这三种原料合成，泛酸参与血红素的合成。

3. 吸收与代谢

膳食中维生素 B_5 大多以辅酶 A 或酰基载体蛋白（acyl carrier protein，ACP）的形式存在，在肠内降解为维生素 B_5 而被吸收。维生素 B_5 的吸收有两种形式，低浓度时通过主动转运被吸收；高浓度时通过简单扩散被吸收。血浆中的维生素 B_5 主要为游离型，红细胞内的维生素 B_5 则以辅酶 A 的形式存在。维生素 B_5 进入细胞时靠一种特异的载体蛋白运转。

维生素 B_5 经肾随尿排出体外，排除形式有游离型维生素 B_5 和 4 - 磷酸泛酸盐，也有部分（相当于每日摄入量的 15%）被完全氧化为 CO_2 后经肺排出。

葡萄酒中维生素 B_5 含量为 0.98mg/L，它可与草酰乙酸结合成柠檬酸，然后进入三羧酸循环。活性乙酸形式是胆固醇合成的前体，因此也是固醇激素的前体。当缺乏维生素 B_5 时，肾上腺的功能也就不足，就会觉得头痛、疲劳，感觉异常，肌肉痉挛以及消化功能混乱。有一些人甚至对心脏产生影响，如心搏过速和起立性血压过低。对内分泌影响表现于嗜伊红细胞缺乏症和胰岛素降血糖效应的敏感性增加。

（五）维生素 B_6

维生素 B_6 主要以吡哆醇、吡哆醛、吡哆胺三种天然形式存在，它们在体内可以相互转变。在动物组织中多以吡哆醛和吡哆胺形式存在，在植物中以吡哆醇形式存在。磷酸吡哆醛与磷酸吡哆胺是维生素 B_6 在体内的活性形式。

1. 理化性质

基本结构为 3 - 甲基 - 3 - 羟基 - 5 - 甲基吡啶，游离的维生素 B_6 易溶于水和乙醇，微溶于有机溶剂，在酸性溶液中对光、热比较稳定，在碱性环境下易受光、热破坏。

2. 生理功能

（1）参与氨基酸代谢 在能量代谢中所有转氨酶的辅酶都是由维生素 B_6 构成的 5 - 磷酸吡哆醛（PLP）和 5 - 磷酸吡哆胺（PLM），如丙氨酸转氨酶、天冬氨酸转氨酶等；大多数氨基酸脱羧酶的辅酶也是 PLP，例如抑制神经递质 γ - 氨基丁酸的代谢中最关键的 γ - 氨基丁酸转氨酶和谷氨酸脱羧酶，催化酪氨酸、多巴胺及 5 - 羟色胺；此外也是构成脱氨酶、脱硫水化酶、犬尿酸酶等酶的辅酶。

（2）参与脂肪代谢 维生素 B_6 参与辅酶 A 的生物合成、亚油酸转变为花生四烯酸、肝糖原分解成 1 - 磷酸 - 葡萄糖等反应，有抗脂肪、降低血清胆固醇的作用。

（3）参与造血 维生素 B_6 是血红素合成代谢中的限速酶、α - 氨基乙酰丙酸（ALA）合成酶的辅酶。

（4）增加同型半胱氨酸的分解 维生素 B_6 是胱硫醚酶的辅助因子，此酶参与同型半胱氨酸到半胱氨酸的转硫化途径。血浆同型半胱氨酸浓度增高是心血管疾病的危险因素之一。

（5）促进体内抗体的合成 维生素 B_6 缺乏时抗体的合成减少，机体抵抗力下降。

（6）有研究还发现维生素 B_6 还可促进维生素 B_{12}、铁和锌的吸收。

3. 吸收与代谢

维生素 B_6 主要通过被动扩散式在空肠和回肠吸收。组织中维生素 B_6 以 PLP 的形式与多种蛋白质结合运输、蓄积和储存，主要储存于肌肉组织（80% ~ 90%）中，只有 1% 在血液中。肝、脑、肾及红细胞都可以摄取维生素 B_6 并在磷酸酶的催化下发生磷酸化，但吡哆醇与磷酸吡哆胺只有在肝脏才能氧化成磷酸吡哆醛，肝脏可供给其他组织磷酸吡哆醛，磷酸吡哆醛可透过胎盘，经乳汁泌出。过多的吡哆醛在肝内醛氧化酶的作用下转变成吡哆酸，然后入血经尿液排出。

葡萄酒中维生素 B_6（吡哆酸）含量为 $0.06 \sim 0.08mg/L$，对于蛋白质的代谢很重要，能促进生长，治疗湿疹和癫痫，防止肾结石。人体中如果缺少这种维生素就要发生皮疹病，如红疹、浮肿等。

（六） 维生素 B_{12} （钴胺素）

维生素 B_{12} 是含钴的复杂有机化合物，钴与氰基（—CN）、羟基（—OH）、甲基（—CH_3）、5 – 脱氧腺苷等基团相结合，分别称为氰钴胺素、羟钴胺素、甲基钴胺素、5 – 脱氧腺苷钴胺素，后两者是维生素 B_{12} 的活性型，也是血液中存在的主要形式。

1. 理化性质

维生素 B_{12} 为深红色结晶或结晶性粉末，无臭、无味，具有较强的吸湿性。在水或乙醇中略溶，在丙酮、氯仿或乙醚中溶解。在中性溶液中比较稳定，在酸性或碱性溶液中易分解，受日光照射也会失去活性，重金属盐类及微生物均能使之失效。

2. 生理功能

维生素 B_{12} 的两种辅酶形式甲基钴胺和 5 – 脱氧腺苷钴胺，在代谢中的作用各不相同。

（1）促进维生素 B_5、蛋氨酸的合成和利用 维生素 B_{12} 缺乏，使 5 – 甲基四氢叶酸上的甲基不能转移，蛋氨酸的生成受阻，造成同型半胱氨酸堆积，同时四氢叶酸含量减少而影响嘌呤和嘧啶的合成，最终可导致核酸合成障碍，影响细胞分裂，结果产生巨幼红细胞贫血。它是以 N – 5 – 甲基四氢叶酸甲基转移酶的辅酶的形式发挥作用的。

（2）有利于脂类的合成和利用 5 – 脱氧腺苷钴胺是甲基丙二酰辅酶 A 变位酶的辅酶，参与体内丙酸的代谢。维生素 B_{12} 缺乏时，甲基丙二酰辅酶 A 大量堆积，其结构和脂肪酸合成的中间产物丙二酰辅酶 A 相似，因此可影响脂肪酸的正常合成。脂肪酸合成异常影响了髓鞘质的更新，髓鞘质的变性退化造成进行性脱髓鞘，这说明维生素 B_{12} 缺乏引起了神经疾患。

3. 吸收与代谢

维生素 B_{12} 在肠道内停留时间约为 3h。它的吸收与胃黏膜分泌的一种糖蛋白（名为内因子，intrinsic factor，IF）密切相关。维生素 B_{12} 须与 IF 结合才能被小肠吸收。维生素 B_{12} 进入血循环后，与血浆蛋白结合为维生素 B_{12} 运输蛋白，包括钴胺传递蛋白 I、II、III（Transcobalamin I、II、III，TC I、TC II、TC III）。TC II 是维生素 B_{12} 主要转运蛋白，将维生素 B_{12} 运输至细胞表面具有 TC II – 维生素 B_{12} 特异受体的组织、如肝、肾、骨髓等。当吸收量达到饱和后，维生素 B_{12} 随饮食供给量的增多，机体吸收量会减少。体内维生素 B_{12} 的储存量 $2 \sim 3mg$，主要储存在肝脏中，在肝脏通过胆汁排出的维生素 B_{12} 大部分可被重吸收。

葡萄酒中维生素 B_{12} 含量为 $12 \sim 15mg/L$，能治疗恶性贫血，病人服用维生素 B_{12} 有利于红细胞再生，刺激人体产生红血球、白血球，维生素 B_{12} 缺乏时机体的糖代谢降低，易导致周围神经炎。

（七）维生素 B_9（folic acid）

维生素 B_9 是蝶酸和谷氨酸结合构成的一类化合物总称，又称叶酸，在植物绿叶中含量丰富。

1. 理化性质

维生素 B_9 为黄色或橙黄色结晶性粉末，无臭、无味、微溶于热水，不溶于乙醇、乙醚及其他有机溶剂。维生素 B_9 的钠盐易溶于水，但在水溶液中容易被光照破坏，产生喋啶和氨基苯甲酰谷氨酸盐。维生素 B_9 在酸性溶液中对热不稳定，而在中性和碱性环境中却很稳定。

2. 生理功能

维生素 B_9 在体内必须转变成四氢叶酸（FH_4 或 THFA）才有生理活性。四氢叶酸参与体内"一碳基团"的转移，是一碳基团转移酶的辅酶。维生素 B_9 在嘌呤核苷酸、胸腺嘧啶和 5 - 磷酸肌酐的合成以及同型半胱氨酸转化为蛋氨酸的过程中作为一碳单位的供体，在甘氨酸和丝氨酸的互变中既是供体又是受体。维生素 B_9 还可通过蛋氨酸代谢影响磷脂、肌酸及神经介质的合成而影响 DNA 和 RNA 的合成。

3. 吸收与代谢

膳食中维生素 B_9 一般以结合形式存在，不易被小肠吸收，需经空肠黏膜刷状缘上的 γ - 谷氨酰羧基肽酶（γ - glutamine carboxyl peptide enzymes）将其水解为单谷氨酸叶酸才能被小肠吸收。一般来说，还原型维生素 B_9 吸收率高，维生素 B_9 结构中谷氨酸分子越少吸收率越高。正常人体内维生素 B_9 储存量为 5～10mg，约 50% 的维生素 B_9 储存于肝脏中。血浆中的维生素 B_9 大多以 5 - 甲基四氢叶酸形式存在，转移到细胞内时又重新变为多谷氨酸型。维生素 B_9 可经胆汁、粪便和尿液排泄，少量可随汗与唾液排出，排出量与血浆浓度呈正比。成人维生素 B_9 的丢失量平均为 60μg/d。

葡萄酒中维生素 B_9 含量为 0.4～0.45mg/L，叶酸能刺激红细胞再生及白细胞和血小板的生成，可治疗恶性贫血，如果维生素 B_9 功能丧失就会引起红细胞性贫血等常见疾病。

（八）维生素 C（抗坏血酸）

维生素 C 是含有内酯结构的多元醇类，含有不对称的碳原子，具有光学异构体，自然界中存在的、有生理活性的是 L - 型抗坏血酸。

1. 理化性质

维生素 C 为无色无味的片状晶体，易溶于水，稍溶于丙酮与低级醇类，不溶于脂溶性溶剂，0.5% 的维生素 C 水溶液呈强酸性（pH <3）。它在酸性水溶液中较稳定，在中性及碱性溶液中易被破坏，有光、微量金属离子（如 Cu^{2+}、Fe^{3+}）存在时，维生素 C 更易被氧化分解。此外，植物组织中因含有抗坏血酸氧化酶，能催化维生素 C 的氧化分解，使其失去活性，所以过长时间储存的蔬菜和水果，其维生素 C 遭到破坏从而使其营养价值降低。

2. 生理功能

（1）参与体内的羟化反应　羟化反应是体内胶原的合成、类固醇的合成与转变，以及许多有机药物或毒物生物转化等重要化合物的合成或分解的必经步骤，而这个步骤需要维生素 C 的参与。

（2）抗氧化作用　维生素 C 是体内一种很强的抗氧化剂，使氧化型谷胱甘肽还原为还原型的谷胱甘肽，从而发挥抗氧化作用。维生素 C 还可还原超氧化物、羟基以及其他活性氧化剂，这类氧化剂可能影响 DNA 的转录或损伤 DNA、蛋白质或膜结构。

（3）促进钙、铁的吸收和利用　维生素 C 能使难吸收的 Fe^{3+} 还原成 Fe^{2+}，促进铁的吸收，提高血红素的合成。维生素 C 还可以在胃中形成一种酸性介质，防止不溶性钙络合物的生成或沉淀。

（4）提高免疫力　维生素 C 可以把胱氨酸还原成半胱氨酸，体内足够的半胱氨酸与抗体分子中的二硫键结合后合成抗体。维生素 C 还可增强白细胞对流感病毒的反应性以及促进 H_2O_2 在细胞中的杀菌作用。

（5）抗衰老作用　维生素 C 是一种重要的自由基清除剂，它通过逐级供电子而变成半脱氢抗坏血酸和脱氢抗坏血酸，以清除 $O_2 \cdot$ 和 $OH \cdot$ 等自由基而发挥作用。

（6）参与合成神经递质　维生素 C 充足时，大脑中可产生两种神经递质——去甲肾上腺素和 5 - 羟色胺。如果维生素 C 缺乏，则神经递质的形成会受阻。

3. 吸收与代谢

维生素 C 通过扩散或主动转运形式由肠道吸收进入血液循环。维生素 C 在吸收前被氧化成脱氢抗坏血酸后，一旦进入小肠黏膜细胞或其他组织细胞，在其还原酶的作用下，很快会被还原成维生素 C。维生素 C 在体内有一定量的储存，正常人体内可储存 1.2 ~ 2.0g，最高 3.0g，含量最高的有骨骼肌、脑和肝脏。维生素 C 可随尿、汗和粪便排出体外，尿中维生素 C 的排出量与体内储存量、摄入量和肾功能有关。

葡萄酒中维生素 C 含量为 12 ~ 15mg/L，它能增加机体免疫力和促进伤口愈合，防止坏血病的发生。人体缺乏维生素 C 时，主要表现的病症为坏血症，这是一种以多处出血为特征的疾病。成人患者主要表现为毛囊过度角化，并有毛囊周围出血、齿龈肿胀出血、牙齿松动、皮下瘀点微细出血以及肌肉疼痛等症状出现。严重时可能出现结膜、视网膜或大脑出血。鼻腔、消化道、生殖器、泌尿道出血也较常见。

思考题

1. 葡萄酒中的水分对健康有影响吗？

2. 请列出葡萄酒中的所有碳水化合物，并简述它们对人体的作用。

3. 葡萄酒中是否含膳食纤维？膳食纤维的主要生理功能有哪些？

4. 什么是血糖指数？有何意义？

5. 食物蛋白中限制氨基酸对人体利用蛋白质有何影响？

6. 人类必需氨基酸和葡萄酒中必需氨基酸在种类和数量上有什么区别？

7. 请对葡萄酒的氨基酸模式和人体氨基酸模式进行比较，并找出葡萄酒的第一限制氨基酸。

8. 人体所需要的常量元素和微量元素有哪些？葡萄酒中含有哪些人体必需的微量

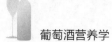
元素？

  9. 葡萄酒对食物中的矿物质的吸收与代谢有影响吗？

  10. 食物缺铁对人体有何影响？

  11. 葡萄酒中的水溶性维生素有哪些？请列出这些水溶性维生素缺乏病。

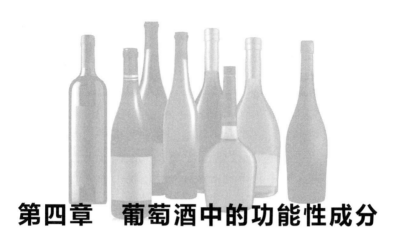

第四章　葡萄酒中的功能性成分

学习要点

掌握：各种酚类的化学结构。

熟悉：葡萄酒多酚的分类以及葡萄酒中常见有机酸。

了解：多酚保健功效的机理。

卡尔·宏邦受中医药理念影响，坚信天然植物的浓缩提取物中蕴含人类所需的营养，他称之为植物营养素。后来人们发现植物中除了含有丰富的基本营养素之外，还有种类繁多的非营养素类生物活性物质，学术界便将其称为植物化学物质（phytochemicals）。研究证实，这些植物化学物质，具有显著的抑制自由基、增强机体免疫力等功效。

植物化学物质是植物中含有的活跃且具有保健作用的物质，被誉为"植物给予人类的礼物"。植物化学物质是近年来人类的重要发现，其重要意义可与抗生素、维生素的发现相媲美。近年来，随着植物化学物质的识别、分离、提纯等技术的发展，国际上关于植物化学物质的生物学作用、构效关系、剂量反应关系、安全性评价等方面的研究也取得了长足的进展。

植物食品中含有上百种的植物化学物质，常见的如多酚、胡萝卜素类、芥子油苷、有机硫化物、植物激素、吲哚类、异黄酮类、柠檬苦素类、番茄红素、植物固醇类、萜烯等。在人类历史上，人们曾本能地通过食用水果、蔬菜、谷物、豆类等摄入植物化学物质。但现代工业化、城市化给人类带来的生产方式、生活方式的巨大转变，使得人们远离了原本健康自然的生存状态。人们在热量摄入充足甚至过剩的同时，植物化学物质的摄入量严重不足，这成为威胁人类健康的重要因素。

根据国际葡萄与葡萄酒组织的规定（OIV 2003），葡萄酒只能是破碎或未破碎的新鲜葡萄果实或葡萄汁，经完全或部分酒精发酵后获得的饮料。生产葡萄酒就是将葡萄这一种生物产品转化为另一种生物产品的过程。因此，葡萄酒富含植物化学物质，大部分都是来源于葡萄原材料，其中最有代表性的就是多酚类物质，多酚在葡萄酒中起着很多重要的作用，如影响葡萄酒的苦涩感和收敛性，影响葡萄酒的颜色，决定葡萄酒的陈酿时间，另外氧气接触后的葡萄酒（包括其他食物）多酚的氧化产物也是引起葡萄酒褐变的物质。

抗氧化就是任何以低浓度存在就能有效抑制自由基的氧化反应的物质，其作用机理可以是直接作用在自由基，或是间接消耗掉容易生成自由基的物质，防止发生进一步反应。例如儿茶酚（邻苯二酚）官能团很容易与含有自由基活性氧的氧化剂反应，生成非常稳定的自由基负离子——半醌自由基。含有儿茶酚或者对苯二酚官能团的化合物容易被氧化，因为生成的苯氧自由基受邻近的氧阴离子的影响变得稳定。这个结构稳定到不用再从其他化合物中获得氢，并且能够稳定一段时间直至与另外一个半醌自由基进行歧化反应生成一个醌和一个酚，同时可消除两个自由基。葡萄酒富含拥有儿茶酚官能团的化合物，它们赋予葡萄酒天然的抗氧化能力。葡萄酒酿造过程中添加的二氧化硫可以还原氧化产物醌重新生成酚，进而增强了葡萄酒的抗氧化能力。如果氧化生成的醌继续在葡萄酒中存在，最终它将与其他亲核化合物反应引起葡萄酒的褐变。基于这类化合物的抗氧化能力和抗炎症能力（Frankel et al.，1993；Teissedre et al.，1996；Stoclet et al.，1999），人们常常将葡萄酒带来的有益生理效应归因于多酚，其中最典型的就是法国悖论，因此多酚是葡萄酒保健功效的关键因子。其可诱导一氧化氮依赖性血管舒张，抑制人类低密度脂蛋白的氧化以及血小板聚集，进而降低心血管疾病的发病率。另外还有研究表明葡萄酒多酚具有抗癌的功效。

了解命名的基本规则有利于理解多酚的命名。单体酚是指含有一个芳香环，且芳香环上含有一个或多个羟基的化合物，如最常见的咖啡酸。多酚是指含有多个酚环结构的化合物，如最常见的儿茶素和鞣花酸。类黄酮类多酚含有特殊的三环结构。单宁是一个功能术语，是指能够将兽皮转制成皮革的物质。很多多酚化合物有这个特性，传统的含有单宁的多酚是植物天然提取物，由复杂的高分子多酚化合物组成。单宁通常笼统指大分子多酚混合物。缩合单宁是指类黄酮聚合物的混合体，水解单宁是指基于没食子酸或鞣花酸的混合物，也称为没食子单宁或鞣花单宁。

表4-1中的单体酚不存在于葡萄酒中，但是它们的命名有利于理解多酚较为复杂的名字。这些名字用于许多不同的多酚物质，有利于命名其他具有较为复杂结构的物质，如白藜芦醇包含一个邻苯二酚官能团。

表4-1　　　　　　　　　　　　　　　简单酚结构

结构	名字	注释
OH	酚	大自然天然存在的很少
OH OH	邻苯二酚	极易被氧化，也被称作儿茶酚

续表

结构	名字	注释
OCH₃ (苯环结构)	苯甲醚（茴香醚）	—
OH, OCH₃ (苯环结构)	愈创木酚（2-甲氧苯酚）	较稳定 邻苯二酚甲基化产物
OH, OH (苯环结构)	间苯二酚	不容易被氧化
OH, OH (苯环结构)	对苯二酚	极易被氧化，但是大自然中天然存在的较少
OH, OH, OH (苯环结构)	焦棓酸（连苯三酚）	极易被氧化

葡萄酒多酚分为两大类：类黄酮类和非类黄酮类。类黄酮类包括黄烷醇、黄酮醇和花色素苷；非类黄酮类包括羟基肉桂酸类、羟基苯甲酸类和芪类化合物。尽管聚合缩合单宁和色素单宁是葡萄酒中的主要多酚物质，但它们的分子质量太大不易于人体吸收，因此它们对人体没有健康效应（也许对肠道有功效）。一杯红葡萄酒中的总多酚含量一般为 200mg，一杯白葡萄酒中的总多酚含量一般为 40mg。

第一节　类黄酮类

葡萄酒中类黄酮类物质均为多酚类化合物，具有多个羟基芳香环。类黄酮类物质具有典型的 3-环结构（图 4-1）。位于中间的含氧的吡喃环，即 C 环，具有多种氧化态。C 环与芳香环（A 环）共用一个化学键，与另一个芳香环（B 环）通过一个单键相连。葡萄和葡萄酒中的类黄酮类物质 A 环 C_5 和 C_7 位置均含有相同的羟基取代物。C 环上的各种取代基则决定了不同生物类黄酮分子的特定的生理功能。例如，饱和的 C 环是黄烷类物质，C_4 位置的酮基（C_2 和 C_3 位置不饱和）属于黄酮类物质，完全的带正电荷的芳香环属于花青素类物质。以醇基结尾的物质表明 C 环上有醇类取代物，如黄烷-3-醇（flavan-3-ol），此位置被标出是因为它也可以在 C_4 位置存在。

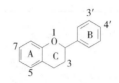

图 4-1　类黄酮结构

通过 B 环上的不同替代物来定义这类化合物，常见的替代基团为 C_4 位置上的羟基和 C_3 和（或者）C_5 位置上的氧，这些氧既可以被羟基化（酚），也可以甲基化，因此这类化合物相对比较短，然而，自由的类黄酮结构也可以被进一步取代（通常是氧与糖类结合）；产生许多额外的化合物。

类黄酮是红葡萄酒中主要的酚类物质，来源于发酵过程中果皮和种子的萃取物。红葡萄酒发酵过程中将葡萄汁中的糖转化成酒精，它是果皮和种子在 4～10d 或更长时间浸渍过程中多酚萃取的良好溶剂，可提供充足的机会将多酚类物质萃取到红葡萄酒中。在典型的葡萄酒酿造工艺中，一半的类黄酮是在浸渍过程中萃取的。葡萄酒中类黄酮的主要分类是黄烷醇、黄酮醇和花青素。黄烷醇类（如儿茶素）物质是最丰富的一类，包括单体儿茶素。果皮和种子中存在最多的是低聚物和聚合花青素形式。黄酮醇类（如槲皮素）在浆果果皮中检测到，能够防日晒，日光曝晒能增加黄酮醇的含量。花青素类（如锦葵色素-3-葡萄糖苷）是红色的酚类物质，味道很小，所有级别的品质较好的葡萄酒通常呈亮红色，随着葡萄酒的陈酿，花青素转化成其他颜色形式。

一、黄烷醇类

黄烷醇类物质是葡萄和葡萄酒中最丰富的类黄酮类物质，葡萄种子和果皮中均被检测到。黄烷-3-醇是指 C 环上有特定位置羟基的类黄酮。黄烷-3-醇是类黄酮最简化的形式。因为 C 环上 C_2 和 C_3 位置是饱和的，存在立体异构，葡萄中发现两种，如图 4-2 所示。反式结构是（2R，3S）（+）-儿茶素，顺式结构是（2R，3R）（+）-表儿茶素。儿茶素和表儿茶素的 B 环 3'，4' 位置有儿茶素取代物。葡萄酒中检测到的另一种黄烷-3-醇 B 环取代模式是 3'，4'，5' 三羟基形式，被称作没食子儿茶素。葡萄果皮中也检测到表焙儿茶素，没食子儿茶素含量不高。不同于其他分类的类黄酮，葡萄酒中黄烷-3-醇未检测到糖苷形式，然而却存在没食子酸酯类，没食子酸在 C_3 位置上发生酯化反应。葡萄种子中表儿茶素含量少，但在黄烷-3-醇类物质中占重要比例。因此，葡萄酒中有四种不同的单体黄烷醇类物质。其他的黄烷醇存在于其他食物中；值得注意的是表没食子儿茶素没食子酸酯在茶中存在。这些单体的黄烷-3-醇有时被称作"儿茶素"。典型的红葡萄酒中单体黄烷-3-醇类物质的总量为 40～120mg/L，其中大部分为儿茶素。其含量受种子萃取技术的影响大，额外的浸渍技术使含量增加。

红葡萄酒中酚类物质主要存在形式是黄烷-3-醇缩合形成的低聚物（原花青素）和多聚物（缩合单宁）。黄烷-3-醇单体最常见的缩合产生的共价键是 $C_4 \rightarrow C_8$ 及 $C_4 \rightarrow$

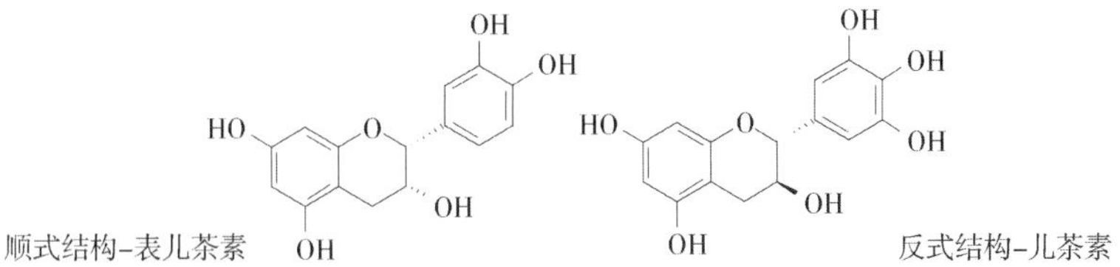

顺式结构-表儿茶素　　　　　　　　　　反式结构-儿茶素

图4-2　顺式、反式黄烷-3-醇

C_6，如图4-3所示。一般来说，葡萄和葡萄酒中缩合单宁的最主要的单体是表儿茶素，其次是儿茶素（通常在末端和结尾，C_4位置没有化学键）。典型的红葡萄酒中，低聚物和多聚物的总量在总酚含量中占有很大比例，新葡萄酒中达到25%～50%，年份较老的葡萄酒中比例更大。一些红葡萄酒中低聚物和多聚物的含量在0.5～1.5g/L，白葡萄酒中，低聚物和多聚物的含量为10～50mg/L，压榨技术对其影响较大。这些物质分子的质量大，难以被吸收，不含有其他保健作用。

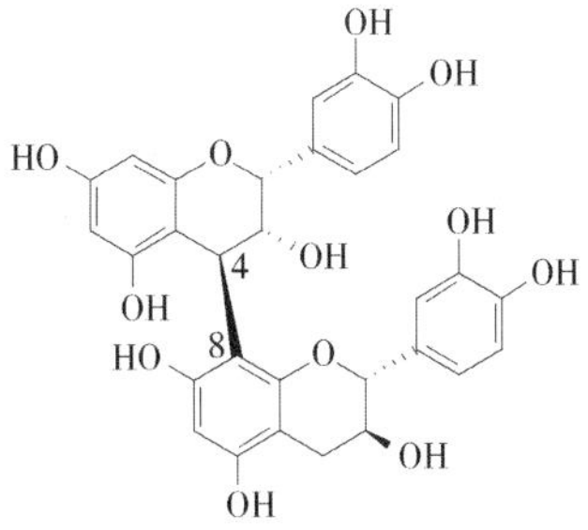

图4-3　原花青素

单体儿茶素有苦味和收敛性。多聚物的苦味小，收敛性仍存在。长期（多年）陈酿，年份较老的葡萄酒中的成分会发生歧化反应，也可能发生些氧化反应，多聚物持续增大直到葡萄酒中不可溶而析出形成沉淀。所以，随着陈酿进行，葡萄酒中的酚类数量会不断减少。

葡萄品种间浆果中黄烷醇类物质的分布不同，种子和果皮中含量差异大。如表4-2所示，种子中黄烷醇类物质的比例在40%～90%（Bourzeix M. et al.，1986）。

表4-2　　　　　　　　　　　葡萄中黄烷-3-醇的分布

品种	单体含量/（mg/kg）	葡萄籽中含量/%	原花青素含量/（mg/kg）	葡萄籽中含量/%
阿利坎特布歇	360	64	287	50
阿拉蒙	213	—	182	—
西拉	190	—	176	—
慕合怀特	164	58	169	53

续表

品种	单体含量/ （mg/kg）	葡萄籽中含量 /%	原花青素含量 /（mg/kg）	葡萄籽中含量 /%
黑歌海娜	137	—	125	—
神索	136	37	116	32
佳丽酿	77	54	73	40
赤霞珠	344	83	546	68
黑皮诺	1165	94	1609	86

二、 黄酮醇类

黄酮醇在大量植物源食物中存在。这类化合物在葡萄浆果果皮及其他植物中以糖苷形式存在，是各类黄酮化合物中数量最多、分布最广泛的一类，已发现约有1700多种。其中最简单的黄酮醇类化合物为7－羟基黄酮醇，它是唯一一个分子中含有氯原子取代黄酮醇类，具有抗真菌活性；含氧取代最多的黄酮醇是洋地黄黄素（digicitrin）。槲皮素（quercetin）则是植物界分布最广、最常见的黄酮醇类化合物（图4－4）。芦丁（rutin）是最常见的黄酮醇苷化合物。然而这些化合物有多种不同形式的糖苷形式。黄酮醇在许多葡萄品种中糖苷形式未被确定，根据文献报道，黄酮醇中最重要的是3－糖苷和3－葡萄糖苷及少量二糖糖苷（Cheynier, V. & J. Rigaud. 1986）。

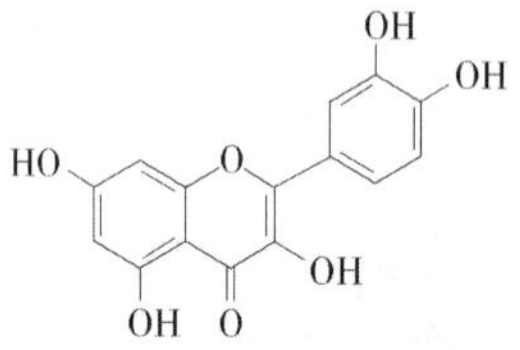

图 4 - 4　槲皮素

黑比诺的研究发现浆果果皮日照后黄酮醇会大量提高（Price S. F. et al., 1995）。由于黄酮醇在360nm处强烈吸收紫外线，在浆果最外层细胞中会大量形成，表明植物产生这些化合物作为天然防晒物质。尽管其他葡萄品种中未有研究，葡萄酒中酚类物质含量的研究发现，价格较高的赤霞珠葡萄酒产自产量低、日照充足、黄酮醇含量3倍以上的葡萄园，表明葡萄中这些化合物的含量或许可以作为葡萄日照及质量的指标。销售的赤霞珠葡萄酒中黄酮醇总的含量约为53mg/L，在价格更高的葡萄酒中含量超过200mg/L（Ritchey J. G. & A. L. Waterhouse, 1999）。

三、 花色素

花色素物质是红葡萄酒中的呈色物质，在红色或黑色葡萄果皮及其他植物包括一些食物中呈现红色或蓝色。它是以花色苷分子 B 环上的羟基和甲基数目来划分的。葡萄酒中这几类花色苷的含量和比例因葡萄品种和种植条件不同有着明显不同。花色苷 B 环上的羟基化程度决定了色调和颜色的稳定性。自由的羟基基团增强了蓝色，而甲基则增强了红色。如果该部分被破坏，如亚硫酸盐漂白花色素后，该物质将失去颜色。花色素与单宁反应生成稳定的花色素或色素单宁，在葡萄酒中存在的时间长于原始状态，这种稳定的颜色在大部分多年年份的红葡萄酒中存在，而花色素单体在葡萄及葡萄酒中均存在。

最简单的类黄酮环结构对应的是花色素。然而，花色素不稳定，在葡萄或葡萄酒中很难被检测到，仅痕量存在。花色素都有一个由芳香环 A 和 B 构成的类黄酮中心结构，在 C_3 和 C_5 地方替换 5 种不同的 B 环，就形成了不同的花青素，葡萄酒中大量存在 5 种基本的花色素：矢车菊素、芍药素、飞燕草素、甲花翠素及锦葵色素，如图 4 - 5 所示，分属 5 种糖苷配基，其中以锦葵色素为主，它也是最稳定的，而甲花翠素最不稳定。葡萄酒中所有的花色素苷都衍生于这五种花色素。花色素的区别在于 R_1 及 R_2 的种类、C_3 上的羟化、糖苷化（包括糖的种类和数量）以及酰基化（即糖的酯化作用）作用。由于上述作用的不同，从而生成众多的形态。在葡萄果皮中已鉴定出 17 种物质，它们的混合物以及它们各自的比例变化构成了葡萄各种不同的颜色，如黑、灰、红或桃红等。

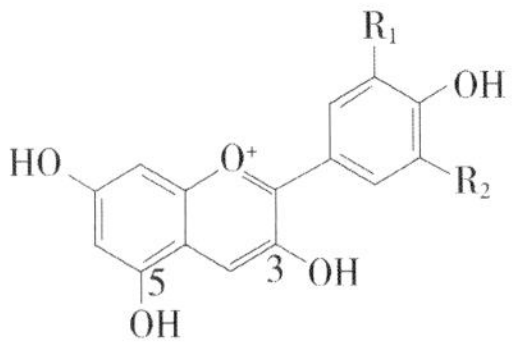

图 4 - 5　花色素结构

当花色素成苷时，如果只与一分子糖成苷，则糖分子结合在 C_3 的羟基位置上；如果与两分子糖成苷时，通常结合在 3，5 或者 3，7 号碳的羟基上，糖增加了花色素的化学稳定性和水溶性，花色苷分子上的葡萄糖残基还可进一步与乙醇、香豆酸和咖啡酸结合生成相应的酰化花色苷。白色葡萄品种不含有花色素，但有一些品种如沙丝拉（Chasselas）、赛美蓉（Sémillon）、长相思（Sauvignon）等在过熟时可具有桃红色色调。在欧亚种葡萄中，主要存在 3 - 葡萄糖苷，如图 4 - 6 所示，如二甲花翠素 - 3 - 葡萄糖苷，只含有极少量的双糖苷，双糖苷占色素总量的 1% ~ 10%，用纸上层析法是检测不到的。但在美洲原生的葡萄种中，除 *Vitis monticola* 以外，从其他的葡萄种及一些杂交种中都检测到 3，5 - 二葡萄糖苷的存在，这些物质是这些葡萄制作的葡萄酒的基础标识物质。然而，糖苷酸亦可以进一步被取代，检测发现 6 - 羟基葡萄糖能够通过酯键被乙酰基、香豆酰基、咖啡酰基取代。

花色素溶于水和乙醇，不溶于乙醚、氯仿等有机溶剂，遇醋酸铅试剂会沉淀，并能被活性炭吸附。深色花色苷有两个吸收波长范围：一个在可见光区，波长为 465 ~ 560nm；另一个在紫外光区，波长为 270 ~ 280nm。花色素的颜色与其结构有关：随 B

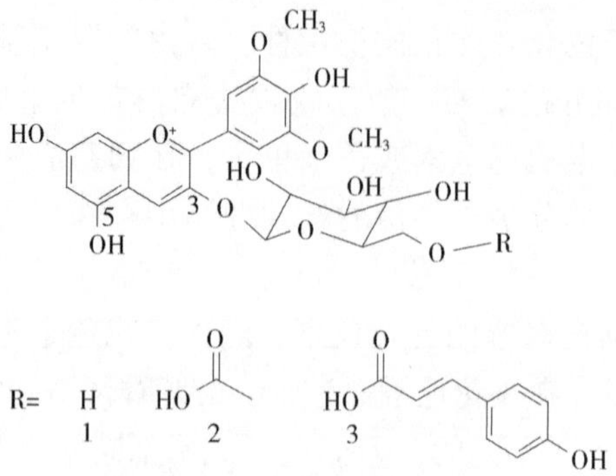

图 4-6　花色素苷（单糖苷）

环结构中羟基数目的增多，颜色向蓝紫色增强的方向变动；随着 B 环结构中甲氧基数目增多，颜色向红色增强的方向变动。

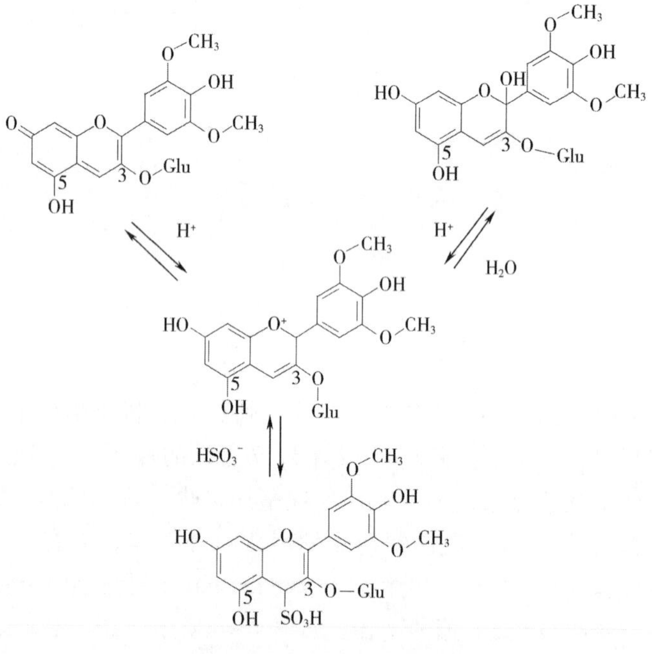

图 4-7　葡萄酒中的花色素苷结构

花色素苷以各种各样的平衡结构存在，不同平衡结构在很大程度上影响溶液的颜色（图 4-7）。带电的 C 环是亲电子中心，能够与亲核物质发生反应。常见的反应是基于 pH 与水发生的反应，也可与亚硫酸盐发生反应。这两种反应中，由于 C 环共价键被破坏，造成红色消失。当 pH 较低时，花色素苷主要以花色烊阳离子（红色）存在，它的浓度随着 pH 的升高而减少，去质子化后转变成醌式碱（蓝色），或者通过脱水和去质子化转变成半缩酮结构（无色），一般这一平衡反应是可逆的，但如果还原性过大，可使花色素苷形成不可逆转的无色物质——查耳酮。花色素苷以花色烊阳离子结构存在时属于亲电子试剂，半缩酮结构形态时为亲核试剂。因此，pH 能够影响花色素苷的氧化。Nikolaos 等（2011）研究证明，pH 越低，氧气对葡萄酒颜色的影响越大，反之，对葡萄酒的影响很小甚至可以忽略不计。当氧化环境过强时，无论有无酪氨酸酶和漆酶的作用，都可以改变其色调，并形成棕色不溶性物质，这就是葡萄酒在有氧化条件下的棕色破败病。在葡萄酒的温度高于 20℃时，葡萄酒中的铁、铜含量越高，这一现象越严重。

第二节　非类黄酮类

葡萄酒中常见的非类黄酮类主要有羟基肉桂酸类、苯甲酸类、可水解单宁（vescal-igin，橡木中的一种鞣花单宁）和芪类化合物。其中，羟基肉桂酸类是水果和植物组织中常见的一类化合物，且能够以酯类形式存在于水果中，如葡萄中的酒石酸酯，但是在其他水果中以奎宁酯的形式存在；苯甲酸类在水果中以酯类形式存在，新鲜水果中也含有少量自由态酸。葡萄酒中的苯甲酸类来源于酯的水解；水解单宁、没食子酸或鞣花酸和葡萄糖或其他糖通过酯连接形成的寡聚物，葡萄中不含有这类化合物，这类化合物只存在于经过橡木处理后的葡萄酒中；羟基化芪类化合物在葡萄及另外一些食源性材料中以配糖体形式存在，是葡萄组织在遇到真菌侵害时生成的一种植物抗毒素，最具代表性的就是白藜芦醇。

一、羟基肉桂酸类化合物

羟基肉桂酸类化合物是葡萄中主要的酚类化合物，也是白葡萄酒中主要的一类酚类物质。这类化合物是葡萄酒中最易氧化褐化的酚类，是白葡萄酒中存在的一大问题。葡萄浆果和葡萄酒中存在常见的羟基肉桂酸乙酯类化合物，即以香豆酸、咖啡酸（儿茶酚替代物 catechol substitution）、阿魏酸（愈创木酚替代物 guaiacyl substitution）为基础的羟基肉桂酸乙酯类化合物，如图 4－8 所示。

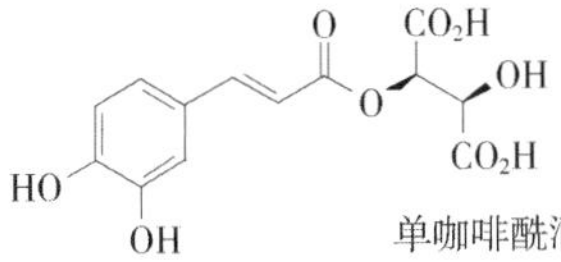

单咖啡酰酒石酸

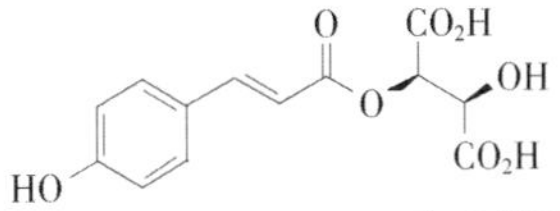

香豆酰酒石酸

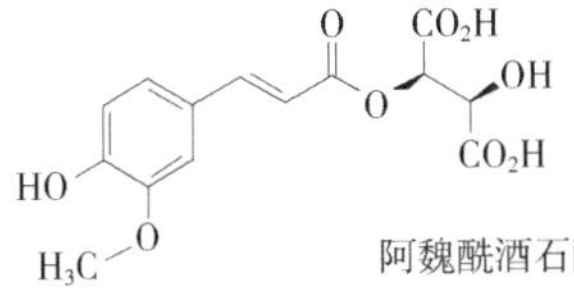

阿魏酰酒石酸

图 4－8　葡萄酒中三种羟基肉桂酸类

上述提到的葡萄浆果中未发现羟基肉桂酸，一般以糖、有机酸及各种醇的酯化形式存在，这些物质在葡萄酒酿造和陈酿过程中会缓慢水解一部分，所以常常在葡萄酒中可以同时发现游离态酚酸和结合态酚酸。酿酒师以 p – 脱氧单咖啡酰酒石酸（p – coutaric acid）、咖啡酸、阿魏酸来命名这些结合态化合物。这些物质存在于葡萄果肉、葡萄果汁和所有的葡萄酒中。葡萄中肉桂酸含量有所差异，据 Ong、Nagel（1978）和 Singleton（1986）报道，咖啡酸是葡萄中主要的肉桂酸，酿酒葡萄中的含量约为 170mg/kg，p – 脱氧单咖啡酰酒石酸和阿魏酸含量分别为 20mg/kg 和 5mg/kg，葡萄酒中三种肉桂酸含量的相对比例与此相同。

天然的酯类易水解，葡萄酒是一种酸性溶液，能释放肉桂酸单体，几周后葡萄酒中即可被检测到肉桂酸单体。另外，部分自由形式的酸与葡萄酒中的乙醇发生酯化反应。葡萄酒的 pH 在 3.0 ~ 3.9，pH 影响葡萄酒的酯化反应速率。咖啡酸与酒石酸形成的酯类水解会受到羟基肉桂酸乙酯类化合物水解酶的催化（Somers T. C. et al. , 1987）。最终，白葡萄酒中总羟基肉桂酸乙酯类化合物的含量为 130mg/L，红葡萄酒中羟基肉桂酸乙酯类化合物的含量为 60mg/L。

在葡萄酒感官特性方面，葡萄酒中的羟基肉桂酸乙酯类化合物表现出苦味或收敛性。水溶液中，咖啡酰和单咖啡酰的酯类阈值分别为 50mg/L 和 10 ~ 25mg/L，表现出苦味和收敛性（Okamura S. & M. Watanabe，1981），然而，Noble 等（Vekette E. , A. C. Noble & C. Somers，1988）研究表明葡萄酒中这些化合物的含量小于阈值。

肉桂酸的褐化是其在葡萄酒酿造尤其是白葡萄酒显色过程中最重要的反应。葡萄破碎时，释放的多酚氧化酶，能迅速将羟基肉桂酸类化合物氧化成醌类物质。谷胱甘肽快速与醌类物质反应生成无色的葡萄反应产物（GRP），所以短期内谷胱甘肽含量高的葡萄汁褐化可能性较低。所以谷胱甘肽 GSH 相对含量可以确定未发酵葡萄汁褐化的可能性（Cheynier V. et al. , 1990）。葡萄干中，GSH 的加成物不被合成出来，所以葡萄干褐化较严重（Singleton V. L. et al，1985）。葡萄酒通气消除硫味的速度主要取决于醌类物质和硫醇的反应速率（Cillier J. J. L. & V. L. Singleton，1990）。

葡萄酒年龄分析表明葡萄 GRP 缓慢水解成 GSH – 咖啡酸衍生物（酒石酸酯类水解），氨基化合物只有部分水解（Cheynier V. F. et al. , 1986）。酸也会部分转化成乙酯。特定的褐化产物未被检测到，但羟基肉桂酸化合物醌类物质进一步与黄烷醇反应会形成有颜色的产物（Rigaud J. et al. , 1991）。

二、 苯甲酸类

葡萄浆果的酚酸主要包括苯甲酸类和羟基肉桂酸类，上面一部分已经详细介绍过了羟基肉桂酸类。苯甲酸类是新葡萄酒的微量成分，数月后，水解单宁和缩合单宁的没食子酸酯水解形成没食子酸。葡萄酒陈放过程中没食子酸稳定，年份较老的葡萄酒中利用色谱分析能够很容易检测到此酚类物质。红葡萄酒中没食子酸的平均浓度约为 70mg/L，白葡萄酒中约为 10mg/L（Waterhouse A. L. & P. L. Teissedre，1997）。

三、 水解单宁类

葡萄酒中的水解单宁来自于橡木，白葡萄酒在橡木桶中陈放 6 个月后，水解单宁的含量接近 100mg/L，红葡萄酒陈放 2 年或以上后，水解单宁的含量在 250mg/L 左右（Quinn K. M. & V. L. Singleton，1985）。没食子酸和鞣花酸酯类与葡萄糖及其相关糖类可形成这些酚类物质，如图 4 - 9 所示。由于酯键的存在，这些酚类能够水解，共分为两大类，含有没食子酸的没食子单宁和含有鞣花酸的鞣花酸单宁。酿酒葡萄中未发现水解单宁，在其他水果中如树莓或圆叶葡萄中有水解单宁的存在。葡萄酒中鞣花酸单宁水解产生的鞣花酸含量高时会使葡萄酒产生沉淀，例如

图 4 - 9 栎木鞣花素

圆叶葡萄酒。水解单宁和葡萄籽中的缩合单宁均能产生没食子酸，其溶解度大，在年份较老的葡萄酒中能够检测到。从橡木来源的单宁给人的感官感受存在争议（Pocock K. F. et al.，1994）。

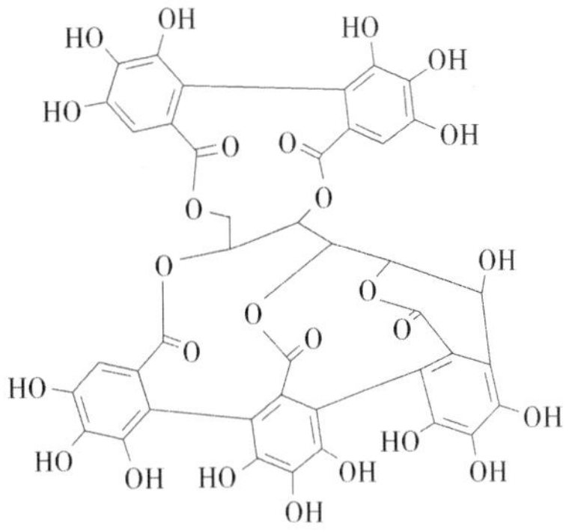

四、 芪类物质

芪类物质是葡萄酒中的另一类微量成分。葡萄中主要的芪类物质白藜芦醇是葡萄受到灰霉菌等真菌入侵时产生的。白藜芦醇的低聚物葡萄素是真正抗真菌的化合物。白藜芦醇的形式包括顺式结构、反式结构糖苷和其异构体。各种形式在葡萄酒中均可被检测到，如图 4 - 10 所示，在葡萄中顺式白藜芦醇未检测到。光照可引起白藜芦醇顺反异构化（Trela B. C. & A. L. Waterhouse，1996）。白藜芦醇衍生物仅在葡萄果皮中被检测到，在红葡萄酒中的含量较高。红葡萄酒中白藜芦醇各种形式的总量约为 7mg/L（Lamuela - Raventos R. M.，et al.，1995），桃红葡萄酒中的白藜芦醇约为 2mg/L，白葡萄酒中的白藜芦醇约为 0.5mg/L（Romero - Perez A. I. et al.，1996）。白藜芦醇被认为是葡萄酒中减少心脏病、癌症发病率的物质，然而其生物利用率未被报道，因此难以评价其生理意义。《自然》杂志涉及抗癌活性的报道激发了人们对白藜芦醇在保健方面的研究热情，2001 年发表了 200 余篇白藜芦醇的研究论文。

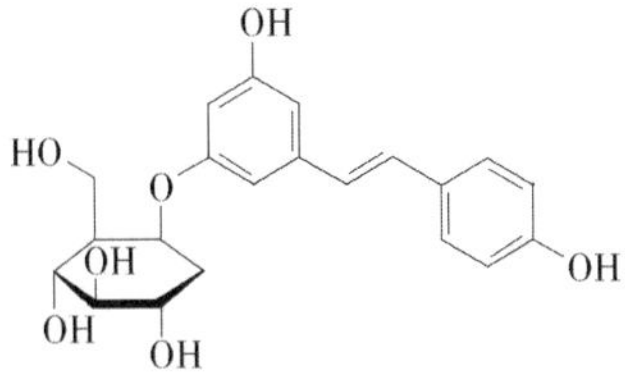

图 4 - 10 反式云杉新苷（白藜芦醇苷）

第三节　有机酸

有机酸是葡萄酒中重要的风味物质，是葡萄酒酸度的主要决定因素，对葡萄酒的味感、稳定性、感官品质和陈酿特性都起着重要的作用（Klampfi C. W. et al，2000；高海燕等，2004；Inés Mato et al.，2007）。适量的酸味物质可构成葡萄酒爽利、清新等口感特征。酸度过低，酒体会平淡乏味；酸度过高，酒体生硬粗涩（李德美，2012）。有机酸的种类、浓度与葡萄酒的类型和品质优劣有很大关系，调节着酸碱的平衡，影响葡萄酒的口感、色泽及生物稳定性（U. Regmi et al，2012；Stella Rovio et al，2011；Inés Mato et al，2005）。葡萄酒中的有机酸主要包括酒石酸、苹果酸和柠檬酸等（R. G. Peres et al，2009）。葡萄酒中每种酸各有其特点和功效，在葡萄酒中发挥着不同的作用。

一、　酒石酸

酒石酸（2，3－二羟基丁二酸）又名葡萄酸，是葡萄和葡萄酒中的主要有机酸，也是葡萄的特征酸。酒石酸是抗葡萄果实呼吸氧化和抗酒中细菌生长的酸类，对葡萄着色与抗病有重要作用。葡萄酒中酒石酸含量为 $1.5 \sim 10g/L$，因其酸性很强，较易解离，因此其决定着葡萄酒的 pH，它的浓度主要取决于葡萄的品种特性及采收时的果实大小。葡萄中存在的酒石酸异构体是 L（+）型，是由葡萄糖经过发酵产生的（Edwards T. L. et al，1985）。在葡萄酒发酵初期，为抑制杂菌的生长，人们常常会人为地用葡萄汁将酒石酸溶解，然后加入发酵容器中，使葡萄酒整体的 pH 降低，促进正常的酒精发酵。在发酵过程中，由于细菌的新陈代谢，酒石酸会被消耗掉一部分，而其他的酒石酸会部分转变成酒石酸盐而沉淀（高年发等，1999）。葡萄酒中的酒石酸含量过高时，酒味会变得粗硬，有涩敛感，从而降低葡萄酒的品质（高年发，2012）。随着时间的推移，葡萄酒中部分酒石酸会以酒石酸盐的形式存在。

二、　苹果酸

苹果酸（2－羟基丁二酸）是葡萄果实中自然形成的有机酸之一，是葡萄酒酿造过程中的一种关键酸，对于确定葡萄是否成熟及葡萄酒酿造状况都有着重要的作用。尤其是在红葡萄酒酿造过程中，当酒精发酵基本结束后，红葡萄酒会进入苹果酸－乳酸发酵（MLF）阶段，即在乳酸菌的作用下，将 L－苹果酸分解为 L－乳酸和 CO_2。对于整个酒体来说，该发酵过程降低了酸涩度、粗糙度和色度等，提高了酒的稳定性。该发酵过程生成的醛类、酯类等能很好地修饰酒的风味，对于酒的品质的形成不可或缺。pH 升高的同时，可降低生酒的生青味和苦涩感，能使酒体更柔和、圆润（苏洁和张军翔，2013）。目前，已经可以通过一些人工的手段对 MLF 过程进行干扰或调控，以达到理想的葡萄酒风味和稳定性（李瑞国等，2010）。一般成品葡萄酒中的苹果酸含量为 $1.5 \sim 3.0g/L$。葡萄中存在的苹果酸的异构体是 L（+）型，由葡萄糖经丙酮酸合成

（Rees TAP，1990）。苹果酸含量随葡萄品种以及成熟期温度条件引起的呼吸作用不同而有很大变化，其最终浓度也受浆果大小的影响。分析葡萄果实、葡萄汁、发酵液及葡萄酒中苹果酸含量可以帮助人们判断葡萄果实的成熟情况及成品葡萄酒质量的优劣。

三、 柠檬酸

柠檬酸（2 - 羟基丙烷 - 1，2，3 - 三羧酸）有温和爽快的酸味，在成品酒中的含量为 0.10 ~ 0.15g/L，是葡萄的一种正常组分。不论生青葡萄还是成熟葡萄，都含有柠檬酸，但因酿造工艺不同，不同种类葡萄酒中的柠檬酸含量差别很大。纯粹的酒精发酵作用也经常产生少量的柠檬酸，其含量可达 100 ~ 150mg/L。葡萄酒中柠檬酸的含量变化很大，相差 1 ~ 10 倍。红葡萄酒含有的柠檬酸往往少于白葡萄酒的含量，这是因为在苹果酸 - 乳酸发酵的过程中，乳酸菌会平行地消耗现存的柠檬酸，消耗量几乎达到全部柠檬酸含量，产生呈香物质双乙酰（2，3 - 丁二酮）及其衍生物 2，3 - 丁二醇等。

四、 乳酸

乳酸（2 - 羟基丙酸）主要是在葡萄酒二次发酵阶段苹果酸 - 乳酸发酵过程中产生的，有 D、L 型两种，酒精发酵过程中也会生成少量乳酸。成品葡萄酒中乳酸的浓度范围为 0.18 ~ 2.5g/L。乳酸的酸味比苹果酸低很多且稳定性高，所以苹果酸 - 乳酸发酵可以使葡萄酒酸度降低且使酒体更加稳定，不易变质（Zhao J. R. et al.，2006）。

五、 乙酸

乙酸又名醋酸，是葡萄酒中主要的挥发酸，具有很强烈的酸味，是酵母菌发酵的常规代谢产物。乙酸主要在发酵初期产生，在发酵后期或陈酿过程中，如果未能很好地给葡萄酒隔绝氧气或葡萄酒被其他细菌污染，大量乙醇就会转变为乙酸，导致酒体酸败变质，因此乙酸是葡萄酒酿造储存过程的"晴雨表"。含量过高时不利于葡萄酒的香气质量，在酒体中的含量一般低于 0.4g/L。另外，乙酸可与乙醇形成葡萄酒的特征香味物质——乙酸乙酯。Erasmus 等发现冰酒中含有高浓度的乙酸，这可能是葡萄汁中高糖产生的高渗透压影响了酵母，从而使其生成了副产物。

六、 琥珀酸

琥珀酸（丁二酸）是葡萄酒所含有机酸类中最富有味觉刺激的一种酸，给人体带来的味感复杂，有酸味又有苦味，参与酒味的形成；可溶于水和酒精，能抵抗细菌性发酵的破坏作用。在成品酒中的含量一般为 0.6 ~ 1.5g/ L。在酵母菌酒精发酵的过程中，琥珀酸经三羧酸循环均会代谢生成琥珀酸；苹果酸 - 乳酸发酵过程中，苹果酸也会转化为琥珀酸；还有一部分来自谷氨酸的转化。因各地的气候、葡萄品种、土壤等的差异，导致葡萄原料中的 C 源、N 源含量不同，所以各地区的葡萄酒中琥珀酸含量差别较大。

七、 富马酸

富马酸又名延胡索酸、反丁烯二酸，是柠檬酸三羧酸循环中的中间代谢产物之一，由苹果酸脱去一个水或琥珀酸经脱氢酶的作用而形成。富马酸的酸味纯正，酸感强，但在葡萄酒中的含量极低，对酒的酸味影响很小。

八、 丙酮酸

丙酮酸又称为 2－氧代丙酸，是糖酵解过程中，磷酸烯醇丙酮酸在丙酮酸激酶作用下生成的。丙酮酸在脱羧酶、脱氢酶的作用下，先转变成乙醛，再转变为乙醇。葡萄酒中的丙酮酸含量不高，为 0.05~0.10g/L（高年发等，1999），大部分可被分解，对葡萄酒的整体风味无显著的影响。

九、 乙醛酸

在乙醛酸循环中，异柠檬酸在裂解酶的作用下生成，还有一部分是由甘氨酸在氧化酶的作用下形成。乙醛酸有不愉快的香味，但在整个发酵中，其仅是中间代谢产物，在最终的葡萄酒中乙醛酸含量极低，故其对整体的风味影响可以忽略。

思考题

1. 红葡萄酒和白葡萄酒的多酚组成有哪些区别？
2. 决定葡萄酒颜色的主要化合物是什么？
3. 葡萄酒中的类黄酮化合物主要有哪几类？非类黄酮化合物主要有哪几类？
4. 多酚主要分布于葡萄的哪些组织部位？
5. 白藜芦醇在葡萄生长过程中的作用是什么？
6. 有机酸在葡萄酒中的作用有哪些？

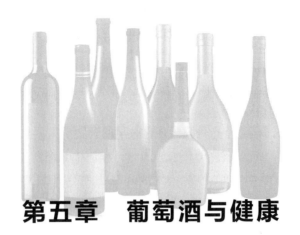

第五章　葡萄酒与健康

学习要点

掌握：葡萄酒与医学关系的历史演变。

熟悉：酒精与人体健康的关系。

了解：葡萄酒与现代医学研究。

第一节　葡萄酒与医学

葡萄是人们喜爱的水果，鲜葡萄、葡萄干、葡萄汁及葡萄酒，都受到世界人民的欢迎。几千年前人们就认识到了葡萄的药用价值和营养价值。葡萄和葡萄酒不是人们的一种发明，而是人们的一种发现，它们是大自然的产物。猿从树上走到地上以后，有了捡拾和采摘水果的机会，特别是葡萄。它含有糖分，落到地上后与大自然中的酵母一起形成了自然发酵。这种汁液芳香扑鼻，饮之令人陶醉，使人在物质和精神上得到极大享受。中国人至少在 9000 年前就开始食用并用葡萄酿酒（McGovern et al.，2004）。

一、葡萄酒与西方医学

葡萄酒与医学的历史可以追溯到远古时代，有充足的理由证明葡萄酒是医学上最古老的治疗手段之一，很多医生都以葡萄酒为药方。古希腊人很早就认识到了葡萄酒的治疗作用。欧洲人曾经用葡萄树液制成的软膏治疗皮肤病和眼疾；葡萄叶被用于止血、消炎和止痛；生葡萄被用于治疗喉痛；葡萄干用于滋补、生津止渴，治疗便秘。此外，成熟葡萄还用于治疗如癌症、霍乱、天花、眼病、皮肤病、肾和肝病等疾病（Forster et al.，1999）。后来的研究表明，葡萄及葡萄酒的上述功效，主要是多酚类物质的缘故。近年来，随着对葡萄酒多酚化合物研究的不断深入，人们发现其具有较高的营养价值和药用价值，具有抗氧化、清除自由基、抗癌等作用。

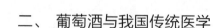

二、 葡萄酒与我国传统医学

中国历史上就有"无酒不成医""无酒不成药"之说。我国古代医学家很早就认识到葡萄酒的滋补、养颜、强身作用。《诗经》中便有"为此春酒，以介眉寿"的诗句，意思是说饮酒可以使人长寿。

秦汉时期的《神农本草经》，是我国现存较早的药物学重要文献。该书共收载药物365 种，并将药物分为三品：无毒的称上品为君、毒性小的称中品为臣、毒性剧烈的称下品为佐使。《神农本草经》将葡萄、大枣等 5 种果实列为果中上品，记述："蒲萄：味甘，平。主筋骨湿痹、益气、倍力、强志、令人肥健、耐饥、忍风寒。久食，轻身、不老、延年。可作酒。"元朝的忽思慧在《饮膳正要》中对葡萄和葡萄酒的功效做了介绍，记载："葡萄酒运气行滞使百脉流畅"。李时珍在《本草纲目》中对葡萄酒有益于身体健康给予了肯定，认为酿制的葡萄酒，能"暖腰肾，驻颜色，耐寒"，所谓"驻颜色"就是可以促进血液循环，增进健康。而葡萄烧酒则可"调气益中，耐饥强志，消炎破癖"。李时珍提出的这些见解，已被现代医学的理论和实践所证实。清代《古今图书集成》记载："葡萄酒肌醇治胃阴不足、纳食不佳、肌肤粗糙、容颜无华。"这说明葡萄酒有消除疲劳、促进血液循环、增进食欲、帮助消化和美容等作用。

三、 法兰西悖论

1989 年，世界卫生组织（WHO）世界心血管疾病控制系统"莫尼卡项目"的流行病学调查证实，法国人的冠心病发病率和死亡率比其他西方国家，尤其是比英国人和美国人要低得多，其标准人群（35～64 岁）中男性的冠心病死亡率约为英国的 1/2，为美国的 1/4；女性的冠心病死亡率约为英国的 1/3，为美国的 1/4。

法国人的饮食中动物性脂肪含量高，胆固醇摄入量大，而且法国人吸烟嗜酒成性。1970 年，法国人均葡萄酒的消费量为108L，相当于平均每天要喝300mL，这还是按总人口计算的平均值，如果不把儿童计算在内，数字将更大。法国人的人均葡萄酒饮用量居世界首位，由此似乎可以认为因于饮食和生活方式的原因，法国人应该是一个有健康危险的群体。但是，进一步研究表明，比起那些正常饮食中不包括葡萄酒的人来说，进餐中饮用葡萄酒的法国人的心血管疾病和发病率及死亡率较低。这就是所谓的"法兰西悖论"。

"法兰西悖论"引出的结论是：法国人与英国人和美国人的饮食结构基本相同，显著区别是，英国人爱喝一种叫威士忌的蒸馏烈性酒；美国人则爱喝啤酒，人均啤酒消费量居世界首位；法国人则钟情于可口好喝并带有浪漫色彩的葡萄酒。显然，差别和起作用的都是葡萄酒。

美国政府于1995 年 6 月将"葡萄酒的保健效果"研究课题列入 200 万美元的国家预算。各国政府历来都是指责过度饮酒的危害，而由政府出资将酒的正面效果作研究课题则是从未有过的。在美国二百年历史上，就有过长达13 年的政府禁酒政策。1919年美国国会通过"沃尔斯特德法"，明令禁酒，只允许少量的葡萄酒供民疗和宗教使用。直到 1933 年 1 月，富兰克林·罗斯福上台执政后，才废除了禁酒令。时间的流逝，不仅会改变人们的观念，也会改变政府的行为。在美国政府出资研究葡萄酒的保健效果后，英国政府也提出要提高推荐饮酒量的上限，世界上已经承认适量地饮用葡萄酒具有保健功能。流行病学和临床学研究表明适度饮用红葡萄酒（1~2 杯/d）能够降低心血管疾病、高血压、糖尿病和某些癌症（结肠、基底细胞、卵巢和前列腺）的发病率，这主要归因于红葡萄酒的抗氧化、降低血脂以及消炎的能力（Sara Arranz et al.，2012）。

四、 葡萄酒与解除 "应激"

越来越多的研究和证据表明，"应激"是危害现代人类健康的祸根。应激是心理学和生理学名词，是指任何可以扰乱机体功能的紧张因素和干扰因素。物理应激，如冷、热、噪声等，可引起人体的各种生物学反应；心理应激，如挫折、剥夺、冲突等，可引起心理防御反应。多数情况下，以上两种类型的应激可同时存在。应激可导致多种行为模式，其中一种称为 A 型行为模式，其特点是缺乏耐心，总感到时间紧迫，拼命地竞争，心中只想到职业以及有关的期限要求。有报告说，这种行为模式的人为冠心病高发人群。更有研究证实，应激是导致人体内产生氧自由基的主要原因。

人应付应激的能力曾是心 - 身医学的重要研究课题。一个人能否成功地控制其应激情境，对其心理和生理健康都有深刻的影响。近些年的研究发现，长期适量饮用葡萄酒，是解除应激的一种有效办法。有报告认为，饮用葡萄酒能使与应激相呼应的儿茶酚胺生成量减少，人们可以从应激状态中释放出来。因为人体氧自由基增加是应激的最大原因，所以，可以通过适量饮用葡萄酒来抑制和解除应激，从而使人保持身心健康。在合理饮用范围内，葡萄酒能直接对周围神经系统发生作用，从而提高肌肉的紧张度。葡萄酒也可对神经运动中枢起作用，给人以舒适、快乐的感觉，由于感觉反射对时间有所延迟，这一作用在饮用以前就已经开始了。

不同的葡萄酒有不同的颜色，如红、石榴红、血红、玫瑰红、紫红、黄、淡黄、绿黄、金黄等，使人赏心悦目。当葡萄酒倒入与之相适应的酒杯中，由于挥发性物质的逸出，及酒种不同，可散发出各种香味：果香、花香、醇香等。因此，舌头和口腔内的各种味觉细胞受到刺激，使我们处于舒适、快乐的状态中。这是一种精神平衡状态，使我们品尝、辨别出不同葡萄酒的滋味。所有这些，使我们的思维更为敏捷，判断更为准确，精神更为愉悦（李华，2000）。因此，对于那些由于焦虑而受神经官能症折磨的人，饮用少量的优质葡萄酒，既可以平息焦虑的心情，又可以避免服用可能有副作用的镇静剂。

另外一种非常重要的应激是氧化应激，指机体在遭受各种有害刺激时，体内高活性分子如活性氧自由基和活性氮自由基产生过多，氧化程度超出氧化物的清除程度，氧化系统和抗氧化系统失衡，从而导致组织损伤。氧化应激在冠心病、原发性高血压、心肌缺血、心肌病等多种心血管疾病发生、发展中发挥着重要的作用，因此抗氧化剂的使用在这些疾病的治疗中显得尤为重要。研究表明分别饮用葡萄酒、啤酒和烈性酒

1h 后，由于酒精自身的舒张作用，三种酒精饮品均有利于缓解氧诱导动脉硬化，但是只有葡萄酒能够缓解氧诱导氧化应激（Mladen Krnic et al. , 2011）。

第二节　葡萄酒的健康作用

众多周知，葡萄酒是一种营养丰富、极具保健作用的果酒，已成为当今最健康、时尚的饮品，它除了能够愉悦我们的心情，在大众的日常生活交际中扮演重要角色之外，还对我们的健康有很大的好处，其独特的保健作用也使得葡萄酒工业得以继续稳步发展、繁荣。下面让我们来分享一下葡萄酒的功效和作用。

一、 强身的作用

我国古代医学家很早就认识到了葡萄酒有滋补、强身的作用，并有"益气调中、耐饥强志"的记述。在合理饮用范围内，葡萄酒能直接对人体的神经系统产生作用，提高肌肉的张力，使肌肉达到放松状态，可消除疲劳、兴奋神经，给人以舒适、欣快的感觉。因此，尤其对于那些受焦虑折磨的人来说，饮用少量的葡萄酒可以达到平息焦虑的心情的效果。除此之外，葡萄酒和大多数食物不一样，它含有多种氨基酸、矿物质和维生素等，这些都是人体必不可少的营养素。这些因素可以不经过预先消化而被人体直接吸收，达到一定的免疫功能，尤其是对身体虚弱、患有睡眠障碍者及老年人的效果更好。因此，葡萄酒能对维持和调节人体的生理机能起到良好的作用，是一种良好的滋补品。

二、 预防心血管疾病

现代医学指出，导致心血管疾病的罪魁祸首是血液中高含量的胆固醇和血脂。人体含有一种高密度脂蛋白（HDL），它可以将血液中的胆固醇从肝外组织转运到肝脏内并在那里进行胆固醇－胆酸转化，以防止胆固醇沉积于血管内膜上，从而防止动脉硬化的发生。所以，当高密度脂蛋白含量不足时，会导致冠心病、动脉粥样硬化等疾病的出现。在法国人的饮食生活中，其代表性食品如生奶油、黄油、乳酪等都含有大量的动物性脂肪，致使法国人食入的饱和脂肪酸几乎是美国人、英国人食入的饱和脂肪酸的 4 倍，但奇怪的是，法国人冠心病死亡率仅是美国人的 1/4、英国人的 1/2。这种违反常理的怪现象被称为"法国现象""法兰西怪事"或"法兰西悖论"等。许多专家认为这一现象与法国人每餐都饮用葡萄酒，特别是与饮用红葡萄酒的生活习惯有关。在英国，研究人员对 6680 名男性进行历时 17 年的心脏病跟踪研究，结果显示喝葡萄酒的人比喝啤酒和烈酒的人患心脏病的几率要低 30%。此外，意大利人发现每天饮用 1～2 杯葡萄酒的人比那些从不饮酒的人患心脏病的概率要低 34%。多项实验研究也印证了适量饮用葡萄酒，特别是红葡萄酒可以增加体内高密度脂蛋白的含量、降低血液中的胆固醇和血脂的含量，从而减少动脉粥样硬化和心脏病的发生。

在巴塞罗那，研究人员对 40 名健康志愿者进行了一项研究结果表明，与饮用等量的烈酒相比，饮用红葡萄酒（30g/d，4周）的一组其高密度脂蛋白胆固醇（HDL – C）水平明显升高而降低了低密度脂蛋白的氧化程度。最后，通过对流行病学研究进行 Meta 分析，表明适度地饮用葡萄酒（150～300mL/d）与患心血管疾病的风险之间呈现显著负相关（Ramon Estruch，2000）。香槟有改善血管的功能，红酒也有此作用（Dal – Ros S. et al.，2012）。

　　另外，医学研究表明，血小板在体内凝集后会造成血栓，人体经常喝一点红葡萄酒能够稀释血液，而且，葡萄酒中的多酚具有抑制血小板凝集的作用，能够有效地阻止血管内血栓的形成，从而防止心脑血管疾病的发生。有研究小组对1万人以上的受试者进行了为期长达16年的跟踪研究，发现每周喝1～6杯红葡萄酒的人与不喝酒或很少喝酒的人相比，中风的发生率降低了34%，这个结果验证了红葡萄酒的抗凝作用，使之成为一种不可思议的抗凝剂。美国威斯康星大学医学院的心血管疾病专家约翰·福尔茨博士曾说："饮红葡萄酒在人体血液中能有抗血栓形成的作用，比服用阿斯匹林疗效好，因为服用阿斯匹林会引起胃部不适"。因此，经常适量饮用葡萄酒能有效预防血栓。

三、 防癌、 抗癌

　　临床研究表明，适量地饮用红葡萄酒会降低某些癌症的患病率，包括肺癌（Chao C. et al.，2011）、结肠癌（Anderson J. C. et al.，2005）、上消化道癌（Pandeya N.，et al.，2009）及皮肤癌（Freedman D. M. et al.，2003）。Zell 及其同事们发现适量地饮用红葡萄酒对大肠癌病人的存活具有有利作用（Zell J. A. et al.，2007）。Meta 分析显示适量地饮用红葡萄酒对肾癌也有一定的抵抗作用（Song D. Y. et al.，2012）。然而，另外的一些研究却没有在适量饮用红葡萄酒与患癌症风险之间发现关联性，包括前列腺癌（Sutcliffe S. et al.，2007；Crispo A. et al.，2004）、卵巢癌（Genkinger J. M. 和 Hunter D. J.，2006）、胃癌（Duell E. J. et al.，2011）、皮肤癌（Ansems T. M. R. et al.，2008）、头癌和颈癌（Purdue M. P. et al.，2009）及甲状腺癌（Meinhold C. L. et al.，2009）。另外，还有一些研究显示饮用红葡萄酒会导致癌症发生率的升高。VITAL 进行了一项研究：招募了华盛顿州的34565名男性进行调查研究，结果表明没有饮用红葡萄酒的人罹患前列腺癌的风险升高（Velicer C. M. et al.，2006）。护士健康研究课题组对105986名女性进行了1980—2008年的跟踪研究，结果显示：与饮用其他饮料相比，饮用红葡萄酒的女性其患乳腺癌的风险并没有降低。数据表明，每周饮用14瓶或者更多酒的女性，不管是什么种类的酒（红葡萄酒、白葡萄酒、烈性酒或啤酒），与没有饮酒的女性相比，24%的女性可能更容易得乳腺癌。（Chen W. Y. and Rosner B.，2011）。

　　癌细胞离体实验（Elattar T. M. and Virji A. S.，1999；Wallenborg K.，et al.，2009；Kampa M.，et al.，2000）也显示了红葡萄酒具备抗氧化能力（German J. B. 和 Walzem R. L.，2000）。有趣的是，过度饮用啤酒和烈酒会致使肺癌发病率增高，而饮用葡萄酒会降低肺癌发生率（Prescott E. et al.，1999；Benedetti A. et al.，2006）。研究表明适度饮用葡萄酒对健康是有益的，可以降低22%的癌症发生率（Maxwell S. et al.，1994）。

离体实验显示，红葡萄酒会抑制人口腔鳞状上皮癌细胞（SCC-25）的生长（Grønbaek M. et al.，2000），也可以抑制人前列腺癌细胞的生长（Kampa M. et al.，2000）。此外，研究显示红葡萄酒多酚提取物可以抑制乳腺癌（Hakimuddin F. et al.，2006）、结肠癌（Briviba K. et al.，2002）、皮肤上皮癌细胞的生长。

我们观察到低浓度（0.02%）的红葡萄酒具有抑制克隆存活率的潜质。而在此浓度下，白葡萄酒对克隆存活率不存在抑制作用。0.02%~0.5%浓度下的红葡萄酒不能抑制克隆存活率，但是在此浓度下，白葡萄酒表现出对克隆存活率的抑制作用。在2%浓度下的白葡萄酒和红葡萄酒都失去了对克隆存活率的抑制作用。这些结果证明：虽然红葡萄酒和白葡萄酒都能抑制肺癌细胞，但是在抑制癌症的效力上是不同的。我们的结果和之前的研究是一致的，Elattar等人研究发现一定浓度下的红葡萄酒可以抑制人口腔鳞状癌SCC-25细胞（Elattar T. M. 和 Virji A. S.，1999），也可以抑制人前列腺癌细胞的增殖（Wallenborg K. et al.，2009）。Wallenborg等人发现：2.5%和5%浓度下的红葡萄酒可以导致A549和其他的肺癌细胞、结肠癌细胞、子宫颈癌细胞的死亡（Kampa M. et al.，2000）。虽然高剂量的红葡萄酒和白葡萄酒都证明对癌细胞的生存有显著的抑制作用，但相对于白葡萄酒来说，红葡萄酒显示出具有更多抗肿瘤的潜质。实验结果显示葡萄酒可能通过抑制本底水平Akt和Erk的磷酸化/激活，诱导肿瘤抑制基因P53的激活的分子机制来产生抗癌的作用（Carly C. Barron et al.，2014）。

据统计，在美国的绝经妇女中，有75%的乳腺癌病例发病原因与体内的雌激素水平偏高有关，因此激素抑制疗法已经受到人们越来越多的重视。美国科学家曾用葡萄酒喂养已患有乳腺癌的老鼠，实验发现葡萄酒对乳腺癌细胞的生长具有强烈的抑制作用，研究人员又同时选用了桑葚、花生、葡萄皮来做实验，发现葡萄皮的抗癌活力最强。此外，科学家们在实验室里从葡萄皮和葡萄籽中提取出了一种称为开马君B的二聚物，并将它应用在患有乳腺癌的白鼠身上，结果发现：它能够大大缩小受试白鼠体内的乳腺肿瘤。红葡萄酒所用的原料是完整的葡萄（连皮带籽），通过发酵酿制而成的，因此，它也具有预防乳腺癌的功能。建议健康的成年女性每天饮用1~2杯红葡萄酒或吃一些葡萄（连皮带籽），这能有效地降低体内雌激素的分泌，降低雌激素的水平，以达到预防乳腺癌发生的效果。有研究选用乳腺癌T47D、MDA-MB-231、MCF7细胞分别进行实验，研究脱醇葡萄酒对细胞增殖的影响，结果显示葡萄酒对细胞增殖的抑制作用呈剂量依赖关系。在葡萄酒低于0.01%浓度下，三种乳腺癌细胞的生长增殖都受到抑制。然而，葡萄酒在高浓度0.1%下，对T47D、MCF7细胞的抑制作用消失，反而会促进癌细胞的生长。研究结果表明葡萄酒对乳腺癌细胞增殖的影响依赖于葡萄酒的浓度及孵育的时间（Athina Damianaki et al.，2000）。

Elias Castanas博士发现从法国酒中提炼得到的多酚栎精，能够有效地抑制前列腺癌细胞的扩散，其剂量仅相当于每天两杯红葡萄酒中所含的量（Castanas E. et al.，2000）。西班牙研究人员则发现红葡萄酒中所含的化合物不仅能够抑制前列腺癌细胞的扩散，而且还能够帮助破坏癌细胞。

四、 杀菌、 抗病毒功能

很早以前，人们就认识到了葡萄酒的杀菌作用。葡萄酒中的酒精与天然酸、多酚类物质的综合作用，使葡萄酒具有杀菌作用。感冒是一种常见的多发病，至今，由于流行性感冒的病毒对大多数药物都具有抗药性，致使全世界对流行性感冒尚无良策。但人们发现，常饮葡萄酒的人群中很少有人感冒。这一现象引起研究人员的注意，他们把红、白葡萄酒和葡萄原汁分别加入病毒培养液中进行试验，结果显示：单纯疱疹病毒等常见的感冒病毒，在葡萄酒和原汁中均丧失活力，其中葡萄皮浸出的原汁抗菌效果最好。科学家认为，这是因为葡萄皮中含有苯酚类化合物，能在病毒体表形成一层薄膜，使其难以进入人体细胞，从而达到防治感冒的效果。由于苯酚主要存在于葡萄当中，所以当人们感冒时，饮用热的红葡萄酒，也可以起到减轻感冒症状和预防感冒的作用。意大利研究人员发现，定期喝上一杯葡萄酒可以预防蛀牙、牙龈疾病以及咽喉痛。研究人员从超市购买不同种类的葡萄酒，并将它们倒进含有近80种微生物的容器中，经过一段时间后，对杯中的微生物进行分析，发现这些寄生于人类口腔、能导致龋齿等口腔疾病的细菌竟荡然无存。科学家们认为，葡萄酒含有抗菌成分，能杀死链球菌和葡萄球菌等威胁人类口腔健康的细菌，对保护牙齿健康有神奇功效（Daglia M. et al. ，2013）。

五、 预防肾结石

慕尼黑大学医学研究所的医学家们通过对4.5万健康人和病人进行临床观察，发现适量饮用不同的饮料者，患肾结石的风险大小不同。每天饮用1/4L咖啡的人，患肾结石的风险要比无此习惯的人低10%；常饮用红茶的人得肾结石的概率要比无此习惯的人低14%；常饮用啤酒的人得肾结石的概率要比无此习惯的人低21%；而饮葡萄酒的人得肾结石的机率最小，得病的风险要比无此习惯的人低36%。因此，适量饮用葡萄酒可以有效防止肾结石的发生。

六、 美容养颜、 抗衰老

自古以来，红葡萄酒作为美容养颜的佳品，赋予了女人魅力和韵味，备受广大女性喜爱。明代李时珍所著《本草纲目》中详述了葡萄酒的酿造方法及其药用功效，谓"暖腰肾、驻颜色、耐寒"。说明了葡萄酒具有补血养颜、延缓衰老、增进健康的功能。有人说，法国女子皮肤细腻、润泽而富于弹性，与经常饮用红葡萄酒有关。事实也确实如此，葡萄酒作为唯一的碱性饮品，可平衡体内的酸，纠正酸性体质，葡萄酒因其含有的维生素C最丰富，是强有力的外源性抗氧化剂，其具有清除自由基，保护细胞和器官免受氧化，维持细胞正常功能的作用。经科学研究发现，红葡萄酒中的多酚能促进肌肤的新陈代谢，直接保护肌肤，防止肌肤皱纹、皮肤松弛、脂肪积累等情况的发生；也能间接地抑制黑斑的形成，让肌肤变得更年轻，更富有弹性，令肌肤恢复美白光泽。而且，红葡萄酒还可直接涂敷于皮肤上，其具有抗皱防皱、延缓皮肤老化的特殊功效。所以，每天饮用适量红葡萄酒，也是美容的良方。而且，优质的红葡萄酒中含有丰富的铁元素更能起到补血的作用，使人的脸色变得红润。因此，红葡萄酒无论是外用还是饮用，都具备润肤滋色、抗皮肤老化的功能。

七、 助消化、 促食欲

《古今图书集成》中记载："葡萄酒肌醇治胃阴不足、纳食不佳"，说明葡萄酒具有增进食欲、帮助消化的功能。葡萄酒具有鲜艳的颜色，清澈透明的体态，使人赏心悦目，倒入杯中，果香酒香扑鼻；品尝时酒中单宁微带涩味，可促进食欲。葡萄酒可以使人体处于舒适、愉快的状态中，这种状态有利于身心健康。

葡萄酒由葡萄发酵而成，葡萄本身的天然酸性物质全部溶解于葡萄酒中，它的酸度接近胃酸（pH 为 2～2.5）。而且，葡萄酒中含有各种有机酸，能刺激胃腺细胞分泌胃液，在胃中，每 60～100g 葡萄酒能使正常胃液的分泌量增加 120mL，也可以促进胰液的大量分泌，从而增强胃肠道对食物的消化吸收能力。因此，葡萄酒作为佐餐佳品，能帮助消化和吸收食物中的蛋白质。此外，甜白葡萄酒含有山梨醇，有助于胆汁和胰腺的分泌。因此，饭前饮用葡萄酒，特别是老年人，可以增强消化功能，对身体十分有益。

八、 有助于改善记忆力

许多流行病学研究报道，少量或适度摄入葡萄酒（每天 1～2 杯），其中还含有丰富的类黄酮，可以减少冠心病缺血性脑血管病、痴呆和认知障碍等（Krenz M. 和 Korthuis R. J. , 2012；Lemeshow S. et al. , 1998；Letenneur L. , 2004；Orgogozo J. M. et al. , 1997）。旧观念认为酒精是导致痴呆症发生的主要原因，但研究结果却出人意料。法国波尔多大学中央医院的研究人员从 1987 年起对 8777 名 65 岁以上的老人进行维持三年的跟踪调查，分析饮酒量与死亡率、痴呆症、早老性痴呆症发生率之间的关系。结果显示：每天饮用 2～3 杯葡萄酒（100～150mL）的人，痴呆症的发生危险率约为不饮酒对照组的 1/5；早老性痴呆症的发病危险率约为对照组的 1/4，而死亡率也相应降低约 30%。此外，意大利研究者选择 1500 名老年人（65～84 岁年龄段）作为研究对象，调查其酒精消费量并检查其大脑功能。对其中 121 名轻度认知障碍患者进行持续三年以上的连续跟踪调查，了解其病情发展情况。结果发现：与从不饮酒的患者相比，一天饮用一杯葡萄酒的轻度认知障碍患者其病情恶化程度降低 85%。这是因为酒精能够促进血液循环，减少大脑动脉粥样硬化的发生，从而可以预防老年痴呆症的发生（Solfrizzi V. et al. , 2007）。

有研究对 5442 名志愿者（2397 男，3045 女）进行维持 7 年的跟踪调查，研究显示：与低酒精摄入量的男性和女性相比，饮用少量或中量葡萄酒的人群具有更好的认知能力。我国的研究显示，对轻、中度酒消费量经过 7 年的随访，低酒精摄入量的男性和女性相比，其具有更好的认知能力。我国的研究结果与先前的研究结果是一致的，轻度和适度饮酒拥有更好的认知测试成绩（Lindsay J. et al. , 2002；Ruitenberg A. et al. ,

2002；Ganguli M. et al.，2005；Ngandu T. et al.，2007）。而在我们的研究中，饮用葡萄酒，而不是啤酒和烈酒，与女性的认知功能呈正相关，对男性来说，饮用啤酒和葡萄酒均具有更好的认知测试得分（Arntzen K. A. et al.，2010）。在荷兰，有研究组选择中年人作为对象进行研究发现，饮用红葡萄酒而不是其他酒精饮料与认知能力的下降之间存在负相关关系。这一发现支持了一种假说：在红葡萄酒中有除酒精外的其他物质对认知功能起有利作用（Artero A. et al.，2015）。有研究对 3767 名志愿者进行为期三年的流行病学调查结果显示，适量饮用（每天 200～250mL）葡萄酒对阿尔茨海默症有减缓疾病发展的作用（Orgogozo J. M. et al.，1997）。而且，年龄在 55～88 岁的人群中，与不饮酒者相比，适量饮酒的人（男性每天 2～8 杯）在各种不同的认知测试中均有更好的表现。在 1987 年，有研究小组对 3777 名老年人进行流行病学调查，根据志愿者饮用红葡萄酒的量将其分为四个组：不饮酒组、少量饮酒组（每天 1～2 杯）、中度饮酒组（每天 3～4 杯）、过量饮酒组（每天超过 4 杯）。在跟踪实验 3 年后，结果显示中度饮酒组具有更低的痴呆发病率；少量或中度饮酒组均显示其阿尔茨海默症的患病率明显降低（Orgogozo J. M. et al.，1997）。在加拿大，健康与衰老的研究组对 4088 名志愿者进行为期 5 年的调查，与不饮酒组相比，饮酒组显示更低的痴呆症患病率，而且饮用葡萄酒组的人比饮用啤酒、烈酒组的人更大程度地降低了痴呆症的发生率（Lindsay et al.，2002）。

实验选用六周龄大的雄性 Wistar 大鼠，将动物分为三组：喂养含有 20% 酒精浓度的红葡萄酒组、喂养 20% 酒精组以及对照组。利用水迷宫系统检测大鼠空间学习记忆能力。检测海马组织匀浆中氧化胁迫的生化指标（脂过氧化、谷胱甘肽水平和抗氧化酶的活性）。结果显示：红葡萄酒喂养的动物其脂过氧化水平最低、谷胱甘肽水平最高并且可诱导抗氧化酶的激活。行为学实验结果显示：与饮用酒精组相比，饮用红葡萄酒组动物海马神经元 CA_1 和 CA_3 区脂褐素沉积未出现明显增加。此外，饮用红葡萄酒组动物的水迷宫学习能力更强，在训练后的测试实验中具有更高的评分。实验结果表明长期饮用红葡萄酒不会导致海马依赖性学习记忆能力的下降，这可能是因为红葡萄酒中的多酚具有改善大脑抗氧化状态，防止由自由基诱发的神经元损伤的作用（M. assuncao et al.，2007）。实际上，适量摄入红葡萄酒对认知功能具有保护作用，但是，关于这一作用的最常见的解释就是对氧化胁迫的保护。目前，没有关于芳香酶以及雌激素信号通路的调节间关系的探讨研究。实验目的是研究饮用红葡萄酒或 13% 酒精溶液对大鼠海马组织中芳香酶和雌激素受体表达情况的影响。选用 Wistar 大鼠作为实验动物，分别给予持续八周的红葡萄酒和 13% 的酒精溶液，之后将动物处死，取出海马组织，通过 Western Blot 和 Real - Time PCR 检测芳香酶以及雌激素受体的表达情况。结果显示饮用红葡萄酒组动物海马组织中芳香酶的表达量升高，这可以证实红葡萄酒为什么可以具有神经保护作用了（Monteiro R. et al.，2008）。两位来自米兰大学的医生经大量实验研究发现，适量饮用葡萄酒会促进大脑内产生一定量化学物质，它能促进神经细胞生成记忆。据测定：与未饮用者相比，饮用葡萄酒后该物质的生成可以显著增强大脑学习、记忆能力。此外，有研究者发现肥胖患者在减肥期间适当饮用葡萄酒，可以保持旺盛的精力，避免因节食而造成人萎靡不振甚至记忆力减退等现象的出现。结果表明：适量饮用葡萄酒，有助于提高大脑记忆力和学习能力。因此，经常少量饮酒，日积月累可以达到防止记忆力衰退的效果。

九、 减肥

葡萄酒具有减轻体重的作用，每升葡萄酒中含 2.2kJ 热量，这些热量只相当人体每天平均需要热量的 1/15。饮酒后，葡萄酒能直接被人体吸收、消化，在 4h 内可以被全部消耗掉而不会增加体重。

日本科学家发现，红葡萄酒能抑制脂肪的吸收，选用老鼠作试验对象，老鼠饮用葡萄酒一段时间后，其肠道对脂肪的吸收变缓，对人做临床试验，也获得了同样的结论。所以，经常适量饮用葡萄酒，不仅能补充人体需要的水分和多种营养素，而且有助于减肥。给予 Wistar 大鼠分别喂养红葡萄酒、酒精溶液和水，持续八周。实时监测食物和水的摄入，每周进行动物的体重称量。实验的最后，检测各组动物脂肪细胞的大小以及脂肪组织中芳香酶的表达量。结果显示，饮用红葡萄酒组和饮用酒精组的动物其脂肪组织中芳香酶的表达量升高，而且饮用红葡萄酒组动物的脂肪细胞的大小明显变小。此外，与对照组动物相比，饮用红葡萄酒组和饮用酒精组动物虽然摄入同等量的能量，但是饮用红葡萄酒组的动物体重明显更低。我们的实验证实饮用红葡萄酒可能通过脂肪组织、动物体重和脂肪组织的大小来改变雌激素的产生量（Rosário Monteiro et al.，2009）。

如果合理饮用，实验动物模型和人体实验均证明了红葡萄酒是一种发挥促进健康广谱作用的饮料，然而关于红葡萄酒对体重影响的研究很少。Montserrat Vadillo Bargallo 等给予雄性 Zucker 大鼠喂食连续 8 周的高热量饮食来评价饮用适量红葡萄酒对体重和能量摄入的影响。实验分为 3 个动物组：高脂饮食组（HFD），高脂饮食红葡萄酒饮用组（HFRWD）和一个标准的饮食组（SD）。8 周后，与 HFD 组相比，HFRWD 组具有较低的体重增加、较低能量摄入并有较少的脂肪量在附睾位置。通过评估适度的饮用红葡萄酒对肥胖大鼠模型在体重、能量的摄入、附睾肥胖的影响和饲料效率方面的影响，表明适量饮用红葡萄酒可以防止喂食 HFD 大鼠体重的增加，这种影响主要是通过减少能量摄入介导的。因此，红葡萄酒可以部分抵消高热量饮食诱导的过度肥胖。哥本哈根市心脏研究组有一项关于肥胖人群的研究表明长期适量饮用红葡萄酒（不是其他的酒精饮料）趋向于减少腹部肥胖（Vadstrup E. S. et al.，2003）。然而，这一效应并没有在其他的研究中被发现（Cordain L. et al.，2000；Cordain L. et al.，1997）。

十、 防治视网膜变性

黄斑变性是由于有害氧分子游离，使肌体内黄斑受损。有研究发现：经常饮用少量红葡萄酒的人，患黄斑变性的可能性比不饮用者低 20%。这一研究证实了红葡萄酒具备防止黄斑（视网膜）变性的作用。

第三节　葡萄酒与酒精的关系

　　酒在大多数国家中已经成为日常生活要素之一。根据饮酒的频率和绝对量的不同，酒精（乙醇）可成为营养物质、毒物或者药物。关于饮酒利弊的争论，几乎延续了整个人类文明史。目前，大量事实已经证实，酒精是许多疾病的重要病因和危险性影响因素。饮酒与吸烟和不良生活方式一起成为世界各国"三大"主要死亡原因。尽管葡萄酒对人体健康有着重要的作用，但这并不是鼓励人们不加限制地喝葡萄酒。因为葡萄酒和其他酒精饮料一样，含有一定量的酒精，过量饮用葡萄酒的同时就会过量摄入酒精，严重影响人们的身体健康，会影响人的智力、记忆力、食欲，严重时，还会导致肥胖症、肝硬化和肝癌等。

　　19世纪中期，正当葡萄酒的功效在欧洲大陆被人们提及之时，长期酗酒的不良嗜好便开始肆虐，普通百姓、农民、工人等社会阶层无一幸免。"酗酒"一词出现于19世纪50年代，马格纳斯·于斯（Magnus Huss）在1853年的医学和心理学年鉴中定义："长期酗酒会引起酒精慢性中毒，对酒精产生依赖，直接通过血液或其他途径摄入酒精。其次对神经系统先后产生刺激、镇静、麻醉的作用，这种作用起初是交替的，最终变为持久的。"1g乙醇含能量29.7kJ。对于大多数饮酒者来说，乙醇是体内能量的重要来源，酗酒者从乙醇中获得的能量可达到每日摄入总能量的50%。人体不能储存乙醇。由于乙醇具有潜在的毒性，机体必须尽快地将其从体内清除。这种绝对代谢优势，使得乙醇成为影响代谢的主要因素，乙醇影响代谢几乎涉及所有的营养素和全部的器官，继而对疾病危险性产生影响。

一、乙醇代谢

　　酒和其他食物不同，食物在被吸收前需要消化，而乙醇是小分子物质，在胃和空肠内可以被迅速（在1min以内）吸收，之后立即分布于全身。在通过胃黏膜时，有小部分乙醇在胃黏膜细胞中的乙醇脱氢酶作用下降解，即首过性代谢。一般情况下，首过性代谢男性高于女性（女性比男性多吸收1/3的乙醇），并且随着年龄增加而下降，并受不同药物的影响，如阿司匹林对其具有抑制作用。其余部分在肝脏代谢，有两条主要途径：轻中度饮入的乙醇通过乙醇脱氢酶代谢，大量摄入的乙醇主要通过微粒体乙醇氧化酶系统途径代谢。乙醇经乙醇脱氢酶途径和微粒体乙醇氧化酶途径氧化的产物都是乙醛，后者经乙醛脱氢酶进一步代谢为乙酸。乙酸被释放入血液并转运到外周组织作为能源使用。乙醇代谢导致肝脏氧化还原状态的改变，进而产生不同的代谢与临床后果以及肝脏功能的异常，如抑制三羧酸循环，伴随丙酮酸转化为乳酸，糖异生受损并出现低糖血症，脂肪酸合成增加，尿酸排泄减少并引发高尿酸血症。乙醇对代谢的影响可以是直接的，也可以是间接的。乙醇的直接毒性是其可以引起细胞膜流动性的变化、细胞内氧化还原状态的改变以及由乙醛的毒性所造成的、结果可导致细胞功能改变的变化，如增加自由基生成量和脂质过氧化，抑制蛋白质合成以及维生素代谢受损。

两种乙醇代谢酶（乙醇脱氢酶和微粒体乙醇氧化酶）存在基因的多态性，导致了不同种族不同人群对乙醇代谢呈现广泛的个体差异。亚洲裔人群存在乙醇脱氢酶活性较高和微粒体乙醇氧化酶的活性较低的特点，因此，即使少量饮酒后也会出现典型的脸红和头疼现象。

尽管代谢乙醇的能力千差万别，但健康人代谢乙醇的能力一般为 5~7g/h。目前还没有公认的安全而有效的方法可以增加人体乙醇降解速率。乙醇脱氢酶存在的数量与个人是否进食有关。如果一天不进食，可导致体内蛋白质的降解，其中包括乙醇脱氢酶。

二、 乙醇和营养

酒精性营养不良有两种类型：原发性营养不良和继发性营养不良。由于乙醇含有相当高的能量密度，饮酒可导致膳食及许多必需营养素摄入量减少，进而引起原发性营养不良。大量饮酒引起的胃肠道和代谢性并发症（尤其是肝功能异常）可导致继发性营养不良。酒精性胃炎引发的厌食和呕吐可加重食物摄入不足。由于黏膜功能异常、肝功能损伤、胰腺分泌不足，几乎所有的营养素都会出现吸收不良的现象。乙醇性肝功能异常造成血液转运和存储营养素的能力降低，以及营养素在体内的作用受到限制。另外，乙醇还可增加尿和胆汁中营养素的排泄。

（一） 乙醇对能量代谢的影响

乙醇除了能量以外几乎不提供任何营养素，不受食欲或饥饿调节，因此，乙醇的能量是不受调节的空热量。大多数学者认为，中度饮酒者多为在日常膳食基础上再饮酒的人，中度饮酒可导致增重和肥胖的危险性增加。乙醇替换（即乙醇取代了正常的能量来源）是酗酒者的典型特征，这可导致营养不良和体质量的下降。

目前尚不清楚乙醇所含能量中有多少用于三磷酸腺苷（ATP）的合成。研究显示，由于存在不同的乙醇降解代谢途径，人体中可利用的 ATP 生成量低于理论计算值。病理学和实验研究表明，尽管存在一定的能量浪费，但中度饮酒时，乙醇在人体中的能量基本上都是可利用能量。

乙醇还可通过对底物平衡的影响改变能量平衡方程。乙醇可使脂质氧化抑制 1/3。利用稳定放射性核素质谱测定技术发现，中度乙醇负荷（25g）中的大部分碳（98%）以醋酸盐形式被转运到外围组织中（主要是肌肉）作为能量被利用，减少了脂肪氧化。摄入的乙醇中只有极少部分（<1%）被用于了脂质的从头合成。

乙醇抑制脂质氧化，并导致能量的正平衡，因此，在没有其他方式能够逆转这一过程的情况下，即使适量地饮酒也可能是增重和肥胖的危险因素。为了抵消乙醇对脂肪氧化的影响，应该尽可能地根据乙醇摄入量按比例地降低脂肪的摄入量，以保持能量代谢底物的平衡。

（二） 乙醇对脂质代谢的影响

乙醇可影响血液中所有的脂蛋白成分，其程度与饮酒量、饮酒频率以及伴随疾病

（特别是肝脏疾病）有关。乙醇抑制肝脏的脂质氧化，并导致外周组织回流脂肪的增加，因此脂肪肝是酒精性肝病的特征性早期表现之一。早期表现还包括酒精性高脂血症，原因是乙醇可引起肝脏分泌极低密度脂蛋白的增加以及脂蛋白脂酶活性受损，这两种情况导致了外周组织低密度脂蛋白清除功能的损伤，且引起体内血清三酰甘油水平的升高。摄入高脂膳食可促进体内血清三酰甘油水平的升高。在餐后阶段也可发现乙醇对三酰甘油水平有影响。这种影响可通过降低膳食的脂肪摄入量以及餐前或餐后较高强度的体育活动得到部分缓解。

长期适度饮酒可引起高密度脂蛋白胆固醇水平的升高，这是乙醇对心血管产生有益效应的主要机制。乙醇引起的高密度脂蛋白胆固醇水平增加的机制是肝脏载脂蛋白的生成和分泌增加，由于不同脂蛋白组分间存在脂质交换现象，以及乙醇对参与脂质转移的特异酶活性有影响或对餐后脂血症有影响，从而导致高密度脂蛋白颗粒的分解降低。研究发现，乙醇对高密度脂蛋白升高的影响是非线性的，这表明乙醇对高密度脂蛋白－胆固醇的影响有阈值，这一阈值受到多种因素的限制，例如性别、体质指数、吸烟习惯和基因型等。

乙醇对低密度脂蛋白胆固醇的影响小于对其他脂蛋白的影响。动物研究发现，乙醇可导致肝低密度脂蛋白受体表达的下降，进而导致了低密度脂蛋白清除率的下降。乙醇可能对脂蛋白颗粒有不利的影响，尤其是颗粒的大小。过去几年的研究表明，具有高浓度的小而密的颗粒及其代谢前体（即大的低密度脂蛋白）的人群个体，与低浓度颗粒的个体相比，患心血管疾病的危险性更高。

红酒中的某些多酚化合物作为体内低密度脂蛋白氧化速率调节物质还存在争议，焦点是乙醇具有强烈的促氧化作用，而多酚化合物的生物利用率和生物效能可变性非常大。饮酒可造成致动脉粥样化脂蛋白的降低。有小部分乙醇可以被代谢生成脂肪酸乙酯。脂肪酸乙酯在不同组织中的堆积可能对乙醇性病变的发生具有病理生理学意义。

（三） 乙醇对糖代谢的影响

乙醇对葡萄糖的影响与饮酒量、持续时间和总体营养状态有关。对适度饮酒以及食物摄入量正常的健康人，乙醇对糖类代谢的影响几乎没有临床意义。但过量饮酒可引起胰腺外分泌不足，甚至酒精性胰腺炎。乙醇还可导致葡萄糖代谢发生变化。乙醇代谢过程中合成的还原型烟酰胺腺嘌呤二核苷酸和乙酸盐是葡萄糖代谢的主要调节物。

乙醇氧化伴有草酰乙酸还原成苹果酸，由此可使三羧酸循环活性降低，糖异生作用减弱以及脂肪酸合成增加，引起低血糖症，特别是膳食整体摄入不足和糖类摄入量不足（因此糖原储备低）的酗酒者。这种效应对使用降血糖药物、胰岛素或两者同时使用的糖尿病患者病情加重。乙醇引起糖异生降低的作用也可发生在进食阶段，但常常被摄入的食物中的葡萄糖所代偿。低血糖症的临床症状可能和醉酒的某些症状相似，误诊可产生严重后果。此外，乙醇可造成数种反向调节激素（如肾上腺素或生长激素）的分泌变化，从而导致人体发生低血糖症。乙醇还可抑制肝糖原的储存，进一步增加了糖类摄入不足时发生低血糖症的可能性。

摄入轻度至中度量的乙醇与空腹、餐后胰岛素水平呈负相关，这可能是少量饮酒对心血管具有保护效应的另一个机制。适度饮酒与那些在老年期发病的糖尿病患者的冠心病死亡率降低和发生代谢综合征的危险性降低有关。

（四） 乙醇对脂溶性维生素代谢的影响

1. 维生素 A

维生素 A 又称视黄醇，作为醇的一种与乙醇共享某些代谢途径。因此，饮酒可能对维生素 A 代谢产生较大的不良影响。在轻度至中度饮酒者中，维生素 A 的代谢不发生变化。一般情况下，酗酒者中很少见到明显的维生素 A 缺乏，这可能与肝脏维生素 A 有较多储备有关。长期饮酒可能会引起血浆中维生素 A 水平的降低。酒精性肝病患者肝脏中维生素 A 水平的降低，可能是由于微粒体酶诱导引起维生素的分解增加，以及乙醇诱导维生素 A 结合蛋白合成的减少。这种情况可能致使当事者服用维生素 A 补充剂。但是，大剂量的维生素 A 摄入（与饮酒无关），可带来相当大的肝脏毒性。同时，乙醇是维生素 A 毒性的重要调节物质之一，特别是在人体患有肝脏疾病时此现象更为明显。长期饮酒时，极性的维生素 A 代谢产物增加，可能是肝脏细胞受损的主要机制。

尽管没有维生素 A 前体 β - 胡萝卜素对人体毒性的证据，但有流行病学研究报道，在补充胡萝卜素的吸烟者中肺癌的患病率增加，尤其是经常饮酒者。这种增加最可能的原因在于乙醇诱导 β - 胡萝卜素代谢有所改变。该项研究还发现，摄入相当低剂量的乙醇（$\geqslant 12.9g/d$）后，此改变就开始出现了。尽管重度饮酒者（$\geqslant 200g/d$）血浆胡萝卜素浓度低于对照组，但其血清 β - 胡萝卜素水平仍高于饮酒较少者。这种较高水平可能是由于胡萝卜素的利用和排出受损所致，其更深层次的原因是肝脏损伤或者 β - 胡萝卜素降解途径从中心裂解转到偏心裂解所致。考虑到现有证据，目前不建议在重度饮酒患者常规处方中补充 β - 胡萝卜素或维生素 A。

2. 维生素 E

由于维生素 E 摄入量减少和需要量增加，长期饮酒者无论是否患有肝硬化，其维生素 E 水平都有所降低。有报道称，补充维生素 E 可减少乙醇诱导的脂质过氧化。如果给予补充维生素 E，应保证维生素 K 的营养充足，因为大剂量的维生素 E 可损害维生素 K 循环而使人体增加出血倾向。

3. 维生素 D

由于乙醇对骨骼代谢和维生素 D 代谢的直接或间接影响，重度饮酒可能会使骨折发生率增加。重度饮酒者维生素 D 的摄入量、吸收和活化均较低。另外，由于乙醇对靶器官的影响，维生素 D 的组织特异性作用可能会被削弱。

（五） 乙醇对水溶性维生素的影响

乙醇摄入可能对所有水溶性维生素的代谢都产生影响，并且有剂量效应。健康受试者在平衡膳食情况下摄入少量到中等量的乙醇，不会出现不利影响。但在重度饮酒者中，虽然不一定会出现维生素缺乏的典型临床症状，但存在多种维生素缺乏实际情况。

1. 维生素 B_1

乙醇摄入量可以作为预测维生素 B_1 营养状态的主要指标。80% 以上的重度饮酒者维生素 B_1 营养状况受损，而且与肝脏疾病无关。膳食摄入不足和吸收减少是酗酒者维生素 B_1 缺乏的主要原因。维生素 B_1 在低剂量时可通过载体介导的主动过程被吸收，而在高浓度时通过被动扩散被吸收。在酗酒者中，维生素 B_1 的吸收量通常很低，其吸收主要通过主动过程，而且，这一过程可被乙醇损伤。戒酒可以改善维生素 B_1 的吸收。即使不饮酒的受试者，维生素 B_1 的主动吸收也可以被一次性大剂量的乙醇所抑制。乙醇还可引起维生素 B_1 磷酸化的降低，个体存在肝脏疾病时此反应更加严重。另外，随着乙醇的摄入，维生素 B_1 在尿中的丢失也可能增加。由于肝脏受损和肌肉量降低，酗酒者的维生素 B_1 储存能力降低。乙醇可导致中枢神经系统内维生素 B_1 代谢的特异性变化，进而产生酒精性脑病的典型临床表现：脑病（精神失常）、眼球运动功能障碍（眼肌麻痹）和步态失调。

维生素 B_1 缺乏可能是酗酒患者（即使减少了饮酒量）心功能衰竭的重要原因，特别是合并使用了利尿剂者，因为合并使用利尿剂可造成尿中维生素 B_1 丢失增加。对于这类人群，即使不能控制酗酒，也有必要补充维生素 B_1 和其他的 B 族维生素。由于维生素 B_1 和镁的内在联系，治疗时需要提供足量的镁。

2. 维生素 B_2

维生素 B_2（核黄素）缺乏在酗酒患者中很常见，主要原因是维生素 B_2 摄入量的减少和生物利用率的降低，后者是由于乙醇抑制来自食物的黄素腺嘌呤二核苷酸在肠腔内的水解引起的。乙醇还可在吸收环节和体内组织中抑制维生素 B_2 的转化和活化。维生素 B_2 是维生素 B_6 和维生素 B_9 转化的必需辅助因子，维生素 B_2 缺乏通常会伴随着其他 B 族维生素的缺乏。因此，维生素 B_2 缺乏的临床表现并不典型。

3. 维生素 B_3

轻、中度饮酒对维生素 B_3 的营养状况影响不大，但过量饮酒者经常发生维生素 B_3 缺乏和其他营养素（例如锌）的缺乏。长期饮酒者的血浆维生素 B_3 水平较低，但变化较大，这可能与维生素 B_3 可从食物和肝脏色氨酸的合成获得有关。过量饮酒者，维生素 B_3 的摄入量降低可导致体内色氨酸水平降低。维生素 B_3 的辅酶形式在乙醇代谢中具有重要作用。临床上，维生素 B_3 缺乏的症状（腹泻、皮炎和痴呆）容易和酒精性脑病综合征混淆。补充维生素 B_3 可能导致肝脏转氨酶浓度升高，这又容易与乙醇导致转氨酶浓度升高混淆。补充药理剂量的维生素 B_3 可能加重胃溃疡和痛风，这两种疾病经常出现在长期饮酒者中。

4. 维生素 B_6

维生素 B_6 营养不良与大多数营养素一样是多因素所致的。肝脏中形成活性的能力可因乙醇的摄入而下降，甚至被完全阻断。乙醛通过取代维生素 B_6 与结合位点的结合使解离程度增加，后者又进一步导致游离维生素的分解代谢增加、从尿中丢失增加。维生素 B_6 必须在肝脏中通过一个多步骤活化过程被活化，如果酗酒者继续饮酒，那么补充维生素 B_6 不一定能够改善维生素 B_6 的营养状况。

5. 维生素 B_9

维生素 B_9 缺乏是饮酒者中最常见的缺乏症之一。50% 以上的酗酒者血清和血红细胞维生素 B_9 水平很低。啤酒饮用者体内维生素 B_9 水平稍高，原因是啤酒中含有一定量的维生素 B_9。维生素 B_9 缺乏的临床常见疾病是细胞复制受损所致的巨幼红细胞性贫血。维生素 B_9 缺乏可影响所有的组织，特别是胃肠道黏膜等更新率较高的组织，其结果可引起肠道功能异常并出现腹泻。因此，维生素 B_9 缺乏可引起包括维生素 B_9 在内的众多营养素吸收不良的后果。由于肝功能的变化以及乙醇、乙醛对各种酶的毒性作用，可使维生素 B_9 代谢转化成不同活性维生素 B_9 代谢产物的过程受损。另外，乙醇也使维生素 B_9 在尿中丢失增加。

乙醇对组织中特异性维生素 B_9 转运体系的影响是肠道和肾脏出现吸收不良的原因之一。乙醇引起的维生素 B_9 代谢的局部障碍可能对结肠直肠癌的发生有一定作用。乙醇引发结肠直肠癌的危险性与 DNA 甲基化有关的 5，10 - 甲烯基四氢叶酸还原酶的基因多态性有关。其他组织中的致癌过程可能也具有相同的机制。

虽然有研究报道，中度乙醇摄入与血浆同型半胱氨酸浓度呈负相关。但大量乙醇摄入肯定与血浆同型半胱氨酸的浓度升高有关。其主要原因是乙醇造成了与半胱氨酸代谢有关的调节因子维生素 B_9、维生素 B_6 和维生素 B_{12} 的缺乏。

（六） 乙醇对矿物质代谢的影响

1. 镁

血清和组织中镁离子水平下降是酗酒者的一个典型特征。镁营养状况受损的原因是摄入量减少、吸收不良、尿中丢失增加、继发性高醛固酮症以及因腹泻导致的大便排出增加。减少乙醇摄入量可增加血红细胞中的镁含量。组织中镁含量的减少可能在乙醇导致的疾病的发生和发展中发挥作用。心脏组织中镁含量的下降特别明显，容易引起心律不齐。镁缺乏可能会加重包括肝脏在内的器官损伤。另外，镁在 300 种以上的生化反应中发挥核心作用，加上镁的毒性较低，对酗酒者的医学治疗中应该考虑给予补充镁。

2. 锌

酗酒可使血清锌含量和肝脏锌浓度降低。锌水平的降低与肝脏损伤程度有关，但有些脂肪肝等较轻的肝脏疾病患者也可出现血清锌水平降低的情况。导致血清锌降低的原因包括：摄入量减少、吸收降低、尿液排泄增加和锌的分布变化。饮酒者锌缺乏通常是多因素造成的。酒精性肝病，尤其是酒精性肝炎，已被确认为锌营养代谢紊乱的主要预测指标。

营养不良与大量乙醇摄入同时存在可加重锌的缺乏。研究表明，乙醇引起的锌代谢改变可能会增强乙醇的致癌作用。锌缺乏的临床表现，如味觉和嗅觉异常、性腺功能减退、不育和暗适应能力减弱等，这些在饮酒者中极为常见。暗适应能力损伤是饮酒人群的特征性症状，该症状一般不是由于维生素 A 缺乏而是由于锌缺乏引起的。锌营养状况不良可增加乙醇毒性，因为乙醇降解的限速酶（乙醇脱氢酶）是一种含锌金属酶。

三、　乙醇与死亡率

人群调查显示，乙醇对发病率和死亡率的影响是双相的。少量摄入时，发病率和死亡率的危险性降低，大量饮酒时，各种癌症、酒精性肝病、酒精性心肌病、心律失常、高血压等心血管疾病和脑卒中的死亡危险性升高。少量饮酒时死亡危险性降低可能与冠状动脉性疾病和胆石症的危险性降低有关。关于死亡危险性的最低饮酒量研究在不同个体之间差异很大。

美国癌症学会的调查报告指出，少量饮酒者由于具有较低的冠状动脉疾病危险因子而使死亡危险降低。但是，随着饮酒量的增加（即使在中等饮用量范围内），死亡危险性增加，尤其是女性人群乳腺癌危险性增加。过量饮酒的特征是肝脏代谢和结构的变化，肝硬化是酗酒者死亡的首要原因。据报道，美国男性和女性调整年龄后的肝硬化死亡率分别为每 10 万人中 11. 10 和 4. 60。此外，交通事故死亡者中约有 17% 与饮酒有关。

四、　乙醇和心血管疾病

乙醇可使冠状动脉疾病危险性减少 20% ~ 40%。最近对 42 项研究资料进行的分析得出结论：每人每日摄入 30g 乙醇，可使患冠心病的危险性减少 24.7%。在不同研究中，危险性最低时的乙醇摄入水平变化很大。乙醇的保护作用主要见于年龄较大的和那些具有 1 种或 1 种以上典型心血管危险因素的人群。这一发现提示，乙醇可能具有调节冠状动脉疾病的某些典型危险因素的病理生理学效能。

乙醇对心血管保护作用的机制还没完全被阐明，约 50% 的潜在保护作用可能与乙醇诱导高密度脂蛋白胆固醇水平升高有关。有研究者报道，乙醇在纤维蛋白溶解、血栓形成、餐后代谢、前列腺素和血栓素的合成、动脉血管舒张、抗炎机制、抗氧化机制、非营养保护性化合物的摄取、缺血性前期病变或行为方面具有一定程度的积极作用。

尽管有部分研究报道因为红葡萄酒中含有多酚类物质，饮用红葡萄酒具有更强的保护作用，但更多的证据表明乙醇的保护作用与乙醇性饮料的种类无关。

如果乙醇和心血管保护作用之间确实存在因果关系，那么接下来的重要问题就是"多少才算适宜"。一个来自英格兰和威尔士的系统性观察显示下列一组乙醇摄入量的死亡率最低，即 35 岁以下的男性和女性每周摄入 0 个单位，65 岁以上的老年女性每周摄入 3 个单位，65 岁以上的老年男性每周摄入 8 个单位（1 个单位为 9g 乙醇，后同）。

虽然法国人缺血性心脏病的死亡率确实比美国人和英国人低 1/3 以上，但是上述国家的全死因的死亡率却没有大的差别，某些典型乙醇相关疾病，例如法国的口咽癌和肝硬化的死亡率甚至高于其他国家。最近的数据显示，饮酒的习惯可能比饮酒的种类更为重要。几项研究报道，中度饮酒者或饮葡萄酒者确实比其他饮酒者或戒酒者有更健康的饮食和行为。因此，心血管疾病保护作用可能受低剂量饮酒和健康倾向行为的协同影响。

必须指出，尽管乙醇对冠状动脉疾病危险性有潜在的积极作用，但乙醇是高血压、出血性脑卒中、酒精性心肌病、心功能不全和心律失常发生的一个重要原因。

五、 乙醇和高血压

多项横断性、前瞻性和干预性研究均报道，随着乙醇摄入量的增加，收缩压和舒张压随之升高。大多数研究认为，乙醇摄入量和血压之间存在剂量效应关系，但目前还没有乙醇摄入的阈剂量。酗酒者停止饮酒后血压降低。最近的一项分析显示，单独减少乙醇摄入量可使平均收缩压降低 2.52 ~ 4.10mmHg 和平均舒张压降低 1.49 ~ 2.58mmHg。血压的下降可使冠心病的危险性下降 6%，短暂缺血性脑卒中危险性下降 15%。乙醇对每日饮酒者血压的影响更为明显。一项最近的研究强调，饮酒后血压测量的时机对评价血压变化幅度和变化方向有很重要的影响。乙醇升高血压作用的病理生理学机制尚未完全阐明，该作用可能涉及多种机制，包括乙醇对自动调节的直接和间接作用、神经体液作用、对外周阻力、血管平滑肌细胞钙离子处理的影响以及压力感应的变化。肝功能的变化可能也会影响抗高血压药物的代谢。

六、 乙醇和脑卒中

乙醇已被确认为出血性脑卒中的独立危险因素。脑卒中危险性增加的部分原因是乙醇具有对血压的作用以及对脑血管系统的作用。

最近在多种族的城市社区开展的一项研究中发现，中等量饮酒（每天接近 2 个单位）对缺血性脑卒中具有保护作用。但过量饮酒（每天≥27 个单位）和狂饮可使缺血性脑卒中的危险性增加 2 ~ 4 倍。Jackson 等研究报道，在患有脑卒中史的男性人群中，轻中度饮酒与总死亡率或心血管疾病死亡率的危险性呈负相关。

轻至中度饮酒是否增加心房颤动的危险尚有争议，而心房颤动是缺血性脑卒中的一个重要危险因素。来自卫生人员追踪研究的数据显示，每天饮酒 2 次或更少与缺血性脑卒中的危险性增加无关，而饮用红葡萄酒与缺血性脑卒中危险性降低有关。适当饮酒，尤其是葡萄酒与较健康的生活方式有关，水果和蔬菜摄入量增加与脑卒中危险性降低有关。

几项研究显示，中度饮酒可使人保持较好的认知功能，并减少老龄化导致的认知功能下降。但轻度饮酒使饮酒者的行为具有何种保护作用，目前还不完全清楚。

七、 乙醇和肝脏疾病

酒精性肝病（肝脂肪变性、酒精性肝炎和肝硬化）是主要的乙醇相关疾病。人均乙醇消费量（不管饮料类型）与肝硬化导致的死亡率之间存在直接的关系。酒精性肝硬化的易感性存在个体差异，这与乙醇的饮用量与持续时间、性别、基因易感性、乙醇代谢特征、以前的乙型和丙型肝炎病毒感染以及潜在的营养因素等有关。乙醇摄入量 >40g/d 时，男性发生酒精性肝病的危险性急剧增加。女性乙醇的阈剂量只有男性阈剂量的一半。酒精性肝损伤的机制包括多种因素，如乙醇的直接毒性、乙醛介导的毒性、氧需要量的增加、自由基的损伤，以及炎性细胞因子分泌过多所致的促炎状态等。在酒精性脂肪肝发展过程中，氧化还原电位的改变、脂质氧化损伤和脂肪生成增加发挥重要作用。血清丙氨酸转氨酶和血清特定营养素（例如维生素 C、α - 胡萝卜素、β - 胡萝卜素和叶黄素或玉米黄素）浓度呈负相关，提示氧化应激及损伤在酒精性肝损伤的发病机制中的重要性。

八、 乙醇和癌症

饮酒与口咽、食道、肝脏和结肠直肠癌的患病率增加有关。饮酒合并吸烟可增加口咽部癌症的危险性。迄今没有发现乙醇本身的直接致癌特性。乙醇诱发癌症机制涉及乙醛的作用或者乙醇对甲基基团代谢的影响。乙醇摄入的增加合并微量元素摄入的减少可增加患癌症（如结直肠癌）的危险。一个对 53 项研究的综合分析显示，每天乙醇摄入量超过 35g 患乳腺癌的危险性明显增加。目前，对于少量饮酒是否增加妇女乳腺癌的危险性尚有争议。研究发现，乙醇具有调节雌激素代谢的作用，可导致血液雌激素浓度升高。因此，乙醇对雌激素敏感的癌症有潜在的不利影响。遗传因素和（或）绝经状态或饮酒的持续时间均可能影响对雌激素敏感的癌症。鉴于目前已有的证据，轻度饮酒对大多数妇女来说似乎是安全的。

九、 乙醇和骨骼

乙醇对骨骼代谢的影响取决于乙醇的摄入量和乙醇在体内的持续时间。在酗酒者中，低钙摄入和吸收不良造成负钙平衡，其原因包括直接的黏膜损伤、维生素 D 营养受损和尿钙丢失增加。酗酒者的骨骼结构和功能发生变化，但没有发现少到中等量乙醇摄入对绝经后妇女骨骼代谢的不良影响。尽管乙醇对骨骼代谢的影响存在争议，但是在临床上任何原因不明的骨折和骨质疏松症（尤其是男性），可能都指向饮酒相关的问题。

十、 胎儿酒精综合征

妇女怀孕期应该完全禁酒。怀孕期间重度饮酒可引起胎儿酒精综合征。患有该症的儿童表现为出生前及出生后生长迟缓、面部畸形，以及认知能力损伤和学习障碍等中枢神经系统功能紊乱等。现有证据表明，在怀孕早期的关键阶段，即使少量到中等量的乙醇，也可能导致该症状或者仅有部分和（或）轻度该症状的综合征（即所谓的酒精性出生缺陷）。怀孕期间饮酒（尤其在受孕期）可增加早期流产的危险。

总之，根据乙醇的摄入量和个体因素（遗传因素，包括生活方式和营养因素在内的环境因素），乙醇对个体健康和营养状况的影响可能是双性的。考虑到不同个体对某一特定乙醇剂量的不同反应，为公众制定安全健康的乙醇消费推荐量便会更加困难。有关乙醇消费的患者指导和公众健康咨询，主要不是阻止人们饮酒，而是尽力去为那些想饮酒的人推荐一个安全的水平。但是，在任何情况下都不应该出于健康的原因或者为保持健康而推荐人们饮酒。确定中等量饮酒时危险性评价的生化或遗传指标，可能有助于确定和提出对特定个体的乙醇推荐量。今后的研究还应该致力于提出一些实践策略，推荐安全饮酒，同时维持总体健康的生活饮酒量。

那么应该怎样饮用、饮多少葡萄酒才有利于健康呢？第一，对于经常饮用葡萄酒的人，绝对不能忘记喝水（每天 1～1.5L）；第二，葡萄酒应配合其他食物一起食用，最好在进餐时饮用葡萄酒。这样葡萄酒不仅能增加食欲、帮助消化，而且能更好地被人体所利用；第三，个体的饮用量，应根据个体的劳动强度决定。如果个体体力活动强度不大，每餐可饮用 1 杯葡萄酒，其热值为 335J（早餐除外）。如果个体体力活动强度大，每天可饮用 0.5L（体积分数为 10%）的葡萄酒，其热值为 1172J；如果个体体力活动强度很大，每天可饮用 1L（体积分数为 10%）的葡萄酒，其热值为 2344J，而这些人每天所需要的总能量可达 12560J。

葡萄酒对人体的功效是显而易见的，但有些人群是不适宜饮用葡萄酒的，如多血质性格的人（面色红润的病人）；易患中风者、咯血者、痔疮患者（此时清淡的白葡萄酒更为适宜）；性格强硬、易怒、易激动、肝火旺的人。喝酒还有可能导致肝炎。酗酒者因为营养缺乏，所以免疫力减弱，更容易导致疾病的发生，这一现象也被 21 世纪的医学实践所证实。因此，医生观察到，去南美洲的水手中的酗酒者死亡率较高，尤其是那些感染黄热病的水手。

思考题

1. 古代人们如何使用葡萄酒治疗疾病？
2. 葡萄酒在我国古代人们生活中的地位与作用有哪些？
3. 请详细介绍"法兰西悖论"。
4. 乙醇在人体内的代谢途径是什么？
5. 乙醇与人类能量摄取之间的关系是什么？
6. 在哪些情况下必须禁止饮用葡萄酒？

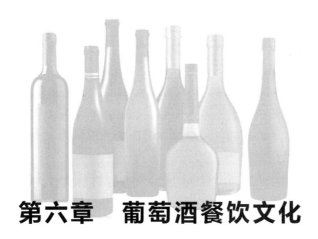

第六章　葡萄酒餐饮文化

学习要点

掌握：葡萄酒饮用需要的相应条件、环境和服务规范。

熟悉：如何科学饮用葡萄酒。

了解：葡萄酒餐饮文化的历史。

第一节　葡萄酒餐饮文化的历史

　　葡萄酒自从被人类发现以来，就一直与人类的餐饮为伴，作为一种饮料，它让人类的餐饮活动倍增欢乐。最早掌握酿造葡萄酒技术的人类是美索不达米亚的苏美尔人，当时酿造的葡萄酒大多带有酸味，并带有刺激性口感，这非常符合当地的餐饮习惯。因为中近东各国，长期以来以羊肉为主要肉类食物，这样酸爽的葡萄酒能够有效降低羊肉的腥膻与油腻感，带来味觉上的调和。此外，有考古证据表明，当时的苏美尔人将蜂蜜掺进葡萄酒里饮用。在酸、甜、苦、咸四种基本味觉中，古代人最热爱的应该是甜味。因为，在没有制糖技术的年代，甜味只能从成熟的水果和蜂蜜中获得，非常珍贵。因此，当时的人们对于甜味有着特别的喜好。

　　现代医学之父希波克拉底曾经说："葡萄酒作为饮料最有价值，作为药最可口，在食品中最令人快乐。"古希腊人的饮食以源自海洋的食品为主，食用油以橄榄油为主，这就使得葡萄酒从单一的酸爽口味发展为口味多样的饮品。但是，古希腊人拥有独特的味觉喜好，他们很少直接饮用葡萄酒，喜欢在酒中加入各种调味剂和香料。最常见的做法是兑水饮用葡萄酒，特别是将酒中兑入不同比例的海水。有时，他们会在葡萄酒里混入乳酪和面粉，将酒变成浓稠的液体。有时，他们会在酒里兑入橄榄油。这些特殊的葡萄酒餐饮文化中的一部分被继承了下来。至今，希腊人仍有在葡萄酒中混入松脂来饮用的习惯。值得一提的是，古希腊人是在用餐后饮用葡萄酒的。根据柏拉图与色诺芬的记述显示，在古希腊人举办酒宴时，让客人先集中到请客者的家里，然后，将饭菜端上桌，在没有酒的情况下，先用餐。用餐结束后，客人们洗手净身，移步至酒宴场地。主人事先将没有兑水的葡萄酒取出一杯敬献给神，之后用调酒器将已经兑好水的葡萄酒端出供大家享用。在豪门贵族家中，甚至会使用银质的调酒器，然后将酒盛入金杯中饮用的情况。饮用的过程中，主人首先接过仆人端上来的杯子，嘴中念诵祷词，把一两滴葡萄酒洒在地上敬神，然后，主人喝第一口酒，祈祝来宾幸福。之后，杯子开始依次自左向右传递，客人们轮流饮酒。如果杯子空了，就再从调酒器中倒葡萄酒，继续按照次序饮用。有时，为了增加刺激的口感，古希腊人会一边嚼巴旦杏和生洋葱，一边喝葡萄酒。

古罗马人继承了古希腊人饮用葡萄酒的习惯，但他们逐渐形成了自己的饮用习惯，开始摒弃兑水饮用葡萄酒。在酒杯方面，古罗马人开始使用瓷器酒杯和玻璃酒杯。在饮酒与用餐的顺序方面，古罗马人也与古希腊人大不相同。他们习惯在上菜之前，先饮用葡萄酒。

第二节　当代葡萄酒餐饮文化

葡萄酒的饮用需要相应的条件、环境和规范，只有在合适的条件下，葡萄酒的质量才能够得到充分的展现。在所有葡萄酒爱好者的心目中，会喝葡萄酒是一种生活的艺术，在任何场合，它都会使人焕然一新，学会了解、品尝一种优质名酒，鉴赏它的质量和风格，是一种与我们繁忙的生活方式形成鲜明对比的餐饮文化。良好的葡萄酒餐饮文化与服务礼仪就成为鉴赏葡萄酒的重要部分。

如果一瓶优质的葡萄酒由于餐饮文化问题，而没有表现出其风格和质量，是葡萄酒和葡萄酒生产者的悲哀，因为他们数年的努力在几秒之内就化为乌有了；对于消费者而言也是一种欺骗行为，因为无论他是否体会到了葡萄酒餐饮文化，他所付出的葡萄酒的价格都是一样的。如果是在你的家宴上，则你作为葡萄酒爱好者的形象将受到破坏，会使你的朋友感觉你没有好葡萄酒或你根本不懂得珍藏和鉴赏葡萄酒。如果不懂得葡萄酒餐饮文化与服务礼仪，又何苦去购买优质葡萄酒呢？

一、　桌布

太花哨的桌布不适合鉴赏葡萄酒的颜色，所以最好使用白色桌布。

二、　环境

鉴赏葡萄酒的环境应安静，没有异味。昏暗和有色的灯光也会影响葡萄酒的鉴赏。

三、　酒杯

在酒杯的选用方面，存在着很多奇怪的错误。但不管怎样，酒杯应能使葡萄酒实现其价值，它们应为我们获得视觉、嗅觉、味觉及精神的享受服务。酒杯的材质、颜色、形状和大小，都对葡萄酒的鉴赏有很重要的影响。

酒杯的材质应为玻璃杯或水晶杯，无色、透明、无雕花，以便鉴赏葡萄酒的颜色。

酒杯的形状应为郁金香形或圆形缩口高脚杯，以便摇动葡萄酒时，葡萄酒的香气能在出杯口前浓缩。酒杯的大小应足够大，倒酒时应倒至酒杯容量的1/3。倒得太少，葡萄酒的香气就会太弱；倒得太多，就不能摇动葡萄酒。

上述建议，适合所有类型的葡萄酒。而传统上的用小杯喝白葡萄酒、中杯喝红葡萄酒、大杯喝水的习惯则是完全没有道理的。

持杯时，应持酒杯的杯脚或杯柄，而不应握住酒杯的杯壁。这是因为，如果握住杯壁，一方面会在酒杯外壁上留下掌纹，影响葡萄酒外观的鉴赏，另一方面，会使酒温升高而影响葡萄酒的香气和口感。

同样重要的是，在倒酒以前，应先闻闻空杯，以确定酒杯无异味。如果有，则最好用葡萄酒将酒杯涮一涮后再倒酒。

在清洗酒杯时，可能在酒杯上留下钙质水垢或洗洁精的气味。如果餐巾纸在酒杯中的时间太长，或用餐巾纸擦酒杯，则可使酒杯具有纤维的味道。同样，如果将酒杯倒扣沥干，也会使酒杯具有使人不愉快的气味。最后，不要将在木柜中的酒杯拿出来直接使用，这样会使酒杯带有木柜的气味。

正确的酒杯清洗方法应是：在洗液中浸泡刷洗，用流水冲净，在纯棉布上沥干，使用前用干净细丝绸擦净。

在鉴赏汽酒或起泡葡萄酒时，应用香槟酒杯。

四、 开瓶

在鉴赏葡萄酒时，首先应使用开瓶器将木塞拔出。不能用筷子等硬物将软木塞顶入瓶内，或将瓶底撞墙以顶出软木塞。因为这样做，不仅不安全，而且不卫生，同时还会破坏葡萄酒的质量。

开瓶时，应注意以下几个方面。

选择一款方便、实用的开瓶器并正确使用它。开瓶器有多种式样，如蝶式、T形、剪刀式、固定式及"侍者之友"开瓶器等。开瓶器的原理是将螺旋式刺针旋入软木塞，然后将软木塞拔出。

开瓶时，应先用小刀在接近瓶颈顶部的下陷处，将胶帽的顶盖划开除去，再用干净的细丝棉布擦除瓶口和软木塞顶部的脏物，最后用开瓶器将软木塞拉出。但是，在向软木塞中钻进时，应注意不能过深或过浅，过深会将软木塞钻透，使软木塞屑进入葡萄酒中；如果过浅则启瓶时可能将软木塞拉断。开瓶后，应先闻一闻软木塞，以确定其是否有异味（木塞味，如果有则应换一瓶酒）。然后用棉布从里向外将瓶口部的残屑擦掉。目前，不少消费者或酒店在葡萄酒服务时，往往没有将胶帽的顶盖割除就直接用开瓶器拔软木塞。这种错误的方式，一方面会因胶帽顶盖的存在，导致软木塞不易被拔出；更主要的是，瓶口和软木塞顶部的脏物没有被清除，会被带入葡萄酒中，同时还会给人带来不愉快的感觉。

开瓶后，将葡萄酒垂直地放在酒桌上，或斜放在侍酒篮中。

在一些特殊情况下，还需要换瓶。换瓶，就是将澄清的葡萄酒倒入一无色透明的玻璃酒壶中，以便将澄清的葡萄酒与瓶底的沉淀物分开，同时可使葡萄酒"呼吸"。但是，换瓶应遵循以下原则：只有瓶底有沉淀的葡萄酒才需要换瓶；如果需要换瓶，则应在上酒前进行；只有那些香气不太纯正或有过多的二氧化碳的葡萄酒才应提早换瓶，使葡萄酒与空气接触，让它"呼吸"。

事实上，只有少数葡萄酒才需要换瓶。

在酒店中，对于有沉淀的葡萄酒，侍酒通常用侍酒篮。在这种情况下，应先将葡萄酒垂直静置适当的时间后，再斜放入侍酒篮中。

葡萄酒开瓶后，需要再封瓶，不能将开瓶后的软木塞倒过来塞入瓶中。

对于起泡的葡萄酒，在开瓶时，应先将瓶塞外的保护金属丝解开。然后将酒瓶倾斜45°，用一只手的拇指压软木塞的顶部，旋转软木塞，将其启出。在开瓶时，应防止"砰"的响声，防止泡沫溢出。在开瓶后，同样应将瓶颈擦干净。在侍酒时，应先在倾斜的酒杯中倒入少量的泡沫，片刻后再倒酒。

五、 侍酒

在酒店中，待客人根据酒单选取葡萄酒后，侍酒员应先用白棉布巾将酒瓶托好，酒的标签向外，请主宾确认后再开瓶。

开瓶后，将最上面的葡萄酒倒出少许。然后在主宾的酒杯中倒1/3杯酒，并将开启后的软木塞给主宾验证，待主宾品尝认为可以后，再为其他客人倒酒。

倒酒时，应将瓶口抬起，在离酒杯杯口适当的高度，沿杯壁缓慢地将葡萄酒倒入酒杯中。注意，不能将瓶颈放在酒杯杯口上倒酒；也不能将酒杯拿离桌面倒酒。倒酒后，将瓶口旋转抬起，并用餐巾将瓶口擦干，以免酒滴落在桌上或滴在客人的身上。温度是影响葡萄酒鉴赏的决定性因素之一。一般情况下，各类葡萄酒的最佳饮用温度如下：陈年干红葡萄酒：16～18℃（即室温）；一般干红葡萄酒：12～16℃；桃红、半干、半甜及甜型葡萄酒：10～12℃；干白葡萄酒和起泡葡萄酒：8～10℃。

在上述温度中，最高温度适合陈年的、结构感强的和醇香浓郁的葡萄酒。饮用温度越低，葡萄酒的香气就越淡，其单宁就越粗糙；饮用温度越高，其香气就越滞重。白葡萄酒的饮用温度过低，就会"熄灭"，即不能表现出其特性。

此外，冰桶，并不是干白葡萄酒的专利。红葡萄酒也可用冰桶来降温。葡萄酒的最佳饮用温度，还应考虑外界温度：外界温度越高，葡萄酒的饮用温度就应越低。

当将葡萄酒倒入酒杯中后，葡萄酒的升温也很快。例如，在环境温度为25℃的条件下，8℃的葡萄酒会在20min左右升至13℃。

为了调整葡萄酒的饮用温度，可采取以下措施：

升温：避免直接对酒瓶加热，应将葡萄酒置于温暖的环境中加热。

降温：冰箱、冰桶均可。

所以，如果在家中邀请亲朋好友分享葡萄酒，可先将葡萄酒降温，以使其在酒杯中升温。

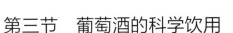

第三节 葡萄酒的科学饮用

尽管葡萄酒对健康有着各种益处，但是，并不是鼓励人们不分场合、不加限量地饮用葡萄酒。在一些特殊的场合，饮酒是不合理、不合法的。例如，孕妇没有必要冒险喝酒，酒后驾车是违法的。因此，科学地饮用葡萄酒非常重要。

一、 葡萄酒的饮用量

澳大利亚科学家研究结果表明，成年男性每天饮用 1 ~ 4 杯葡萄酒，成年女性每天饮用 1 ~ 2 杯葡萄酒，心脏病死亡率约为不饮酒者的 30%。法国的研究表明，每天饮用红葡萄酒 3 ~ 4 杯的老人，患痴呆症和早衰性痴呆症的概率为不饮酒者的 25%。

同时，饮用葡萄酒时也需要考虑葡萄酒带来的热值。葡萄酒的热值大约等于牛乳的热值。在甜葡萄酒中，糖类物质也能给人体提供热值。1g 96 度酒精的热值为 29.68J，葡萄酒的酒精度一般在 10 ~ 12 度。1L 10 度的葡萄酒的热值为 2340.8J；1L 12 度的葡萄酒的热值为 2926J。科学地计算葡萄酒的饮用量的原则是，以酒精的形式带给人体的热值不能大于人体所需热值的 20%。根据身高、体重和体力劳动强度的不同，成年人每昼夜所需的饮用量应控制在 0.4 ~ 0.8L，即约为一般干型葡萄酒的半瓶到一瓶。

二、 饮用葡萄酒后多喝水

经常饮用葡萄酒的人，决不能忘记喝水。在喝酒时，要注意多喝白开水，只要有不喝酒的间隙，最好多喝水，或来杯西瓜汁，这些都可以加速酒精从尿液中排出，减少肝脏负担。人们饮酒后，一天的喝水量应在 1 ~ 1.5L。

三、 葡萄酒需要与食物搭配

葡萄酒历来是作为佐餐饮料而存在的，应配合其他餐点一起饮用，最好是在进餐时饮用。与大多数事物不同，葡萄酒不经过预先消化就可以被人体吸收，特别是空腹饮用时，饮用后 30 ~ 60min 内，人体中游离的酒精含量可达到最大值，葡萄酒的抗氧化能力也在很短的时间内表现出来。而在进餐时饮用葡萄酒，则葡萄酒与其他餐点一起进入消化阶段。这时，葡萄酒的吸收速度较慢，需 1 ~ 3h，有利于葡萄酒活性氧消除功能的充分发挥。这样饮用葡萄酒，不仅能增进食欲、帮助消化，还可减少人体对酒精的吸收，血液中酒精浓度可比空腹饮用时减少一半左右。

思考题

1. 请简述古希腊人和古罗马人的葡萄酒餐饮文化。
2. 饮用葡萄酒时对桌布和环境有什么样的要求？

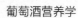

3. 对饮用葡萄酒的酒杯有什么样的要求？

4. 如何进行开瓶和侍酒服务？

5. 如何科学地饮用葡萄酒？

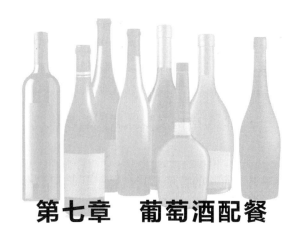

第七章　葡萄酒配餐

学习要点

掌握：合理营养的基本要求、膳食结构的概念和分类，膳食指南和膳食宝塔；膳食营养素的计算方法；葡萄酒配餐的基本原则和常见食材搭配。

熟悉：营养配餐的基本方法和流程，各类食物的营养特点。

了解：常见葡萄酒餐饮搭配以及葡萄酒常见配餐的营养特点及中国居民营养状况，膳食结构的变迁。

第一节　合理营养与平衡膳食

合理营养（rational nutrition）是指全面而平衡的营养，即每日膳食中应包括人体所需要的足够的热量及各种营养素，并保持各种营养素间的平衡，避免缺乏或过多，以满足机体代谢和维持健康的需要。合理营养是人体获得全面而平衡营养的基本手段，而平衡膳食是合理营养的唯一途径。目前，还没有任何一种天然食物能供给机体所需的全部营养素，因此人们应根据各种食物的营养价值特点，科学选择食物并合理搭配，以满足机体的需要，达到合理营养的要求。

合理营养有以下基本要求。

（1）提供种类齐全、数量充足、比例合适的营养素　膳食应提供足够的能量和各种营养素，并且应保持各营养素的平衡以及能量与营养素的平衡。

（2）科学加工与烹调食物　通过合理的加工烹调消除食物中的抗营养因子和有害物质，提高食物的消化吸收率，最大限度减少营养素的损失，使食物具有良好的感官性状。

（3）保证食物安全卫生　食物本身应该是新鲜、干净的，对人体无毒害的，食品中的微生物、有毒成分、化学物质、农药残留、食品添加剂、霉菌及其毒素等应符合我国食品卫生国家标准的规定。

（4）养成良好的饮食习惯，建立合理的膳食制度　根据不同人群的生理需要、劳动强度和作业环境，合理安排餐次及食物；养成良好的饮食习惯，不偏食、不挑食、不暴饮暴食，不吃变质的食物；进餐时营造良好的用餐氛围。

（5）食物原料的品种多样，而且分别来自不同的食物类别，以满足人体多样化的需求。

一、 膳食结构及我国居民营养状况

（一） 膳食结构

膳食结构是指膳食中各类食物的数量及其在膳食中所占的比例。社会生产力水平、居民文化知识水平、饮食习惯以及自然环境条件等因素决定了膳食结构的形成。依据动、植物性食物在膳食构成中的比例以及能量和三大宏量营养素的摄入量不同，一般将世界各国的膳食结构分为以下四种模式。

1. 东方型膳食模式

大多数亚非发展中国家膳食结构属于该种模式。以植物性食物为主，动物性食物为辅。谷类食物人均每日消费 550g 以上，动物性食物为 25～50g，平均能量摄入量为 8368～10042kJ 且以植物性食物提供能量为主，蛋白质仅 50g 左右，脂肪仅 30～40g，膳食纤维充足。这种膳食模式容易发生蛋白质、能量营养不良以及动物性食物来源的营养素缺乏，但因为膳食纤维摄入较为充分，有利于一些慢性疾病的预防，如冠心病、肥胖等。

2. 西方型膳食模式

西方型膳食模式是多数欧美发达国家典型的膳食模式，以动物性食物为主，属于营养过剩型膳食。高能量、高脂肪、高蛋白、低膳食纤维为其主要特点。植物性食物，如粮谷类、蔬菜、水果消费量低，粮谷类食物人均每天仅消费 150～200g。动物性食物及食糖的消费量大，肉类人均每天摄入 300g 左右，食糖可高达 100g。在这种膳食模式下，人均每天能量摄入高达 13807～14644kJ，蛋白质 100g 以上，脂肪 130～150g。这种膳食模式容易造成肥胖症、高脂血症、心脑血管疾病、糖尿病、肿瘤等营养相关疾病的发病率升高。

3. 平衡型膳食模式

以日本为代表，特点是动、植物性食物消费量比较均衡，能量、蛋白质、脂肪的摄入量基本符合人体的营养需求，是目前较为合理的膳食结构模式。该种模式谷类的消费量为人均每日 300～400g，动物性食物消费量为人均每日 100～150g，其中海产品比例达到 50%。人均每日能量摄入量 8368kJ 左右，蛋白质 70～80g，动物性蛋白质占摄入总蛋白的 50% 左右，脂肪为 50～60g，能量和脂肪的摄入量低于欧美发达国家。该膳食模式既保留了东方膳食的特点，又吸取了西方膳食的长处，有利于避免营养缺乏病和营养过剩性疾病。

4. 地中海膳食模式

该膳食模式以居住在地中海地区如意大利、希腊等国家的居民为代表。膳食结构的特点是食物的加工程度低，新鲜度高，以食用当季和当地产的食物为主；富含植物性食物包括全谷类、水果、蔬菜、豆类和坚果等；橄榄油是主要的食用油。橄榄油具有降低人体低密度脂蛋白、升高高密度脂蛋白的功能，同时还具有增强心血管功能及抗氧化、抗衰老的作用；每天食用适量鱼、禽肉、奶酪和酸乳以及少量蛋；每月只食用几次红肉（猪、牛和羊及其产品）；大部分成年人有饮用红酒的习惯。因此，这种膳食中含有大量的复合碳水化合物，饱和脂肪酸摄入量低，而不饱和脂肪酸摄入量高，蔬菜、水果摄入量较高。有关资料显示，地中海地区居民的心脑血管疾病和癌症的发病率很低。

（二）膳食结构的变迁

一个国家、民族或人群的膳食结构具有一定的稳定性，但当影响因素发生变化时，膳食结构也可不断地发生改变，通过适当的干预可以促使其向更利于健康的方向发展。

人类生物学进化伴随着饮食的变迁，而且这两者始终相互促进、不可分离。人的求饮、求食欲望遵循着一定的生物学规律。人类进化的动力是食物，而食物和进食方式的改变，又直接影响人类的进化。随着工业革命的到来，人类科技发展日新月异，对饮食研究进入一个相对理性的时代。随着生活水平的不断提高，饮食已发生诸多的变化。除了满足基本营养需要外，现代人的饮食习惯趋向于多样化和复杂化，主要有以下四种倾向。

1. 节约时间的倾向

现代社会快节奏的生活方式，使各种快餐食品应运而生。方便面等各种半成品、速冻食品纷纷涌现，给繁忙的现代人提供了更多的方便。

2. 多样化的倾向

随着各国、各民族间的频繁交流，欧美、日本以及东南亚的各种风味食品也影响到了中国，尤其是年轻一代对外来食品与口味表现出了较强的偏好。此外，休闲小食品市场以及各种口味的饮料市场也得到了蓬勃发展。

3. 对绿色天然食品的需求

消费者对生活品质的需求明显提高，饮食讲究纯天然，要求完全不使用食品添加剂，要求不使用化肥等培育出的绿色蔬菜等。

4. 对保健营养品的需求

目前中国居民膳食结构发生明显改变，居民超重和肥胖问题凸显，并导致居民慢性病蔓延的形势也十分严峻，这为家庭和社会都带来了极大负担。在此社会背景下，作为健康使者的营养保健食品产业将迎来良好发展契机。日常保健不仅可以减少居民医保开支，更能够保障居民不生病或少生病，提升生活幸福指数。但是目前，我国居民一方面面临着超重、肥胖等由于饮食过"好"导致的健康问题，另一方面还有不少人因为膳食结构不合理而造成营养素的缺乏，比如钙、铁、维生素等的缺乏。对于营养素缺乏的人群而言，除了改变膳食结构，合理补充人工营养素也被越来越多的人选择。

（三）中国居民膳食结构的变化

随着经济的发展和人民生活水平的提高，中国居民膳食结构在不断地变化。我国分别于1959年、1982年、1992年、2002年进行了4次全国居民营养健康调查。2005年7月下旬，我国首次发布了《中国居民营养膳食与营养状况变迁》报告。报告显示，这些年我国居民营养膳食状况有了明显改变。

至2002年，城乡居民能量的需要已经基本满足，据统计，居民平均每日能量摄入为9470kJ。谷物食品消费量呈明显下降的趋势，从1992年的593.8g下降至2002年的471.5g，例如城市居民谷类食物供能比仅为47%，明显低于55%～65%的合理范围。脂肪的人均摄入量为77g，脂肪供能比达到35%，超过WHO推荐的30%，其中油脂消费量在逐年增加，由1992年的37g增加到44g。城乡居民平均每日蛋白质摄入量达66g，与1992年相比，来源于谷类的蛋白质平均下降了12%，来源于动物性食物和豆类的蛋白质平均升高了11%。豆类和乳类消费量呈上升趋势，分别从8.1g、14.9g增长至11.8g、26.3g，但距营养学会推荐标准的36g、45g还有一定差距。城市居民每天人均水果消费量由1992年的80g下降到2002年的不足70g，蔬菜的人均消费量由319.3g下降到251.9g。由于蔬菜水果和谷类摄入量的降低，膳食纤维、B族维生素、维生素C及一些微量元素的摄入量也随之降低。2002年我国居民食盐的平均摄入量为12g，略呈下降趋势，但还明显高于世界卫生组织建议的5g。

对于目前我国膳食结构存在的问题，需要在政府的宏观指导下，对公众加强营养健康教育，倡导平衡膳食与健康的生活方式，使居民形成合理的营养消费意识。

（四）中国居民营养状况

总体来说我国居民膳食质量有所提高，营养状况也有了明显的改善，但仍面临营养缺乏和营养过剩双重挑战。一方面，经济发达地区膳食结构的不合理以及贫困地区物资的缺乏，造成一些营养素缺乏疾病的存在。另一方面，膳食高能量、高脂肪和体力活动较少造成的超重、肥胖、糖尿病和血脂异常等的发病率正快速上升。根据2002年开展的中国居民营养与健康状况调查，中国居民营养状况如下所述。

1. 体格发育与营养状况

（1）营养不良　5岁以下儿童营养状况得到显著改善，城市和农村5岁以下儿童生长迟缓率分别为4.9%、17.3%，比1992年降低了74%和51%；低体重率分别为3.1%、9.3%，比1992年降低了70%和53%，但贫困农村儿童的营养不良现象仍然严重。青年人群中，营养不良率未见明显地区差异，中老年人群中，农村人群的营养不良率明显高于城市人群。

（2）超重与肥胖　2002年我国人群超重率为17.6%，其中男性为17.7%，女性为17.5%。肥胖率为5.6%，其中男性为5.3%，女性为6.0%。18岁及以上人群的超重率为22.8%，肥胖率为7.1%。随着年龄增长，超重率和肥胖率都逐渐升高，以45～59岁年龄组最高。在18岁及以上人群中，经济越发达地区的超重率和肥胖率越高，且年龄越大，这种趋势越明显。

2. 慢性疾病患病状况

慢性非传染性疾病患病率不断上升，其危险因素的强度不断增加。我国人群高血压患病率达到18.8%，患病人数达1.6亿，比1991年增加了31%；全国18岁以上成人人群血脂异常总患病率为 18.6% ；糖尿病患病率为 2.60% ；超重率为 22.8% ，肥胖率为 7.1% ，与 1992 年比较，我国超重率上升了 38.6% ，肥胖率上升了 80.6% ；我国 18 岁以上的代谢综合征患病率为 6.6% 。

3. 贫血状况

城乡居民贫血患病率呈下降趋势，在过去的 10 年中，居民贫血患病率男性下降了 21.0% ，女性下降了 22.0% ，但 2 岁以下儿童的贫血率仍达 32.0% ，育龄妇女为 20.4% ，孕妇为 27.9% ，乳母为 30.7% ，60 岁以上的老年人贫血患病率为 32.2% 。

4. 维生素 A 的营养状况

我国 3～12 岁儿童维生素 A 缺乏率为 9.3% ，其中男童为 9.6% ，女童为 9.1% 。儿童中维生素 A 边缘性缺乏率为 45.1% ，其中男童为 46.0% ，女童为 44.2% 。随年龄增长，维生素 A 缺乏率和边缘性缺乏率在逐渐降低。

5. 钙摄入不足

膳食中钙的每人每天摄入量为 389mg，城市 439mg，农村 370mg，仅为所需量的一半。乳是钙的良好来源，10 年来城市的乳类消费虽有所增加，但日均只有 27g，不足以补足钙摄入的缺口。

6. 维生素 B_9 缺乏

我国 3～12 岁儿童总体血浆维生素 B_9 平均水平为 7.62μg/L，男童水平（7.51μg/L）显著低于女童（7.75μg/L），总缺乏率为 7.52% ，男童（8.42%）维生素 B_9 缺乏率显著高于女童（6.57%）。

二、 实现合理营养与平衡膳食的方法

实现合理营养和平衡膳食，需要对饮食进行调整，进行营养素摄入的评价以及食谱的设计，使日常饮食得以满足身体健康的需求。方式一般有两种，一种是计算法，按照食物中的营养素含量计算出食谱中各种营养素的含量并对其进行评价，继而调整日常的饮食。另外一种，可以利用膳食指南和食物交换表，对各类食物进行组合和替换的方法，来调整日常的饮食。

（一） 饮食中营养素的计算与评价

营养素的计算是采用称重法、记账法、化学分析法、膳食回顾法和食物频率法等膳食调查的方法将饮食中各种食物的摄入量转换为能量以及各种营养素的含量，并从营养学的角度与营养目标进行比较和评价，以作为食谱设计和饮食调整的依据。

1. 营养素计算使用的主要工具

（1）中国居民膳食营养素参考摄入量（DRIs） 中国居民膳食营养素参考摄入量是营养配餐时确定食谱中能量和营养素目标数量的科学依据。DRIs 中的 RNI 和 AI 两个概念，均可作为个体膳食能量和营养素摄入的目标。因此，在评价饮食是否是平衡膳食和食谱制定的时候，首先要了解用餐对象属于何种人群，然后找到其主要营养素的推荐摄入量或适宜摄入量，并按体格状态和体力活动量等进行调整，确定营养目标。在为慢性病人、减肥者设定营养目标时，也应以 DRIs 为基础，确定每日需要减少多少

能量，哪些营养素比例需要调整，并由此得到适当的营养目标。

（2）食物成分表　要进行营养素的计算和食谱的设计和调整，必须掌握食物原料中的营养素含量和能量等数据。因此，需要使用我国的食物成分表。最好能得到世界各国的食物成分表，以便充分了解各种新引入的食物的营养数据。食物成分表虽然提供了大量的食物营养数据，但如果应用或理解不当，也可能带来很大的误差。

使用食物成分表需要注意以下几个问题：

食物成分表中的食物原料可能产自不同地区，也可能属于不同品种，其营养素含量差异很大，在查询的时候应当高度注意。对于一些新品种，必要时应查询该品种的相关研究测定数据。

同一种名称的食物原料往往有干品、鲜品、水发品、烹调品等不同含水量的数据，查询的时候应当注意看清其水分含量。

食物原料的重量有"市品"和"食部"之分，前者是市场购入时的重量，后者是去掉皮、核、根、骨、刺等不可食部分之后，直接可以入口的重量。食物成分表中的数据均以食部100g含量为基础，因此很多食品重量应当查询"可食部比例"换算成为可食部重量。如果食物成分表中提供的可食部比例与实际情况差异较大，可以自行测定这一数值。

食物成分表的天然食材数据当中，没有按照烹调加工带来的营养素损失进行折算。

（3）加工食品的营养标签　随着加工食品在人们饮食中所占的份额越来越大，在饮食当中，也难免会出现一些加工食品。这些食品的营养素数据大部分在食物成分表上找不到，这时候，只能依赖于食品包装上提供的相关营养数据。

按照我国卫生部发布并在2008年5月1日开始实施的《食品营养标签管理规范》，食品营养标签是食品标签的重要内容，它显示了食品的营养特性，是消费者了解食品营养组分和特征的主要途径。目前有食品营养标签相关法规的国家达55个，其中有10个国家强制按照营养标签执行，也就是说，所有包装食品上都必须标明产品的营养信息。我国鼓励食品企业对其生产的产品标示营养标签，但并未强制执行。如果企业选择标注，则必须首先标示能量和蛋白质、脂肪、碳水化合物、钠4种核心营养素及其含量。此外还可以标示饱和脂肪（酸）、胆固醇、糖、膳食纤维、维生素和矿物质等成分。

为了帮助消费者理解标注含量的意义，按此法规，营养成分标示应当以每100克（毫升）和/或每份食品中的含量数值标示，并同时标示所含营养成分占营养素参考值（NRV）的百分比。NRV来自于DRIs中的RNI和AI，但对各人群的数据做了统一，以便比较。NRV的数值不能用来作为制作食谱的标准，但营养标签上的数据可以用于食谱营养成分的计算。

2. 营养素计算和评价

首先采用称量、记账等方法算出各种食物的消耗量，作为计算营养素的基本数据，然后计算食物中各种营养素的含量，具体过程如下所述。

（1）计算总能量　利用食物成分表和DRIs，可以对食物中的营养素成分进行计算，在计算中，首先需要熟悉能量和每一种营养素的单位及能量系数。1g 脂肪 = 37.7kJ；1g 淀粉或糖 = 16.7kJ；1g 蛋白质或氨基酸 = 16.7kJ；1g 酒精 = 29kJ。

根据食物摄取的量，通过食物成分表上的数字换算成可食部后的营养素含量，食物中产能营养素与能量系数相乘后，即可得出每种营养素提供的能量，相加后即可得出某种食物所提供的能量。对于水果、蔬菜、鱼虾类、贝类、带骨带皮的肉类等天然食品来说，计算营养素含量的时候要考虑可食部占总体的比例。

在获得每种食物中产能营养素含量后，可以计算出能量的营养素来源分布，也就是说，分别有百分之多少的能量来自碳水化合物、脂肪和蛋白质。同样，如果知道了各餐当中的能量，也就能知道一日总能量和各餐之间的比例。也可先确定各餐营养素的供能比例和一日总能量，按照这两个数据也可以计算出各餐的能量数值和产能营养素的数值。

（2）蛋白质来源比例的计算　膳食中的优质蛋白质应占总蛋白质供应量的 1/3 以上，同时还要保证以植物性食物为主。这就意味着，食物蛋白质当中，必须有 1/3 以上来自豆类或动物性食品，包括各种豆子、豆制品、鱼类、肉类、乳类、蛋类等。

豆类食物的氨基酸模式并不符合人体需要，但它与谷类发生营养互补之后，混合食物中的氨基酸组成能得以改善，这可以替代膳食中的动物性食品。需要注意的是，肉皮、蹄筋等虽然属于动物性蛋白质，但蛋白质质量较差，不能归类于优质蛋白质。

计算蛋白质的食物来源比例，主要是了解总蛋白质供应当中来自豆类和动物性食品的比例。首先选出动物性蛋白质来源食品，再选出豆类食品，将它们的蛋白质含量相加，即可得到优质蛋白质的总量。

（3）其他营养素的计算　食物中的营养素除了蛋白质，还有脂肪、碳水化合物、维生素、矿物质等，它们的含量均需要进行计算。这时只需要将各种食物的可食部重量计算出来，再将其中某种营养素的含量相加，即可得到该营养素的总量。计算了食物中的能量和产能营养素含量之后，与营养目标进行比较，便可以从能量和蛋白质的供应要求来推知保证合理营养的食物的分量，从而进行调整。

（4）营养素供应量与营养目标的比较和评价　评价能量和各种营养素的摄入量：获得各营养素的摄入总量之后，必须了解它们是否接近营养目标中计划的数量。能量供应在 90% ~ 100% 为宜，能量摄取量为其推荐摄入量的 90% 以上可被认为正常，低于 80% 即为摄入不足。其他营养素摄入量为推荐摄入量的 80% 以上，一般可以保证大多数人不致发生营养素缺乏，长期低于这个水平可能使一部分人体内的营养素储存降低，有的甚至出现缺乏病症状，低于 60% 则可认为营养素明显不足。营养素摄入通常要求在目标值 90% 以上，至少应达 85% 以上。由于我国目前超重与肥胖问题日益严重，能量不宜超过目标值。如果与要求不相符合，则应调整食物的品种和摄量，直到达到理想范围之内。

评价产能营养素占总热能的百分比：合理膳食中，三大产能营养素占总能量的比例分别为蛋白质 10% ~ 15%、脂肪 20% ~ 30%、碳水化合物 55% ~ 65%。

评价早、中、晚三餐摄入能量分别占总能量的百分比：一日当中，大部分正常作息者可考虑早餐能量占 25% ~ 30%，午餐占 35% ~ 40%，晚餐占 30% ~ 35%，早、中、晚餐的能量常见比例为 30∶40∶30。人们可以根据这个比例来评价出每一餐的理想能量摄入数值。在实际当中，人们经常会在三餐之外吃计划外的零食或饮用含能量的饮料，如果平时有吃零食、喝饮料等习惯，则正餐的能量摄入量应当按 90% 来计算，留出 5% ~ 10% 的能量作为零食、饮料和水果的空间。这时候，一日三餐的能量分配可以是 25%、35% 和 30%，加上 10% 的餐间食物。如果有加餐，则还要从正餐当中扣除一定的能量份额。

评价蛋白质食物来源百分比：计算每日粮谷类、豆类、动物类、蔬菜水果类等食物中蛋白质的摄入量分别占蛋白质总摄入量的百分比，并计算优质蛋白质的来源百分比。

评价脂肪食物来源：计算每日植物性脂肪和动物性脂肪的摄入量，分别占脂肪总摄入量的百分比。

其他：结合人体测量资料及临床检查结果评价调查对象的膳食构成、膳食制度等是否合理，并针对膳食中存在的问题提出综合改善意见。

总的来说，进行营养平衡的定量计算和评价时需要考虑以下几点：一日中的能量供应是否合理；三餐的能量摄入分配是否合理；三大产能营养素的供能比例是否合理；优质蛋白质的供应是否达到总蛋白质的 1/3 以上，豆类蛋白质和动物蛋白质各占多少；各种主要营养素的摄入量是否达到营养目标的 90% 以上，是否超过 UL 的数值等。

3. 营养配餐和食谱设计

营养素的计算和评价是营养配餐和食谱设计的基础，营养配餐就是按照用餐者的生理特点和营养需求特点，根据食物中各种营养成分的含量，设计成食谱，以保证一日乃至一段时期内提供的营养素数量和比例基本合理，使用餐者达到平衡膳食的基本要求。因此，营养配餐是餐饮提供者保证用餐者实现平衡膳食和合理营养的重要措施，其实施方式是为特定的就餐群体设计营养平衡的一日或多日食谱。

营养配餐不仅需要考虑到食物中营养素的种类和数量合理，而且还要保证食物得到合理的加工烹调处理，使食物有合理的消化吸收率，尽量减少食物中营养素的损失，同时能保证食物的可被接受性和安全卫生，使用餐者乐于接受。

（1）营养食谱制作的基本原则 饮食调配是实现合理营养的主要保证，一般健康的成人在饮食上不需特殊的照顾，只要合理地调配膳食便可以维持健康。这种合理的膳食在传统上被称为平衡膳食（balanced diet）。

在合理营养的基础上，营养适宜的膳食安排还必须考虑个人的饮食习惯和接受能力。品种丰富，味道可口，成本能够被接受，这就需要配餐者掌握各类食品的营养特点，按每个人的需要调换食物的品种，并同时保持提供充分的营养素。营养适宜的膳食要体现多方面的平衡。食物能量与人体生理需要及体力活动量相平衡，不能过多也不能过少；各种营养素的供应和人体的需要相平衡；三大营养素供应能量比例之间要达到合理的平衡；在脂肪酸当中，饱和脂肪酸、单不饱和脂肪酸和多不饱和脂肪酸的比例，以及 $\omega-3$ 和 $\omega-6$ 脂肪酸的比例也应合理；植物性蛋白质和动物性蛋白质比例合理；粗杂粮和精米白面之间比例合理等。

要达到如此复杂的目标，制作食谱时需要按照多个步骤来制作。先确定用餐者的营养素供应目标，然后确定各大类食物的量，用食物来达到具体营养目标；最后再对各种食物构成的食谱进行评价和调整，直到可以接受的状态。

（2）用餐者营养供应目标的确定　营养配餐和食谱设计的目标人群可能是群体，也可能是个体，群体和个体的营养素目标确定方法有所不同。

个体营养供应目标的确定：对于个体来说，首先要了解该个体的健康状况、基本营养状况和生活状态。如果个体没有特殊疾病，也无需控制体重，没有特殊饮食需求，属于健康个体，还需要了解其体重状况，是否与标准不一致。这是因为 DRIs 是按照标准人（女 55kg，男 65kg）来制定的。如果各方面状况与标准基本一致，则可以直接用 DRIs 的相应数值来作为营养素的供应目标；如果体重偏离较大，则能量、蛋白质的摄入量需要进行适当调整，而其他微量营养素摄入量则无需调整。

食谱中的能量供应量应达到营养目标的 90% ~ 100%，并可按照具体情况进行适当调整。由于人和人之间的遗传因素不同，生活状态也不同，能量供应目标应个性化。一般来说，对于健康人，只要体重在一段时间内没有明显变化，这段时间的平均能量摄入数值即为该用餐者适宜的能量摄入水平。其他营养素的摄入量应按照 DRIs 中提供的标准确定，微量营养素的供应数量不能超过 UL。

对于一些营养需求较为旺盛的人群，如孕妇、乳母、儿童、青少年等：要特别注意保证一些关键营养素的供应，特别是一些平日难以供应充分的营养素，如钙、铁、锌等，并提示用餐者自己注意用餐外食物来补充。

拓展阅读

常见过敏和不耐受食物

我国成年居民最常见的过敏食物是各种水产品，如虾、蟹、海鲜、鱼类等。也有少数人对牛奶、鸡蛋、蚕豆、花生、各种坚果甚至小麦等食物过敏。美味的菠萝和猕猴桃等也可能引起少数人的麻烦。由于家族遗传因素，有少数人对蚕豆有严重的溶血反应，即所谓的"蚕豆病"。这些食物可能引起敏感人群发生严重反应，甚至致命。儿童的免疫系统尚未健全，过敏现象比成年人多见。营养师在制作食谱之前，应当首先询问相关情况，排除过敏原因。然而，慢性食物过敏，也称为"食物不耐受"的比例要高得多，而且难以发现。如怀疑有慢性食物过敏的问题，应当劝食谱使用者去医院的变态反应科做相关检查，然后在食谱中排除各种怀疑存在过敏的食物。

群体营养目标的确定：在实际生活中，有时需要给一些单位、学校、幼儿园、老人之家等配餐。这时候同时有多人在食堂一起就餐，或食用同样搭配的套餐。由于就餐人员的差异情况不同，营养目标的确定自然会比较复杂。

首先要评价群体的均匀程度。也就是说，从年龄分布、性别分布、体力活动强度、身体健康状况等方面，确定这个群体当中的人是否基本一致。如果是这样，就属于均匀性群体。比如说，一个连队食堂的全部就餐人员，或者一个矿工食堂的全部就餐人员，其中所有的人都属于健康成年男性，体力活动量都在一个水平上。即便是均匀性群体，也有个体差异的问题。从理论上来说，需要先了解这个群体的平均营养素需求和营养素需求分布范围，然后按照能够满足97%以上人体营养需要的要求来确定营养目标。但是，在实际中，往往不可能对群体先做详尽的营养需要调查，也很难得到当地营养调查的详细数据，了解当地居民各营养素的 EAR 和分布范围。此时，可以先按DRIs 中建议的数值作为营养目标，在了解实际情况之后继续进行调整。

对于非均匀性群体的营养目标确定较为复杂。如在单位食堂当中，既有男性，也有女性，各年龄阶层、不同工种、不同健康状况人群的营养素需求也有不同。又如在一个幼儿园当中，既有3岁的幼儿，也有6岁的学龄前儿童。此时最好能够对人群进行细分，划分为不同的亚群，分别确定其营养目标，特别是能量和蛋白质目标。其他微量营养素目标，用"就高不就低"的策略，只要在 UL 水平以下，按照需求量最高的亚群来设计，即可避免营养素供应不足的风险。另一个可行的方法，就是控制食物当中的营养素密度。虽然各亚群的人能量需要量差异比较大，但营养素密度是按照单位能量（通常是4180kJ）来计算的。因此只要确定营养素密度，就能够消除不同能量摄入量的差异。一般按照营养素密度需求最高的群体来确定，这样可以保证即便是食物摄入量较小的群体也不会发生营养素供应不足的情况。由于膳食中有多种营养素，每个营养素的目标值都要按照这个方法来确定。

在现实情况中，食物摄入量较大的群体可能存在营养素摄入过量的危险，或者由于种种原因，食物营养素密度不可能按食量被均匀化，那么可以采用一些变通的方法来解决。例如，给需要量高的亚人群专门准备一种食物，或让他们食用营养素强化食品、服用营养素补充剂等，而把营养素密度供应目标降低到稍低水平上。

（3）确定各餐中的食物分配　我国人习惯一日三餐，每餐间隔4~6h，具体三餐的分配应按生活实际情况来确定，大部分正常作息者可考虑早餐能量占25%~30%，午餐占35%~40%，晚餐占30%~35%。人们应该注意早餐的质量。不认真吃早餐会使上午精力不足，工作效率降低，长此以往易造成消化系统疾病。晚餐则宜清淡一些，降低膳食中的能量密度和脂肪含量。这就是所谓的"早饭吃好，中午吃饱，晚饭吃少"。如果晚间没有体力活动，过多的晚餐会影响睡眠质量，并增大肥胖的危险。

不过，这个比例并不是一成不变的。例如，有些人习惯于晚间工作到很晚，如媒体人员、中班或夜班工作人员以及备考的学生等。这些人可以适当补充易消化的夜宵。一些特殊人群不能限于三餐，而需要额外加餐，如孕妇、乳母、幼儿、糖尿病人、胃肠疾病患者等，可以考虑在上午10点下午4点、晚上9点左右加餐。

但一日总能量不能改变，只是把三餐的能量转移一部分到加餐当中。加餐的能量可以考虑为正餐的1/3左右。此外，如果食谱使用者有喝饮料、吃零食的习惯，可以确定一个三餐外其他食物的能量比例，然后在做三餐分配的时候，减去这部分能量。

（4）确定营养素之间的比例关系　营养素供能比例是一个关系到膳食结构的重要指标。在很多情况下，虽然食谱的各营养素需求都得到了满足，但是营养素的供能比例却与理想状态差异很大。其中最常见的问题就是脂肪能量比例往往过高，碳水化合物能量比例往往过低。在运动不足的状态下，长期食用这样的膳食容易造成慢性疾病的发病风险增加。在理想状况下，成年人营养配餐食谱当中，碳水化合物应占能量供应的55%~65%，脂肪占20%~30%，蛋白质占10%~15%。对于某些特殊人群，这个比例可能有所差异。如对于幼儿来说，脂肪所占能量来源比例应有所提高。而对于健美运动员和减肥者，蛋白质的供能比例应适当调高。同时，为了保证必需氨基酸比例合理，来自动物性食品或豆类食品中的优质蛋白质应占总蛋白质供应的1/3以上。在碳水化合物来源当中，应考虑到限制简单碳水化合物（如白糖等）的比例在10%以下，而增加抗性淀粉和膳食纤维的数量。最后还应考虑，能量需求增加时，B族维生素的供应量应随之上升，不饱和脂肪酸和维生素E等抗氧化维生素之间也应平衡。

拓展阅读

为什么强调脂肪所供应的能量比例不超过30%？

因为一日当中的总能量是一定的。脂肪所占的能量比例越高，就说明一日当中摄入的脂肪数量越多。尽管其他营养素都很充足，能量也不过多，但脂肪比例过高，就意味着脂肪摄入过多，主食吃得过少。在膳食结构部分已经讲过，这样的膳食结构可能使心血管疾病、糖尿病等慢性疾病的发病风险上升。控制脂肪供能的比例，就意味着需要控制烹调油的用量，吃清淡少油的食物，控制脂肪过高的动物性食品，还意味着要少吃大量添加脂肪的饼干、蛋糕、点心、薯片、油炸食品之类。这个限制也有利于提高膳食质量，改善营养平衡。

（5）确定各类食物的比例和数量　有了营养目标和能量营养素来源比例之后，就要把它转变成各大类具体的食物。在确定最终食物种类之前，首先要确定各类食物的比例，它关系到膳食结构的关键问题。人们可以按照三大营养素供能比例和使用者的具体情况，直接通过计算方法确定各大类食物的比例。对于一般人群，可以参考《中国居民膳食宝塔》和膳食指南按实际情况进行调整。

在确定各类食物比例之后，再将其细化为具体的食物品种。按照食物多样的原则，每日食物原料的品种越多越好，至少应当达15种以上，以20~30种最为理想。这里所说的15种不包括使用量很小的各种香辛料和油盐酱醋，也不包括糖和淀粉。主食不能只有精白米和精白面粉，应含有粗粮、薯类或淀粉豆类；蔬菜中应含有不同颜色的蔬菜，特别是深绿色的叶菜，种类在5种以上为好；水果品种按季节应尽量丰富，各种动物性食品品种也应经常调换，而不应只有一种肉类；最好能用豆制品来替代一部分动物性食品。

拓展阅读

如何实现食物多样化？

在设计食谱时，应当考虑到多样化的要求。很多人以为食物的多样化就是烹调花样的翻新。其实，食物的多样化必须是原料的多样化。熘肉片、炒肉丝、炖肉块、炸肉丸，看起来丰富多样，实际上只有一种原料。有人感觉，吃多样化的食物很困难，但在一份食物中加入多种原料是个简单的方法。例如，蒸饭、煮粥放些粗粮豆类，炒菜时放入多种配菜原料，炖肉时加些大块蔬菜和菌类，做豆浆时加不同豆子等。此外，零食和水果品种也应丰富，宜选坚果等天然原料。考虑到不同颜色的植物性食物中含有不同类型的抗氧化物质，选择食物原料时尽量做到颜色丰富，绿色、橙黄、红紫、蓝黑等颜色的原料都应经常加入食谱当中。

通常在计算食谱的时候，所选取的营养素指标只有几种到十几种，而人体所需的营养成分多达将近50种，而且各种保健成分都没有加入指标之中。如果只依靠少数几种食物，很难保证营养成分和保健成分的全面平衡。如果多样化的要求能够达到，那么不仅营养平衡容易实现，还会得到食物中广泛的保健物质，如植物化学物质等。

（6）选择合理的烹调方式　对食物进行的任何处理都会影响其营养成分和保健效果。在烹调时，要注意采取适当的方式，尽量避免过多破坏食物中的营养成分，还要注意尽量达到少油少盐的目标。

主食的健康烹调原则如下：

尽量不选择煎炸方法：深度煎炸会大幅度提高食物的能量密度，提高脂肪供能比例，破坏必需脂肪酸和维生素 E，并破坏 B 族维生素。煎炸高温中会产生反式脂肪酸，还会产生丙烯酰胺、苯并芘等有毒物质，不利食品安全性。用少量油，在小火条件下烤或煎是可以接受的。

避免在主食烹调中加碱：因为碱会破坏绝大部分维生素 B_1 和大部分维生素 B_2。

制作原料多样化的主食：经常向精白米、精白面粉中添加各种粗粮、豆类、薯类等淀粉食材，改善主食的营养平衡和保健价值。

适量选择高纤维、慢消化的主食：如粗粮、全麦、豆类等，有利于提高饱腹感，控制餐后血糖上升的速度，并帮助控制食量。

主食烹调尽量少加油和盐：保持清淡特色，避免一日中的脂肪和盐摄入过多。

在同样的烹调方法时，尽可能使用营养素含量高的原料或营养强化原料，提高主食的营养素密度。

菜肴烹调应注意以下要点：

烹调时减少油脂，动物性食品多选择清蒸、清炖、煮，不加油的烤制等烹调方法，植物性食品多选择凉拌、白灼、清炒、蒸等方法。

加热温度最好不超过120℃，菜肴不"过火"（炒菜锅中腾起火焰），避免营养素和保健成分过度损失以及致癌物形成。

动物性食品的加热时间和温度应充足，以便杀死寄生虫和致病菌。

鱼类、水产避免用过多的油脂，避免 $\omega-3$ 脂肪酸受热破坏，也避免 $\omega-3$ 和 $\omega-6$ 脂肪酸的比例下降。

烹调中尽量少放盐，特别是汤应清淡些，尽量少油少盐。

尽量不用食品添加剂，如亚硝酸盐、小苏打、色素、香精等，味精和鸡精应少用。

不用反复加热后的炒菜油，尽量少用过油工艺。

拓展阅读

炒蔬菜里的油脂有多少？

因为炒菜时的烹调方法和放油数量的不同，一份清炒油麦菜（300g 原料）中的油脂含量差异会很大。高者可达约 60g，低者只有 15g 左右。即便控去盘中的油，随着烹调时油脂用量的提高，成品菜中的油脂含量也会随着升高。因此，如果不控制烹调时的油脂用量，即便是脂肪含量低于 0.5% 的蔬菜也会变成高脂肪食品。这样，一日当中的脂肪总量和脂肪能量比例就无法得到控制。

（7）考虑食物的可获得性和烹调的方便性 在制作食谱时，要考虑到食物是否具有可获得性。所谓可获得性，一方面是指食物是否能在市场上被方便地买到，另一方面是指其价格是否能被食谱使用者所接受。很多食物受到季节、地域的限制而无法被人们方便地获得。比如说，秋天很难买到草莓，冬天很难买到桃子；在中国很难买到葡萄柚，而在美国很难买到荔枝。还有一些食物成本不同，如同是海鱼，金枪鱼价格高昂，带鱼则价格低廉；同是猕猴桃，进口产品的价格是国产产品价格的 6 倍以上。实际上，它们的营养价值并没有那么大的差异。

制作食谱时还要考虑烹调的方便性。特别是在家庭当中，烹调不是由专业人员来做，有的家庭缺乏技能和精力，有的没有足够的烹调设施，有的因残疾等因素，无法制作复杂的菜式和花色主食。此时应当考虑用最简单的烹调方法来满足营养需求。

（8）考虑用餐者的个性化需求 在理想情况下，膳食应按照个体的不同状态和不同营养需要特点进行调整。要注意的是，某些个体可能对某些食物存在过敏、不耐受等情况，或对某些食物消化不良、心理反感，或因服用药物、治疗疾病而不宜食用某些食物，在设计这些个体的食谱时，需要认真加以考虑。

4. 营养食谱的设计流程

掌握了合理营养和膳食的原则以及营养素的计算方法，就能够进行营养食谱的设计，具体流程归纳如下所述。

了解食谱使用者的基本情况：设计食谱从了解食谱的使用对象开始。需要了解的情况包括年龄、性别、生理状况、体力活动、身体健康状况、职业特点、经济收入、生活起居习惯、民族传统和宗教习俗、饮食习惯、烹调能力和设施、服用药物状况、食物过敏史等。从这些信息入手，确定食谱的各个参数和配餐策略。

设定营养素供应目标：营养目标可以按照 DRIs 来确定。

设定膳食制度和供餐时间：根据实际情况设定餐次，包括加餐、夜宵、零食以及三餐的能量比例。

设定膳食成本：根据家庭经济收入情况，可采用普通烹调原料，限定食谱的整体成本。

设定营养素供能比例：按照健康状况和生理状态的要求，确定能量的来源比例，符合碳水化合物 55% ~ 65%，脂肪 20% ~ 30%，蛋白质 10% ~ 15% 的比例。应注意特殊人群的供能比是不同的。

设定膳食口味：按照生活起居习惯、民族传统、文化和宗教习俗、饮食习惯，确定该食谱的口味。

设定烹调方法：一般家庭具有烹调能力，可以制作简单、家常的三餐；但在学校加餐时只能采用容易入口的食材。

确认避免某些不利健康或不可接受的食物：食材中应避免使用本人忌讳或可能引起过敏的食材。

确定主副食品的种类和数量：主食选择，目前大多家庭习惯于以精白米和精白面粉为主食。但考虑到主食必须多样化，一日中不仅是精白米和白面粉制品，还要考虑到粗粮、薯类、豆类的配合。例如面食中可以采用粗粮原料来进行配合，还可以采用粗粮粥、杂粮粥和馒头、饼等食品搭配的方案。按照同样方法，可以算出三餐当中从主食获得的蛋白质数量，并得到一日总量。副食的选择，品种可以根据不同季节和地区的市场实际情况、用餐者的口味爱好以及与动物性食品的配合需要来选择，以新鲜应季为好。

确定油脂和含精制糖食品的数量：绝大部分菜肴需要加油脂烹调，而烹调油脂的加入量差异甚大。按照膳食宝塔要求，每日烹调油为 25~30g，这意味着不能每个菜都制成炒菜，更不能油腻，30g 的限量并不是绝对的。在按照供能比例确定一日脂肪总量之后，使烹调油的数量应当与食物中的脂肪含量相平衡，如果食物原料中脂肪含量较高，则应调低烹调油的数量，反之，则可以增加烹调油的供应。烹调油应当以植物性油脂为主，并避免过高的烹调温度。含大量精制糖的食物应当严格控制，包括甜饮料、糖果、果脯、果酱等。其他食物应尽量选择不加糖或少加糖的品种。

5. 食谱的评价与调整

食谱初步完成之后，应当对其营养平衡状况进行评价，如有不妥之处，应调整食物的种类和数量，直至达到要求为止。要注意以下几点：食谱中所含的食物类别是否齐全，食物的种类是否多样化；主食中是否纳入了粗粮、薯类或淀粉豆类；是否用豆制品、水产品替代一部分肉类；是否有乳制品？如果没有乳制品，是否有足够的豆制品和绿叶蔬菜来供应钙；蔬菜中是否有 200g 以上深色蔬菜，颜色是否多样；动物性食品是否考虑到了选择低脂肪食材；烹调方法是否合理，油脂是否过多；是否摄入了过多甜食和甜饮料；食物的成本和可接受性是否符合要求；是否考虑到了食用者的禁忌事宜和口味要求。

在现实生活当中，人们会按照身体状况和食欲自行调节进食量。例如，春游登山后，可能会增加食量；周末美食之后，次日可能会减少食量。这些都属于正常波动。在用餐者不需要增加或减少体重的情况下，只要各类食物比例设计合理，就能基本保证食谱的营养素密度。此时即便比计划量略微多吃或少吃，都不必过于担心。只要在一段时期之内保证食物的摄入均衡和食量稳定，即可保持正常的营养状态。

由于设计食谱较为复杂，人们开发出了很多营养配餐软件，依靠数据库的帮助，人们可以快速地进行食物营养成分的计算。但是，作为专业人员，仍然必须学会手工计算配餐的基本方法。这是因为用软件进行计算时，人们很难知道某一种食物对于某些营养素供应的意义有多大，找不到改进的方向，难以培养出配餐的经验。同时，软件还有一些先天性的弱点。它不能设计出创新的菜肴和吃法，也不能在设计个性化食谱时帮你确定所有的参数。所以，人们应当首先手动配餐，在熟练掌握之后，再用软件帮助，以获得更高的工作效率。

6. 人员复杂情况下，怎样为需求不同的人提供食物

营养配餐并不是枯燥的数据计算，而需要考虑可接受性和可操作性。在实际中，人们经常遇到这样的问题：针对不同群体设计营养素含量不同的饭菜，这在食堂烹调和盒饭制作时很难被实现。比如说，学校食堂中不仅有男生，还有女生，学生们的年级也不同，对每个人提供不同的菜肴和主食，操作难度太大。那么，如何解决这个问题呢？

如果是自选餐厅，可以采用框架自助法。也就是说，规定人们必须选哪些大类的食物，但在大类之内允许自主挑选具体品种，其中对总能量影响较大的品种又可分为大盘和小盘。

如果是食堂，可以采用半自助法。也就是说，每个人都有一份基本食物供应，能够满足能量需要最少的人群。此外，再提供一些附加食物，由用餐者自选，并将不同的附加食物推荐给不同人群。例如，建议钙需求量较大的用餐者选择加一份酸奶，蛋白质需求量较大的人群选择加一份蒸蛋，能量需求比较大的人群选择加一份面点等。如果是盒饭，可以考虑按照能量高、中、低分级装盒。菜肴数量相同，而主食量分大、中、小，分别供能量需求不同的员工选择。如果是幼儿园，可以按需求量较小的幼儿准备基本量，为需求量较大的幼儿准备加量食物。例如小班儿童每人吃 2 个小包子，而大班儿童每人吃 3 个：除小班儿童的饭菜之外，大班儿童可以再加一小碗八宝粥等。这样可避免浪费并满足各班儿童的需求。

（二）中国居民膳食指南和膳食宝塔

1. 中国居民膳食指南

《中国居民膳食指南》（2016）是在 2007 版《中国居民膳食指南》的基础上根据营养学原理，紧密结合我国居民膳食消费和营养状况的实际情况制定的，是指导广大居民实践平衡膳食，获得合理营养的科学文件。其目的是帮助我国居民合理选择食物，并进行适量的身体活动，以改善人们的营养和健康状况，减少或预防慢性疾病的发生，提高国民的健康素质。《中国居民膳食指南》（2016）由一般人群膳食指南、特定人群膳食指南和中国居民平衡膳食实践三个部分组成。同时推出了中国居民膳食宝塔（2016）、中国居民平衡膳食餐盘（2016）和儿童平衡膳食餐盘等三个可视化图形，指导大众在日常生活中进行具体实践。为方便百姓应用，这次还特别推出了《中国居民膳食指南》（2016）科普版，帮助百姓做出有益健康的饮食选择和行为改变。针对 2 岁以上的所有健康人群提出 6 条核心推荐，分别为：食物多样，谷类为主；吃动平衡，健康体重；多吃蔬果、乳类、大豆；适量吃鱼、禽、蛋、瘦肉；少盐少油，控糖限酒；杜绝浪费，兴新食尚。

各年龄段人群都应天天运动、保持健康体重。坚持日常身体活动，每周至少进行 5

天中等强度的身体活动，累计 150min 以上。蔬菜水果是平衡膳食的重要组成部分，吃各种各样的乳制品，经常吃豆制品，适量吃坚果。鱼、禽、蛋和瘦肉摄入要适量。少吃肥肉、烟熏和腌制肉食品。成人每天摄入食盐不超过 6g，每天摄入烹调油 25～30g。每天最多摄入烹调油不超过 50g。足量饮水，成年人每天 7～8 杯（1500～1700mL），提倡饮用白开水和茶水。指南具体内容如下所述。

（1）食物多样，谷类为主　每天的膳食应包括谷薯类、蔬菜水果类、畜禽鱼蛋乳类、大豆坚果类等食物。平均每天摄入 12 种以上食物，每周应有 25 种以上。每天摄入谷薯类食物 250～400g，其中全谷物和杂豆类 50～150g，薯类 50～100g。食物多样、谷类为主是平衡膳食模式的重要特征。

（2）吃动平衡，健康体重　各年龄段人群都应天天运动、保持健康体重。食不过量，控制总能量摄入，保持能量平衡。坚持日常身体活动，每周至少进行 5 天中等强度的身体活动，累计 150min 以上；主动身体活动最好每天 6000 步。人们减少久坐时间，每小时起来动一动。

（3）多吃蔬菜、乳类、大豆　蔬菜水果是平衡膳食的重要组成部分，乳类富含钙，大豆富含优质蛋白质。餐餐有蔬菜，保证每天摄入 300～500g 蔬菜，深色蔬菜应占蔬菜摄入总量的 1/2。天天吃水果，保证每天摄入 200～350g 新鲜水果，果汁不能代替鲜果。选择各种各样的乳制品，相当于每天摄入液态乳 300g。经常吃豆制品，适量吃坚果。

（4）适量吃鱼、禽、蛋、瘦肉　鱼、禽、蛋和瘦肉摄入要适量。每周吃鱼 280～525g，畜禽肉 280～525g，蛋类 280～350g，平均每天摄入总量 120～200g。优先选择鱼和禽。吃鸡蛋不弃蛋黄。少吃肥肉、烟熏和腌制肉制品。

（5）少油、少盐、控糖、限酒　培养清淡饮食习惯，少吃高盐和油炸食品。成人每天食盐不超过 6g，每天烹调油 25～30g。控制添加糖的摄入量，每天摄入不超过 50g，最好控制在 25g 以下。每日反式脂肪酸摄入量不超过 2g。足量饮水，成年人每天 7～8 杯（1500～1700mL），提倡饮用白开水和茶水；不喝或少喝含糖饮料。儿童、少年、孕妇、乳母不应饮酒。成人如饮酒，男性一天饮用酒的酒精量不超过 25g，女性不超过 15g。

（6）杜绝浪费，兴新食尚　珍惜食物，按需备餐，提倡分餐不浪费。选择新鲜卫生的食物和适宜的烹调方式。食物制备生熟分开、熟食二次加热要热透。学会阅读食品标签，合理选择食品。多回家吃饭，享受食物和亲情。传承优良文化，兴饮食文明新风。

2. 中国居民平衡膳食宝塔

中国居民平衡膳食宝塔是根据中国居民膳食指南结合中国居民的膳食结构特点而设计的食物定量指导方案，把平衡膳食的原则转化为各类食物重量，并以直观的宝塔形式表现出来，便于理解和实行，如图 7-1 所示。膳食宝塔共分五层，宝塔各层位置和面积不同，反映了各类食物在膳食中的地位和应占的比重。膳食宝塔各层分别如下所述。

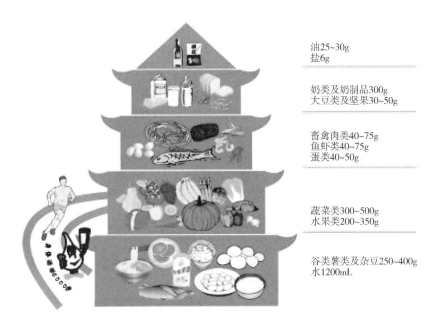

油25~30g
盐6g

奶类及奶制品300g
大豆类及坚果30~50g

畜禽肉类40~75g
鱼虾类40~75g
蛋类40~50g

蔬菜类300~500g
水果类200~350g

谷类薯类及杂豆250~400g
水1200mL

图7-1 中国居民平衡膳食宝塔 (2016)

（1）第一层 谷类薯类及杂豆，每人每天应吃250~400g。谷类是面粉、大米、玉米粉、小麦、高粱等的总和，是膳食中能量的主要来源。多种谷类混合吃比单吃一种好，特别是以玉米或高粱为主要食物时，应当更重视搭配其他的谷类或豆类食物。

（2）第二层 蔬菜和水果类，每天应分别摄入300~500g和200~350g，重量按市售鲜重计算。蔬菜和水果有各有优势，不能完全相互替代。尤其是儿童，不可只吃水果不吃蔬菜。一般来说，红、绿、黄色较深的蔬菜和深黄色水果含营养素比较丰富，比如胡萝卜、红薯、南瓜、番茄等，含丰富的胡萝卜素。

（3）第三层 鱼、禽、肉、蛋类，每天应摄入畜禽肉类40~75g，水产品类40~75g，蛋类40~50g。重量是按屠宰清洗后的重量来计算的。我国居民应注意调整肉食结构，减少猪肉摄入，增加禽肉和水产品的摄入量。蛋类含胆固醇相当高，一般成年人每天不超过一个为好。

（4）第四层 乳类和豆类，每天应吃相当于鲜乳300g的奶类及乳制品和相当于干豆25~30g的大豆及豆制品。乳类及乳制品当前主要包含鲜牛乳和乳粉，乳类应是首选补钙食物，很难用其他类食物代替。豆类及豆制品包括许多品种，宝塔建议的35g是个平均值，根据其提供的蛋白质可折合为大豆30g或豆腐干60g。

（5）第五层 烹调油和食盐，人每天摄入烹调油不超过25g或30g，食盐小于6g（WHO最新建议改为5g）。食盐摄入量应包括酱油、酱菜和酱中的食盐量。

新膳食宝塔增加了水和身体活动的形象，强调足量饮水和增加身体活动的重要性。在温和气候条件下生活的轻体力活动成年人每日至少饮水7~8杯（1500~1700mL），提倡饮用白开水和茶水；在高温或强体力劳动条件下应适当增加饮用量。目前我国大多数成年人身体活动不足或缺乏体育锻炼，应改变久坐少动的不良生活方式，养成天天运动的习惯，坚持每天多做一些消耗体力的活动。建议成年人每天进行累计相当于步行 6000 步以上的身体活动，如果身体条件允许，最好进行 30 分钟中等强度的运动。

3. 中国居民膳食宝塔和膳食指南的实际应用

中国居民膳食宝塔反映了不同食物类别在膳食中的摄入量差异。在实际生活中，一般人群也可以应用膳食宝塔的内容进行日常食物数量和类别的计划，以达到合理营养和平衡膳食。在使用膳食宝塔的时候，应当注意以下问题。

（1）确定适合自己的能量水平　膳食宝塔中建议的每人每日各类食物适宜摄入量范围适用于一般健康成人，在实际应用时要根据个人年龄、性别、身高、体重、劳动强度、季节等情况适当调整。

（2）根据自己的能量水平确定食物需要　按照 7 个能量水平分别建议了 10 类食物的摄入量，应用时要根据自身的能量需要量进行选择，如表 7 - 1 所示。膳食宝塔建议的各类食物摄入量是一个平均值，每日膳食中应尽量包含膳食宝塔中的各类食物。

平衡膳食宝塔中所建议的各类食物的摄入量均指可食部、生重。每类食物的重量只是这一类食物的代表值，并不能等同于某一种具体食品的重量。所说的各类食品，也包括了这类食物的加工品，按折算成原料的数量来推荐。谷类食品不仅指大米、面粉、玉米、小米、燕麦等，还包括了挂面、米粉、面包、饼干、烙饼等由谷物制成的产品。其数量应当折合成原料谷物的数量。举例说明，如果两餐之间摄入了饼干，则应当适当减少一日中其他谷类食品的摄入。蔬菜和水果的营养价值虽有共性，却不能完全相互替代。因此其数量分别列出，如果水果摄入量超过推荐值，则应当适当降低谷类食品的摄入量，因为水果中含有一定数量的碳水化合物。鱼、禽、肉、蛋等的数量均按照除去不可食部分的鲜重计算，也就是说，骨头、鱼刺、蛋壳、蚌壳等部分的重量未计入内。肉类包括了动物的肌肉和内脏等各部分。

表 7 - 1　　　　　　按照 7 个不同能量水平建议的食物摄入量　　　　单位：g/天

食物类别	6699kJ	7536kJ	8373kJ	9211kJ	10048kJ	10885kJ	11723kJ
谷类	225	250	300	300	350	400	450
大豆类	30	30	40	40	40	50	50
蔬菜	300	300	350	400	450	500	500
水果	200	200	300	300	400	400	500
肉类	50	50	50	75	75	75	75
乳类	300	300	300	300	300	300	300
蛋类	25	25	25	50	50	50	50
水产品	50	50	75	75	75	100	100
烹调油	20	25	25	25	30	30	30
食盐	6	6	6	6	6	6	6

（3）膳食宝塔建议的食物摄入数量范围适合于健康成年人，不包括老年人和病人、减肥者等　因为人和人之间有很大的个体差异，体力活动也有不同，因此应当按照各人的年龄、性别、身高、体重、活动强度和季节气候等进行调整。年轻男性、体力活动较大的人和希望增加体重的人应当增加主食，以供应更多的能量；中老年、体力活动少者和需要减肥者则应适当减少主食，并选择低脂肪的食物品种，以避免能量过剩。

（4）膳食宝塔所推荐的各类食物摄入量仅是一个合理的比例目标，或一段时期当中的平均值，并不需要每天都严格按照这个数量安排膳食　例如，一日当中已经摄入了肉类，就无需一定摄入鱼类。按照个人的口味安排，在一段时期之内的平均值基本符合宝塔的数量要求即可。

（5）掌握食物同类互换，调配丰富多彩的膳食，合理分配三餐　应用膳食宝塔可把营养与美味结合起来，按照同类互换、多种多样的原则调配一日三餐。同类互换就是以粮换粮、以豆换豆、以肉换肉。多种多样就是选用品种、形态、颜色、口感多样的食物和变换烹调方法。各种谷物之间可以互换以丰富主食的品种，豆类和各种豆制品可以互换，不同蔬菜之间也可以互换等。在食物类别多样的基础上，具体的品种也尽量实现多样化，选用多种形态、颜色和口感的食品原料，有利于摄入更全面的营养素以及搭配更合理的三餐分配。

（6）平衡膳食食谱设计　应当充分利用我国各地的食物资源，与本地的饮食习惯和物产情况相适应，在某一类或几类食物因为某些原因无法供应的情况下，应当找到营养价值接近的替代食物以维持总体营养素的供应基本充足。我国各地的饮食习惯及物产不尽相同，只有因地制宜充分利用当地资源才能有效地应用膳食宝塔。

（7）膳食宝塔中的食物推荐数量，是绝大多数人的努力目标，有可能与某些地区或某些人的现实状况、口味习惯有一定差距　例如有些人因为宗教信仰、环保理念和口味习惯等因素选择素食，也有些人因为身体、心理等原因选择不吃某一类动物性食品。这些习惯都值得尊重，只需用其他食物类别进行替换，达到营养平衡即可。

（8）要养成习惯，长期坚持　膳食对健康的影响是长期的。按平衡膳食宝塔的需求比例选择食物的习惯要自幼养成，坚持不懈，才能充分体现其对健康的重大促进作用。

4. 食物设计原则

在设计食谱时，每次都进行营养素的详细计算，工作量较大，非专业人员难以掌握。为了方便食谱的制作，可以将常用的各类食物按照其主要营养素的数量分成份，计算出每一份食物所含的质量或体积，以膳食宝塔作为指导依据，来替换食用。主食通常按照碳水化合物的数量来计算，动物性食品通常按照蛋白质的数量来计算，这样，人们就可以方便地选择多种食物进行替换，而不会影响到营养平衡了。

蔬菜应当按照深色蔬菜和浅色蔬菜两类来替换。各种深绿色的叶菜可以等量交换，如小白菜、油菜、菠菜、茼蒿、芥蓝等。各种浅色蔬菜也可以等量交换，如冬瓜、黄瓜、西葫芦、苦瓜、萝卜、豆芽等量替换。水果也可以按照深色和浅色两类来等量替换。但是一定不能忘记，各种蔬菜和水果所含的植物化学物质可能不同，是不能用简单的方法来交换的。水果中富含糖分，可以部分替代主食中的能量。但蔬菜中所含的能量不能简单地与谷类所含的能量相替换，因为这两类食物的营养作用差异甚大，几乎没有共同之处。各种烹调油含油脂均在 99% 以上，可以将其等量交换。蜂蜜含水约15%，白糖则几乎不含水，故而 1 份蜂蜜相当于 0.85 份白糖。

如果不是医院当中的精准食谱，普通健康人的食谱设计无需每天进行精确计算，只需要各类食物基本平衡即可。对于非专业人员来说，可以利用中国居民膳食宝塔和食物交换份来简单地制作食谱，可省去大量的计算工作。

第二节　葡萄酒配餐

在葡萄酒的历史中，酒与餐密不可分，没有酒的美食不算完整，酒与餐的搭配逐渐变成一种具有文明象征的生活方式，赋予了世界各地葡萄酒产区文化、饮食文化、民族风俗文化、审美文化，形成一种具有地域特征的文化现象。最传统的"红酒配红肉、白酒配白肉"的法式餐配酒原则依然是餐酒文化的精髓体现。只有餐酒合理搭配才能赋予葡萄酒无穷的魅力，使人身心陶醉，在人们享受美酒美食的同时，也感受着葡萄酒文化带来的惬意。随着时代的脉动，葡萄酒饮食的普及，文化的不断发展，将会创造出更丰富更多层次的葡萄酒餐饮文化，推动着葡萄酒餐饮文化的不断创新发展。

一、　葡萄酒配餐概述

（一）　为什么葡萄酒是佐餐酒

烈酒配餐，高度的酒精会麻痹味觉，一般会导致胃口全无，影响人们对菜式的感受，而且还伤胃。国际上一致认可烈酒应该是餐后酒，是人们吃饱后饮用的，因为这种饮法才是科学的，才是对人的身体健康有益的。啤酒，虽然度数低、易饮用，但是就餐喝啤酒不仅胀肚，而且啤酒里的苦味会影响不少菜的鲜味，特别是精美、带着独特鲜味的菜。

真正最适合佐餐的是葡萄酒，葡萄酒的另一个名字就是餐酒。葡萄酒口味丰富、品种繁多，基本上每款菜都能找到适合于搭配的葡萄酒。如果搭配得好，完全可以提升菜的美味。葡萄酒不仅酒精度适中，在 7%～15%，而且酒里有酸，特别是白葡萄酒，酒里的酸能开胃，又能分解蛋白，使人越吃菜越有滋味。葡萄酒能提升菜的美好味道，如果搭配得恰到好处，能使你真正地享受到美食乐趣。葡萄酒不单美味，对一般人群而言，适当饮用还具有促进健康的作用。

（二）　葡萄酒配餐的好处

1. 开胃

起泡酒、干白、粉红葡萄酒都具有开胃作用。

2. 消食和去油腻

葡萄酒中有一定的酸度，无论是干白还是干红都能在一定程度上帮助消化。此外，葡萄酒有一定的消脂作用。

3. 清爽口腔

起泡酒、干白、粉红葡萄酒都有清爽口腔的作用。

（三） 酒配菜还是菜配酒

酒配菜还是菜配酒？就看用餐时的重点，如果想让葡萄酒当主角，那菜就是配角，反之亦然。

菜配酒，也就是以葡萄酒为主角的。大多数葡萄酒从业者和葡萄酒爱好者，特别是当酒厂和酒商举办葡萄酒的推介品尝会时，通常会举办提供餐点的站立式酒会或是隆重的晚宴，此时的配菜要考虑到不破坏酒风味的餐点，比如调味不能太辣或太酸，不能放太多的姜等。食物要尽量地体现和提升酒本身的味道。对于葡萄酒爱好者来说，有时花高价喝一瓶好酒或老酒，为的是品味酒的味道，菜只是用来避免空腹喝酒的点缀，这种时候，菜的味道更需要加以注意，不能喧宾夺主。

酒配菜，是大多数人用餐时饮酒的出发点。这时的搭配要注意酒和菜相互不冲突，比如说清蒸鲈鱼，如果不用白葡萄酒，非要配一瓶最新年份的拉菲，那么鲈鱼吃起来肯定会粗糙如麻，而且有腥味。对葡萄酒发烧友来说，好酒无需搭配任何菜，就是要单独品味其美妙之处。即使在不用菜配酒的场合，最好也不要空腹饮酒。

二、 葡萄酒配餐的原则

懂得葡萄酒与食品的和谐搭配，已成为现代时尚艺术生活的一部分了。葡萄酒与美食追求协调平衡，酒食平衡是葡萄酒佐餐追求的基本境界，如果能相得益彰，则是最高境界。搭配葡萄酒的菜，口味要明确，配酒时既能保持其原有的味道，又不能破坏酒的味道。只要我们对葡萄酒和食物都具有必要的知识，让葡萄酒与食物达到和谐，搭配就会成功。

葡萄酒与菜肴的和谐，可以是葡萄酒与菜肴香气的相互促进，也可以互为对照，体现出各自的风味和特色。所以，越是鲜嫩的菜肴，就应用清香、爽口、柔和的葡萄酒进行搭配；口味越浓的菜肴，则应与香气浓郁、结构感强的葡萄酒搭配。

对于家常便饭，最好只喝一种葡萄酒。我们可以根据季节（如在夏天，我们通常喜欢清爽、柔和的葡萄酒）、个人爱好及主菜来进行选择。中式的家常便饭，白葡萄酒容易搭配一些，因为中国人的主食是米饭等碳水化合物，白葡萄酒可以起到陪衬和开胃的作用。而外国人吃的主要是牛羊肉类，面包只是配角，如果没有带着单宁的红酒，就比较难消化。酒体轻的酒配清淡的菜，酒体重的酒配重口味的菜。而对于较为隆重的家宴，则可以选择多种葡萄酒，但其数量也不宜太多，最多不能超过3~4种。

根据饭菜的种类不同，葡萄酒与菜肴搭配的重要性也不一样。但"甜去咸，酸去腥，涩去腻""味道相近，质地相似""红酒配红肉，白酒配白肉"等餐酒搭配时的指导原则已被大家所接受。葡萄酒专家和大师在归纳了世界各国餐饮文化的特点后，总结出以下几种配餐法则。

（一） 味道法则

餐酒搭配的一个重要依据就是两者的基本味道要搭配和谐。我们口中的味觉能感受到甜、酸、苦、咸四种味道，所以食物和葡萄酒的味道也分为这四种口味，这就界定了酒和食物搭配的味道的范围，即酸、甜、苦和咸味。味道法则是由四种基础味道变幻出各种不一样的次味道，它们叠加组合在一起，或重或淡，在口中会产生不一样的感觉。食材的不同质感，烹饪的不同手法，会使所有的一切产生千变万化的味道体验，这是餐酒搭配和谐的秘密之一。

1. 味觉原理

基本味觉来自我们舌头上的味蕾感受器。舌头前部的味蕾，即舌尖能感觉到甜，舌头两侧的前半部能感觉到咸味，后半部能感觉到酸味，近舌根部分能感觉到苦味。从感觉的速度看，人对咸味的感觉最快，对苦味的感觉最慢。从对味觉的敏感性看，苦味比其他味觉都敏感，更容易被觉察。我们还有另外三种感觉：辣、涩、滑。辣不属于味道，而属于痛觉，是口腔内的灼热感；涩是口腔黏膜收敛而感到的干涩感，滑是在口腔中几乎没有刺激性的感觉，是一种顺滑的感觉。

甜味的葡萄酒搭配甜味的食物，相互谐调。甜的食物要搭配比食物更甜的酒。上好的甜酒，比如法国、匈牙利的贵腐酒，不仅甜度高，酸度也高，酒中的酸会调整食物的甜味，令食物显得甜而不腻。甜味葡萄酒能降低食物中的苦、咸、酸、辣味。苦味的葡萄酒能中和食物的酸味，带咸味的葡萄酒会加强食物的苦味。含单宁的葡萄酒会加强食物的辣味，令腥味重的水产品更腥，令甜味的菜发苦发涩。食物中的甜味、原味和辛辣味，会令酒品尝起来更强劲。食物中的酸味和咸味，会令酒品尝起来更温和。如果酒味苦（不甜，果味少，酸度高，苦，单宁重），用稍微咸和酸的佐料为菜式调味，这会使酒品尝起来更温和，达到酒与食物的平衡。

2. 味觉增强

一种物质的味感因另一物质的存在而显著加强，这个现象称为味觉增强现象。

酸味的葡萄酒令带甜的食物更甜，所以甜味食物如甜品不太适合搭配酸味的葡萄酒；咸味葡萄酒会加强食物的苦味。单宁高的葡萄酒会加强食物的辣味。单宁高的葡萄酒会令腥味重的鱼等海鲜更腥。甜味的食物会增加人对葡萄酒中苦涩味道的感知，会让酒尝起来更干、更强壮、更少果味。苦味的食物会提高人对苦味的敏感度，如人对单宁敏感，所以进餐宜配白葡萄酒。

3. 味觉对比

两种完全相反的味道在一起，会使味道变得更强，如苦味与甜味、咸味与鲜味（食物的一种复杂美味）。相反的味道可以相互激发，创造出新的味觉感受，同时还有清理味蕾的作用。

苦味的食物会使甜味的葡萄酒更甜。非常辣的食物，比如泰国菜和川菜与甜味的葡萄酒搭配良好。

4. 味觉掩盖

因另一种物质的存在，使某种味道明显减弱，如味精可掩盖苦味和酸味，白糖可掩盖咸味，花椒、肉桂等可掩盖异味。

甜味葡萄酒能降低食物的咸味、苦味、酸味和辣味。苦味葡萄酒可中和食物的酸味，酸味的食物可搭配苦味的葡萄酒。酸味的食物中的高酸度会降低人对酒中酸度的感知，让酒尝起来更丰富、更成熟。酸味的食物能短时间地掩盖苦味，而加强甜味。咸味的食物会降低酒的甜味、苦味与涩味，会让甜酒尝起来咸，所以宜配果味较重的红葡萄酒，或酸度较高的白葡萄酒。

5. 味觉疲劳

人在较长时间受到一种味的刺激后，再吃相同味道的食物时，会感到味道不如刚吃的时候，这就是味觉疲劳。

甜味的食物宜配甜度更高的白葡萄酒。辣味的食物宜配辛香型的红葡萄酒。苦味的食物宜配有苦味的红葡萄酒。

6. 味觉变调

先吃食物的味道对后吃食物的味道会带来质的影响，这种现象称为变味现象。如吃了很咸的食物后喝纯净水会感到甜；吃了墨鱼后再吃蜜柑会感到苦；刚吃过苦味的东西再喝一口水就觉得水是甜的。酸味的酒搭配甜味菜肴会使口感变得尖酸。

7. 酒的口感对味觉的影响

（1）黏稠度 黏稠度高的食物可延长食物在口腔内的黏着时间，使味道感觉的时间延长，品质优良的调味品会适当添加增稠剂，给人以满足的愉快感。

（2）醇厚感 醇厚是指调味品中含有多肽类化合物及芳香物质，使味觉感均衡谐调，从而形成醇厚感并留有良好的厚味。清淡食物宜配清爽型白葡萄酒。浓郁食物宜配单宁强劲的红葡萄酒。

（3）酸度 味道效果最佳的酸度 pH 为 6～7，特别是鲜味。鲜味的食物适合于搭配单宁酸含量高的葡萄酒。

（4）细度 细腻的食品可美化口感，使得更多的味道分子与味蕾接触，味感更丰满。食物中的甜味使品酒感觉更加强劲。食物中的酸味和咸味，会使品酒感觉更加温和。风味精细的食物，比如煮的或蒸的食物适合搭配精致的葡萄酒。

（5）温度 味觉一般在30℃以下比较敏锐，而低于10℃或高于50℃时人对各种味觉大多变得迟钝。"食无定味，适口者珍"反映了调味的灵活性；"四味调和百味香"则是调味的一个基本准则，酸、甜、苦、咸应配合得当，才能使人感到美味可口，如纯饮柠檬汁，酸度高且难以入口，纯喝糖浆则甜腻令人难以咽下，但两者调匀后，加入适量的冰水，就变成了一杯新鲜清爽的冷饮。这些味觉的现象略显复杂，但为爱美食美酒、研究饮食学问的朋友拓展各种餐酒搭配规律开拓了思路。

8. 葡萄酒与食物味道的搭配

（1）平行搭配法 用相同或相似味道的食物搭配相同或相似味道的葡萄酒。如果食物酸，则挑选酸的葡萄酒来搭配；食物甜，则以甜葡萄酒与之搭配，并且最好选择用于搭配的甜酒的甜度比食物还甜。

（2）抗衡互补法　通俗的讲法是以相克的方式搭配。如甜味葡萄酒对抗酸性、咸性、苦性食物。葡萄酒与食物的经典抗衡式搭配，即味甜的贵腐葡萄酒搭配味苦的鹅肝，味甜的贵腐葡萄酒配以味咸的蓝纹奶酪。

（3）辣味配酒　中国的辣和西方的辣（spiy）是不一样的，中国的辣味一般是辣椒带来的，西方的辣包罗面很广，比如说胡椒、生姜、薄荷、尤加利、辣椒等。

吃辣喝酒火上浇油：辣的菜配酒要配得好，确实不易，因为辣的味道太强烈了，只要口腔内感觉到辣，其他感觉似乎都被麻木了。西方人称这种辣感为灼热感。但凡是酒，都含有酒精，这种辣带来的灼热刺激，再加上喝带酒精的酒，真可谓"火上浇油"。酒精度越高，这种灼烧的辣感就越强，如喝白酒并吃四川的辣菜，感觉会更明显。葡萄酒的酒精度低一些，灼热感会比白酒低，而啤酒由于酒精度更低，会使人基本没有类似的感觉。

吃辣菜不要配好酒：但凡吃辣菜用好酒来配是一种浪费，因为辣味已经使味觉和触觉变得麻木了，无法辨别酒的优劣。吃了很辣的菜再喝酒，无论是多好的酒，到嘴里的感觉都差不多。

吃辣菜喝冰镇的酒：温度越高，酒精度的感觉越明显，如我们在夏天的常温下饮葡萄酒，会感觉酒精冲鼻，冬天就不会。一般来说，当葡萄酒的温度到24℃，酒精的感觉比较明显。吃辣菜配干红，会使酒又苦又辣。如果在夏天，先把红葡萄酒稍微冰镇一下，在吃辣菜的时候，酒的辣感和酒精感会大幅减少。

辣菜相配的酒：酒精度低的酒就比较适合配辣菜，如带点甜味的白葡萄酒、粉红葡萄酒、低度起泡。甜味一般能缓和辣味，酸度、单宁、酒精、起泡都会加强辣味。

（4）鲜味与葡萄酒　目前将鲜味定义为口腔和舌头的感觉，而感受鲜味最明显的是上腭的后部，口腔的其他地方如舌头和两侧都不明显。人的上腭也有少许味觉细胞，通常将上腭的后部称为鲜味区。只要食物中有鲜味，就会加重红葡萄酒的单宁味，减弱酒的果香。如果是白葡萄酒，鲜味会加强酒的酸味，减弱果香。

葡萄酒与食物鲜味的搭配法，做法是在有鲜味的食物上放点盐和柠檬汁，即盐与柠檬汁平衡法，就可以让酒很好喝。只要食物的酸度和咸度控制得当，就能使酒更好喝。当然中国醋和柠檬汁又有不同，除了酸，醋中还有甜和鲜味，所以中国醋会让酒的味道变得寡淡，一般不适合。

（二）健康法则

每天固定饮用适量的红葡萄酒是健康的秘诀。一般而言，适量饮酒量按酒精含量12%计算，男女每天不宜超过250mL。女士每天饮酒量最好控制在一杯，而男士可以稍宽松一些，每天不超过两杯。女性饮用量要控制在男性的一半，因为女性体内分解酒精的脱氢酶只有男性的一半。

一种矛盾的餐饮现象——"法兰西悖论"。法国人食用大量的高糖、高脂食品，如巧克力、乳酪、肉类和鹅肝，但人均寿命却是全世界最长的国家之一，并且法国人中的动脉硬化和心血管疾病的发病率低，死亡率比美国少一半。这是因为法国人爱喝葡萄酒。葡萄酒中含量最多的成分是水，在法国，有的人几乎天天不喝纯净水，他们的生活习惯是早餐喝牛乳或咖啡，午餐喝葡萄酒，晚餐还喝葡萄酒，每餐后再喝一杯茶或咖啡。这样的生活方式，与营养专家公认的"喝水时间表""一天8杯水"的健康理念显然相违背，但是他们的健康状况良好。这种极端的做法从侧面反映了牛乳、咖啡、茶以及葡萄酒中的养分能满足这些"不喝水"的人体需要。到目前为止，已测知葡萄酒含有250种以上的成分，其中矿物质、维生素、氨基酸、白藜芦醇等对人体健康有益。尤其是白藜芦醇，它是一种天然的抗氧化剂，对心血管疾病有很好的预防效果。

（三）颜色法则

葡萄酒与食物的搭配既有原则，又有灵活性，其灵活性建立在原则基础之上。红酒配红肉，白酒配白肉，这是饮食界、葡萄酒界公认的餐酒搭配的最基本准则。

红葡萄酒和白葡萄酒除了颜色不一样外，最大的区别在于单宁。单宁强劲的红葡萄酒特别适合与脂肪含量较高、蛋白质含量高、肌肉纤维粗硬、特别是味道重、有咬劲儿、口感油腻的红肉搭配。红肉是指在烹饪前呈现红色的肉，比如牛肉、羊肉、猪肉等。

为什么红酒适合搭配红肉呢？

原因之一：红葡萄酒可以解红肉的油腻感。吃红肉类美食，如煎牛排，吃几口味觉就会渐渐迟钝，此时若喝一口红酒，葡萄酒中单宁带有的负电荷与牛排中蛋白质带有的正电荷中和，从而化解了牛排油腻感，而且也能迅速软化肉类的纤维。单宁的涩味仿佛洗涤了舌头的味蕾，使口腔的味觉重新兴奋起来，使人产生一种舒适愉悦的感觉，葡萄酒也因为口中牛排的味道，使单宁更柔顺，喝起来更甘醇。

原因之二：单宁的涩味可以撑起葡萄酒的骨架，使得葡萄酒的结构富有立体感，使得丰富的果香得到充分的体现，增添烤牛排的美味。

原因之三：单宁可以减缓葡萄酒的氧化速度，醒酒之后品尝，陈年佳酿会变化出更丰富的陈年香气，口感更柔顺圆润，甚至更回味无穷。

对于白肉，白葡萄酒、气泡酒、粉红葡萄酒是搭配白肉菜式的主流。白肉，相对于红肉，在烹饪前呈现白色，禽类（鸡、鸭、鹅、火鸡等）、鱼、爬行动物、两栖动物、甲壳类动物（如虾、蟹）或双壳类动物（如牡蛎、蛤蜊）等非哺乳动物的肉都是白肉。白肉的特点是肌肉纤维细腻，脂肪含量较低，脂肪中不饱和脂肪酸含量较高。白葡萄酒的酸味可以压制海鲜的腥味，增加海鲜的清爽，令口感舒适，而且它能提升对鱼肉不饱和脂肪酸的吸收，更烘托出菜肴的鲜香，甚至会将鱼、虾或鸡肉为主料的佐餐美味推到极致。所以，白酒适合配白肉。相反，如果选择浓郁的红葡萄酒，高含量的单宁会严重破坏海鲜的口味，常常会产生不是很可口的金属锈味。所以，通常不建议用红葡萄酒搭配白肉。

拓展阅读

"红酒配红肉，白酒配白肉"是绝对正确的吗？

谈到葡萄酒文化，就少不了讨论葡萄酒配餐，葡萄酒与菜肴的合理搭配，可以相互增色添彩，葡萄酒配餐是葡萄酒推广中永恒的话题。"红酒配红肉，白酒配白肉"只

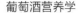

概括了葡萄酒配餐的一部分内容。酒的年份、产地、酿造方法等的差异，以及同样食材不同的加工方法所造成的口味变化，为酒菜搭配平添了无穷乐趣，有时候陈年存放的老熟的红葡萄酒也可以搭配鱼等传统意义上的白肉。而"味道相似，质地相近"更能体现出葡萄酒配餐的原则。

（四） 强度法则

当我们形容酒或者菜很有滋味时，味指味道，滋指质感。"质感"是食物和葡萄酒单独或者一起带给口腔的感觉。有的肥厚油腻，如鹅肝、红烧肉；有的质感嫩滑，如清蒸的鲑鱼；还有的则单薄清爽，如配有清淡的蔬菜。葡萄酒也类似，口感从消瘦到丰满直至肥厚。如果一款味道浓烈的葡萄酒与味道清淡的菜肴搭配在一起，酒的味道就会完全掩盖菜肴的味道。相反，如果一款味道清淡的葡萄酒与味道浓郁的菜肴搭配在一起，酒只能充当冰镇饮料的作用。这些搭配都是比较失败的。对于质感，简单的规律是菜肴与葡萄酒有相似质感的相搭配——清爽的菜肴配清爽的酒，丰满的葡萄酒搭配肥厚的菜；轻酒体葡萄酒搭配清淡的食物；丰满酒体的葡萄酒搭配味道更重、更丰富、更油腻的菜品。如此，葡萄酒和菜肴入口味道的强度彼此呼应。以同一种食材——猪肉作为烹饪主料举例，白水煮猪肉的味道中等，可搭配较浓郁的霞多丽白葡萄酒或者清淡的博若莱红葡萄酒。用酱油和白糖等佐料并以传统做法炖出来的红烧肉，可选择入口醇厚、饱满的波特酒。由此可见，做出菜的味道不仅仅取决于原料，还取决于调味的调料和调味汁。当菜肴中所用的酱汁或调味汁主导菜肴的味道时更需要选择和调味品搭配的葡萄酒。

（五） 地域法则

一般情况，同一地区的葡萄酒配同一地区的美食，这样可以搭配和谐。葡萄酒与食物产地同源，其中蕴含的风土因素就很相似。在葡萄酒的传统产区，葡萄酒和当地的食物结合可能长达几个世纪之久，相互之间会产生一种自然的贴合度。比如勃艮第红葡萄酒烩牛肉（用当地的葡萄酒烹调当地的夏洛里牛肉）配上一杯当地葡萄酒，就成为了公认的经典搭配。相同的风土因素让夏布利地区的牡蛎配著名的夏布利白葡萄酒，也成为搭配最和谐的典范。如果走进一家风味正宗的以国家命名的餐厅，不知道点什么酒好时，就用当地的美食搭配当地的美酒。即使不太熟悉该国的某些产区，只要有餐酒搭配的法则做基础，同样会体验到非常美味的一餐。

（六） 顺序法则

餐酒搭配习惯，在西餐中由来已久，它由西餐的就餐顺序决定。以经典的法式大餐为例，餐前先喝开胃酒，可单独喝，也可搭配一些开胃小点饮用，而香槟酒是开胃酒的首选。其实不用酒，果汁甚至矿泉水也可开胃；餐中主菜（肉类或家禽、海鲜等）搭配佐餐酒，西餐对于佐餐的就餐顺序已经形成了比较固定的套路，尤其在正式宴会上，菜一道一道上，酒也相应一道一道上。由于上菜的顺序是先清淡后浓郁，先蔬菜后鱼、肉，所以搭配葡萄酒的顺序是先白后红，先干后甜，先淡后浓，先轻酒体后丰满酒体。如果刚开始上桌的是一道甜味菜，那么最好用相似的甜型葡萄酒来搭配，低酒精度的葡萄酒最好要放在高酒精度的葡萄酒之前饮用。餐后吃甜点和饮料（咖啡或茶）喝餐后酒，餐后吃的甜点口味浓腻，因此餐后酒一般是甜型葡萄酒，如甜酒、加强型葡萄酒或者烈性酒。这些酒的酒精含量和糖度往往要比餐前酒和佐餐酒高，一般含糖量达到50g/L以上。甜味酒具有令人心满意足的饱腹感，其中隐含的酸度也可以解除油腻、助消化，让饱胀的胃不会感觉难受。另外，醇厚甜美的甜酒则可以担当起搭配重口味乳酪和甜点的重任。佐餐酒因为没有那般浓厚的口味，所以不能和谐地搭配上甜点，甜点还会让佐餐酒变得酸涩难当，佐餐酒几乎没法替代餐后酒的位置。

（七） 主菜法则

中国菜搭配葡萄酒一直是个难题，难点不在于用一道中国菜配一款酒，而在于中国人的饮食习惯。因为中国人吃饭是所有的菜一起上，中国菜虽然一次有许多菜式上桌，但依然有主次之分，主菜决定了饭局的基调。如果用一款酒配主菜，不难成为成功的搭配。反之，非要追求一款酒搭配满桌的菜，通常很难做到。中国人吃饭通常都是围着圆桌，大家共吃一盘菜，这样人与人的关系会更加紧密。如果像西餐，坐着长桌，每个人吃自己盘里的，便没有中式餐桌上的气氛。面对稳固的饮食习俗，折中的方法就是"主菜法则"，中国人坐席也讲主座，而且吃饭总是有个主题，如吃鱼翅还是吃鲍鱼，配酒也可以按重点进行。

（八） 香气对称法则

有的人配酒会反其道而行，通常的道理是新的红酒不能配辣菜，红酒不配甜食，而有的人就喜欢用带有青椒味的赤霞珠新酒配青椒，用带巧克力香气的红酒配巧克力，也另有一番滋味。

"年轻"的白葡萄酒通常有花香和清新的果香，如柠檬、青苹果、橙等香气。用有这些香气的葡萄酒来搭配或者直接泡这些水果吃，既补充维生素，又能防止水果氧化。有品质且酒体相对重一些的白葡萄酒经过一段时间的陈酿，会出现熟透的水果、果酱、果脯、糖渍水果的香气。也可以拿这些水果搭配相近味道的甜食，会有相得益彰的效果。陈年更久的白葡萄酒会有干果的香气，有潜质的葡萄酒则会出现肉桂、香料以及干菇类香气。也可以用这种完全成熟的酒搭配用这些材料烹调的菜。普通波尔多红葡萄酒的香气在年轻的时候一般是发青的气味，如青草、青椒、橄榄等，表明酒的成熟度不够。这种清淡的红酒可以配一些蔬菜，比如青椒、豆角、扁豆。

如果是木桶陈酿，到了"青壮年"的红酒会有橡木香气，之后则散发出烟熏、香料、动物、咖啡、巧克力的气味，可以配烟熏味的烤肉，也可以配又甜又苦的巧克力。而"壮年"到"老年"的红酒会出现干果、菇类、干树叶、红茶的香气，不但可以配菌菇类，也很适合搭配坚果，比如腰果、花生、开心果等。

当然需要多用不同的酒配菜进行尝试和积累经验，才能摸索发明出一种新的配法。

三、 葡萄酒与食物搭配的基本规律

（一） 蔬菜搭配葡萄酒

在饮食中，蔬菜也很重要，尤其是如今有越来越多的素食者，而吃蔬菜也是可以配酒的。

1. 生食蔬菜

如今我们的餐桌上出现了丰富多样的生食蔬菜，如茼蒿、生菜沙拉、北方的生白菜心等，这一类菜最好是搭配"年轻"的、简单的不入橡木桶的清爽型干白或者是味道不复杂的"年轻"起泡酒，以及口感单纯的桃红葡萄酒。

2. 油性大的叶子类蔬菜

对于经过重油热锅烹炒的叶子类青菜，如炒油菜、菠菜，适合用酸度高一点的干白葡萄酒进行搭配，能去除油腻。如奥地利的绿魁、德国的雷司令干白、法国夏布利等凉爽产区的清爽型干白，还可以用口感单纯的起泡酒或桃红葡萄酒搭配。

3. 含淀粉类蔬菜

如土豆、红薯、南瓜、玉米、胡萝卜等，这类菜肴适合搭配酸度不是很高的芬芳型干白葡萄酒、起泡酒或桃红葡萄酒。

4. 肉类和蔬菜的炒菜

不少菜其实是荤素搭配的，比如说鱼香茄子、鱼香肉丝、芹菜肉丝等，这一类菜可搭配中等酒体的起泡酒、桃红葡萄酒、清爽型干白、芬芳型干白以及浓郁酒体、带橡木桶气息的干白葡萄酒。

总体而言，蔬菜类的中国菜主要适合搭配起泡酒、白葡萄酒、粉红葡萄酒，而红葡萄酒并不太适合，越是浓郁的红葡萄酒越不适合。

（二） 肉类搭配葡萄酒

1. 鸡肉

鸡肉在肉里面算是比较嫩的，基本上起泡酒、干白和桃红葡萄酒都很好配，如果是味道重而不甜的鸡肉，也可以配酒体不重的果香型红葡萄酒，但总的来说，白葡萄酒更适合搭配鸡肉。

2. 猪肉

猪肉属于红肉，起泡酒、干白和桃红葡萄酒都适合搭配。如果调味料重而不甜的猪肉餐品，可以配成熟的酒体不重的红葡萄酒，对于带甜味或是酱油味重的红烧肉，可搭配温暖产区的较为成熟的红葡萄酒较为适宜。

3. 牛肉

牛肉其实也可以搭配白葡萄酒，但通常来说，要配酸度高、酒体厚实、经过橡木桶陈酿的干白为好。基本上所有的红葡萄酒都适合搭配牛肉，可根据烹调方法来选择相应的酒。

4. 羊肉

羊肉基本上适合搭配红葡萄酒，最好用中等酒体以上的红葡萄酒，或是用成熟的红葡萄酒进行搭配。

5. 鸭肉和鹅肉

这一类肉食可用酸度高的干白和中等酒体以上的干白来配，如果是不甜的菜肴，可以采用中等酒体以上的干红来搭配，最好是成熟的干红。

6. 野味

野味一般肉质较紧实，最好用酒体重的成熟的红葡萄酒搭配。当然也要考虑和烹调法对应。

（三）　水产品搭配葡萄酒

1. 虾蟹类

虾蟹的种类繁多，有的肉质软，有的则偏硬。肉质软的可以用清爽型或芬芳型的干白，肉质较硬的可以采用酸度高一些的干白。清蒸和水煮的虾与蟹，最好少用橡木桶陈酿的酒搭配，但也不是完全不行。此外，起泡酒和桃红葡萄酒基本上都可以搭配虾蟹。

2. 鱼类

各种起泡酒、干白、桃红葡萄酒均可搭配鱼类，但是最好不要用橡木味过重的干白。

3. 贝类

贝类除了生蚝的肉质比较软，其他如蛤蜊、扇贝等的肉质都比较硬，采用酸度高、酒体厚实的白葡萄酒搭配，能更好地帮助消化。

4. 海参

海参的做法多种多样，海参的肉质肥厚嫩滑，如果用白葡萄酒来配，应采用优质白葡萄酒，如珍藏级的、酸度充足、酒体丰满、经橡木桶陈酿的，或是达到成熟顶峰状态的干白。如果用鲍汁烹调海参，采用成熟的红葡萄酒，最好有一定的愉悦酸度，酒体轻巧，比如说成熟的黑比诺（Pinot Noir）。

5. 鲍鱼

鲍鱼一般用高汤调味，且肉质结实。如果是白葡萄酒，可选酸度充足且酒体丰厚的干白，也可以用红葡萄酒，如成熟的黑比诺、成熟的西班牙上里奥哈，或是西班牙阿拉维沙产区的丹魄（Tempranillo）干红。

（四）　无味面包、 米饭、 馒头搭配葡萄酒

馒头、米饭、面条是中国人的主食，面包是西方人的主食，其实在西方人眼里，面包只是他们搭配主食的副食，这四者都是淀粉含量高的食物。除了填饱肚子，米面制成的主食还具有清理口腔杂味的作用。吃菜时，嘴里是菜的味道，在吃下一道菜的时候，吃点以上主食，能隔绝每道菜的味道。在品酒时用得最多的是无味的面包，用散的米饭显然不合适，用馒头清口也是不错的选择。对于米饭、馒头和面条为主食的一餐，不复杂的白葡萄酒更能起到陪衬和开胃的作用。

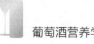

四、 不同酒体与菜的搭配

（一） 清淡型的白葡萄酒与菜

这类酒的特征是闻起来喝起来都会觉得是新鲜的，富有果味，口感清爽，酒精度通常不超过 12%。此外，这类酒都不进橡木桶，是在不锈钢桶里酿造的，有的产区的这类酒还带有矿物质的风味。此类酒的另一个特点是突出酸味，有些比较温暖的地方做出的白葡萄酒，为了保持它们的高酸度，就不进行苹果酸和乳酸发酵，或者不发酵一部分，最后再勾兑。

这一类酒配菜的适用范围很广，可以用作开胃酒，而且适合所有冷菜、清淡菜肴和海鲜。特别是清蒸鱼，如果搭配很香的白葡萄酒，酒香会盖过鱼的香气，而有橡木味的酒更加不适合。橡木单宁会使鱼肉显得粗糙，并使得鱼的鲜甜味变苦。只有用清淡型干白来配，酸度和鱼肉相结合，相互提鲜，加之酒香清淡，相得益彰。同样适合搭配此类酒的是生鱼片和生蚝，本来吃生蚝就要放柠檬汁和葡萄酒醋，人们在吃生蚝时喝酸一点的白葡萄酒刚好帮助消化。另外，清淡型的白葡萄酒对于辣菜也是比较适合的，酸虽然也会加强辣味，但酸能清爽口腔。

搭配的原则是，酒的香气和食物的香气要谐调。这类酒的结构主要是酸度，酸度的变化也会导致酒的香气变化，比如说"年轻"的时候，这类酒会有青草、青苹果、柠檬、桃、梨等水果的气味，等时间长一些，会发展成熟苹果或者说水果酱的风味。

这类酒最适合在用餐时喝，因为酸度高，胃酸高的人如果光喝酒不吃东西，会感到不适。

（二） 中等柔滑、 芳香型的白葡萄酒与菜

这类果香型的酒可以散发出芒果、荔枝味等，花香型则有玫瑰花、月季、夜来香、槐花、金银花等沁人心脾的香气；而成熟的酒含有金桂花香、蜂蜜、肉桂、糖渍水果等气息。在白葡萄的品种中，麝香玫瑰（Muscadet）、琼瑶浆（Gewürztraminer）、雷司令（Riesling）都属于芳香型品种。

搭配这一类酒，最好用比较细腻而且酱油类佐料放得少的菜。这类酒可以搭配放了香料的鱼类和其他海鲜、河鲜，比如说加了蒜和葱炒的鱼。由于酒很香，菜香一些就会很搭。同样，这类酒也可以配牛羊肉，比如说小牛肉、羊羔肉，或者酱过的牛肉，如此搭配也是相当可口的，有红肉口感的生三文鱼也可以与之搭配。

中等柔滑、芬芳型的白葡萄酒也可以陈年，普通的酒 2~3 年，好的酒 5~10 年，陈年后的酒会变得柔和，果香也会更成熟，像是熟透的热带水果或水果罐头的气息。这时候的酒和辛辣的食物也能有很好的配合效果，比如放了辣椒炒的菜、带咖喱的食物。

（三） 带有橡木味的浓郁白葡萄酒与菜

能进橡木桶的白葡萄酒，一定是丰满、浓郁、酒精度高、经得起陈年的酒。酿酒师会将这类白葡萄酒放入橡木桶，进行苹果酸和乳酸发酵，使酒增加橡木、香草、烟

熏、牛油、烤面包等气味，而酒中的果香更多地表现为柑橘、芒果、菠萝等的味道，这类酒体的酒多为霞多丽葡萄品种酿造的。

浓郁白葡萄酒的木味很重，不适合配鲜嫩的鱼肉，比如说粤菜风味的清蒸鱼。它们会使这些食品的肉质变得粗糙，也会使它们品尝起来老而油腻，并且让鱼肉本来的鲜甜变得苦涩，因为单宁和甜结合后会发苦味。贝壳类的海鲜也不合适，贝类食物通常带有海水的味道和本身的鲜甜，咸味和酒精度高一点的酒会使之发苦。如果要吃的话，最好加点芝士烹调，比如说生蚝，加点蓝色的芝士后会非常美味，也好配这种酒，因为芝士和酒中的牛油味很谐调，而且芝士肥腻的味道会降低酒中收敛性的单宁涩味。

这类酒适合配烧烤类的食物，因为酒经过在橡木桶中的陈年，也带有烘烤的气息。其他的白肉如鸡肉等都挺适合的，所有加奶油烹调的食物也很配。

（四） 成熟的葡萄酒与菜

无论是白葡萄酒还是红葡萄酒，随着陈年时间的改变，香气也会有所变化，也不可避免地会损失一些香气和风味，但是成熟的酒通常香气和味道更细腻，也更容易被人们所接受。成熟的红葡萄酒配中国菜更容易，对于辣、酸、甜、油腻的菜，都不会造成什么负面影响。

在西方，通常会用成熟的红葡萄酒配松露，用成熟的白葡萄酒配面包和坚果，特别优秀的成熟红葡萄酒最好不要用来配餐用。

（五） 果味型、 轻柔红葡萄酒与菜

基本上所有的红葡萄品种都可以用来酿造这一类酒，只要在酿酒的过程中红葡萄的皮与汁浸泡时间短一些、温度低一些即可。从另一方面来看，温暖、低海拔产区生产的红葡萄酒，通常是这一酒体的。

这类酒比较百搭，只要不是隆重的宴会和讲究的餐会，日常的简单饮食都适合享用，这类酒价格通常不贵。这类酒的单宁轻，如果它们的果味丰富而清新的话，喝之前可以冰到红葡萄酒的最低温度，比如说15℃左右。这类酒的适用范围也广，可以在吃头盘沙拉的时候喝，如果搭配中国菜，也可以和冷菜一同享用。如果是西餐，它适合配地中海一带的食物，比如意大利面条、匹萨，也适合配非常肥腻的食物，如香肠、奶油土豆等，其他炖煮的食物也很适合。至于中国菜，如果是不太讲究的一餐，也可以用这类酒来配，特别是吃浓油赤酱的上海菜，喝这种酒可清口去腻。

用来做这类酒体的葡萄品种通常来自佳美（Gamay）、多赛托（Dolcetto）、科维纳（Corvina）、莱姆贝格（Lemberger）、特罗林格（Trollinger）。具体诸如法国的博若莱，意大利的瓦尔波利塞拉产区以及中国云南、山东和河北生产的红葡萄酒。

（六） 单宁重的丰厚红葡萄酒与菜

这类酒是酿自皮厚、颜色深的葡萄品种，单宁重。它们通常有黑色浆果的气味，比如黑加仑子、黑樱桃、黑李子，赤霞珠是其代表品种。如果成熟度不够，酒在"年轻"的时候往往有青椒味和明显的生青气，成熟的时候则散发巧克力、咖啡、烟草、皮革、烟熏等气息。

它们的酒精度通常都不低，高酒精度也能给酒带来甘味和柔顺感，但是波尔多的这类酒在"年轻"的时候其中的单宁会让人涩得张不开嘴。给味蕾造成刺激的有三种物质，一是苦涩，来自单宁；二是甘味，来自酒精和甘油；三是酸，来自酒中的酒石酸。根据经验来看，旧世界的这类酒比新世界的更酸涩。

这类酒不容易配菜，特别是在未经陈年的时候，和咸、辣、甜、淡味的菜搭配都不适合，因为这类酒配咸的菜会发苦，配辣的菜会更辣，配甜的菜也会发苦，配淡的菜，则会盖过菜味。唯有和烤肉搭配还比较合适。如果要配酱味重的菜，最好等这类酒完全成熟后再搭配。至于西餐，搭配煎的牛排、羊排都不错，特别是加了芝士烹调或调味的菜。这类酒的主要葡萄品种来自赤霞珠、西拉、丹魄、内比奥罗（Nebbiolo）、莫纳斯特雷尔（Monastrell）。例如法国的埃米塔日（Hermitage）、朗格多克－鲁西荣（Languedoc－Roussillon）、邦多勒（Bandol）、波尔多梅多克产区（Médoc）的酒，以及澳大利亚的西拉，美国和智利的赤霞珠，意大利的巴罗罗（Barolo）等。

（七） 优雅、 香料味的柔顺红葡萄酒与菜

这一形态的葡萄酒是以黑比诺为代表的，而勃艮第的红葡萄酒则是它的代表作，它的颜色是石榴红，没有像赤霞珠和西拉葡萄品种那般浓郁的色泽，它的单宁柔和，口感则是丝绸般的质地，尤其是它优雅愉悦的酸，总能和细腻的甜达到几乎完美的平衡。年轻的时候，此类酒有着草莓、紫罗兰、樱桃、黑色浆果、红枣等香气，经过橡木桶的陈酿，会带来甘草、枣香、香草、烟草等气息，在瓶中陈年后，它会有动物香气、农场气息、干菌菇、干菜、干果的甜香等丰富多彩的香气。在红葡萄酒的世界里，唯有黑比诺品种突出酸度。这是一种类似白葡萄酒的开胃的酸，而且由它酿造而成的酒，单宁、酸与甜能结合到非常棒的地步。

很多时候此种酒会出现在豪华甚至奢侈的场所，并和奢侈的菜搭配。最配鱼翅和鲍鱼的酒不是白葡萄酒，而是成熟的黑比诺，因为，黑比诺酒中有酸，有助于消化吸收；酒中也有柔顺的单宁，能去除鸡汤的油腻感；而酒中成熟的甘味与菜中的鲜甘味也相当匹配。此外，它作为红葡萄酒的重度也能与菜的厚度均衡。

（八） 单宁柔顺的红葡萄酒与菜

这类丰满的酒主要来自美乐和金粉黛品种，酿成的酒较容易成熟。年轻的时候，它们通常有丰富的果味，如浆果味。成熟后，它们会带来巧克力、可可、咖啡、雪松以及烟熏味，不过它们的果味通常是柔顺的，让人容易接受。它们也是丰厚浓郁的，但是比赤霞珠和西拉的单宁要轻得多，酸度不高，如果遇到好年份，酿出的葡萄酒酒精度并不低，但它们有着令人舒服的果甜味，口感也柔滑。

美乐适合配同样风格的菜，比如说炖肉类的食物。就中国菜而言，美乐适合搭配肉丝炒菜，或者稍微带点酸味的菜。如果非要用红葡萄酒配辣菜，美乐算是相对比较好的选择了。金粉黛的果香如同果酱，香气浓郁，很容易获得高酒精度，适合配咸的

甚至是辣的菜。喜欢刺激口感的人应该会喜欢它们。西班牙里奥哈的优质红葡萄酒有着丝绒般柔滑的单宁，又具有丰富的果香和香料的气息，很容易配味重的肉食。里奥哈的阿拉维斯和上里奥哈产区酿出的葡萄酒有一定的酸度，成熟的酒也适宜搭配鲍汁类的菜。

这类酒和许多西方的香料是谐调的，比如说甘草、迷迭香、肉桂、百里香等，所以也适合配烤肉，比如烤羊肉串、烤牛肉。

（九） 起泡酒、 桃红葡萄酒与菜

起泡酒和桃红葡萄酒是比较容易搭配菜肴的酒。

起泡酒可以说是百搭酒，气泡能将口腔内冲刷得清爽干净。从开胃的角度来说，在葡萄酒里面，不甜的起泡酒排名第一位，而且有很好的去油腻的作用。

桃红葡萄酒更接近饮料酒，它的酸度比不上干白，单宁含量很少，一般较难保存，以新鲜的为好，是可以当饮料喝的葡萄酒，也比较适合搭配红色的水果。如果用于佐餐，可以搭配日常的一餐，基本上不会与菜有大的冲突。

五、 葡萄酒配菜的忌讳

颜色发紫、喝起来生涩（酒中有年轻的单宁）的红葡萄酒，首先忌讳配带甜味的菜，单宁和甜味一结合就会发苦。

新红酒配辣菜。如川菜或咖喱口味的菜，和酒里的单宁结合，会越使人感到越喝越辣。

红酒配鲜嫩海鲜。比如说清蒸鱼，酒中的单宁会使鲜嫩的肉变得粗糙不堪，非常难吃，单宁也会使八爪鱼和鱿鱼变腥，特别是新涩的红酒。而且，单宁与原味的海鲜和鱼搭配，会有一种金属味。一般来说，波尔多和中国产的红葡萄酒，"年轻"的时候单宁比较生。以葡萄品种来看，赤霞珠的单宁重，特别是旧世界的赤霞珠，在"年轻"的时候涩味较重。从鲜味的角度来说，只要是蛋白质都有鲜味，都会降低葡萄酒的香气和口感。

调味料一定会影响葡萄酒的原味，尤其是入味的中餐，吃了菜再喝酒，感觉酒像是变成另一款。不要将葡萄酒和日本的芥末、中国的腐乳和姜醋汁搭配，这些调料会使任何葡萄酒都味寡如水。另外，西红柿的酸会令酒变得粗糙。

六、 葡萄酒配餐利与弊

用酒佐餐，很难达到100%的完美。比如北京烤鸭，烤鸭的皮很油腻，然而放在面粉做的荷叶饼里，和甜面酱、葱条卷在一起吃，却使人不觉得腻。这道食物的吃法本身很完美，如果配上其他饮品，就好似第三者插足。如果配干白，总觉得厚度不匹配；如果配干红，单宁遇到甜面酱泛起苦味，遇到葱，则使葱更辣。即便如此，对于饮酒人而言，用浓郁丰厚的霞多丽搭配烤鸭，起去腻开胃的作用，或是配成熟的红葡萄酒，也能解鸭皮的油腻。

而从品尝葡萄酒的角度来说，要真正品味到酒的细腻，欣赏酒随着时间的不同变

化，最好是单饮，任何食物都会影响酒的味道，但人们总是喜欢在吃食物的时候喝一些酒。

七、 葡萄酒与菜肴的搭配举例

（一） 鱼

最佳搭档是白葡萄酒，白葡萄酒的种类可根据鱼的做法和佐料的不同而定。如奶油类佐料烹饪的菜肴可用果香味浓的干白葡萄酒搭配。但是对于用红葡萄酒烹饪的鱼则应选用半干白葡萄酒或新鲜红葡萄酒。而川味红汤鱼则应选用干红葡萄酒。熏鱼是干白葡萄酒的最佳搭档。生蚝、牡蛎（通常需加柠檬汁或醋）、各类生猛海鲜，是干白葡萄酒的最佳搭档。

（二） 烤牛肉、 牛排、 羊羔肉

结构感强的干红葡萄酒始终是最佳的选择。根据佐料和烹饪方式不同，红、白葡萄酒都可作为小牛肉和猪肉的良好搭档。对于鸡肉和火鸡，也可根据其烹饪方式和颜色选择干白葡萄酒或干红葡萄酒与之搭配。根据不同的烹调情况，可选择干白、干红和桃红葡萄酒与鸭和鹅肉搭配。

（三） 凉菜类

通常情况下，清爽型干红葡萄酒或桃红葡萄酒是普遍适宜的选择。如熟肉冷盘，可选用桃红葡萄酒、清爽型红葡萄酒；但有的熟肉如肉酱、粉肠等则与干白葡萄酒搭配良好。而凉拌蔬菜则应选用干白葡萄酒；腊味、肥肠、鹅肝等，根据不同的情况，是红葡萄酒、利口酒、甜型葡萄酒的良好搭档。腊肠的最佳搭配是桃红葡萄酒。

（四） 各类砂锅、 火锅、 涮羊肉、 羊杂汤及多数煲类

结构感良好的桃红葡萄酒和柔顺的干红葡萄酒可普遍适宜。

（五） 甜点

对于一些味浓的乳酪，可选用甜红葡萄酒或利口酒。多数甜点，如冰激凌、巧克力和各类水果布丁等，并不适合搭配葡萄酒。在这种情况下，建议选用甜型的葡萄汽酒或起泡葡萄酒。当然，各类氧化型甜葡萄酒也是良好的选择。

第三节　葡萄酒配餐的营养评价

葡萄酒与餐搭配的总体目的是尽量使食物和葡萄酒的各种特性平衡或互补，令各自的优点得到加强，给用餐者带来愉悦和享受。然而，由于葡萄酒种类繁多，食物种类更是数不胜数，餐酒搭配的组合也千变万化，且餐酒搭配和个人的口味和经验有密切关系。葡萄酒文化经过几千年的发展，逐渐总结出一些能够被大多数人认可的餐酒搭配的组合，像白葡萄酒和意大利面、红葡萄酒和乳酪、干红和雪花牛肉、红葡萄酒和牛排或红酒炖小牛肉、干白和番茄虾球、干白和有机蔬菜沙拉、白葡萄酒和法式煎

鹅肝、清淡干白和鲜活海鲜等。而随着社会的不断发展，人们保健意识的逐渐提高，现代人常常会关心这些餐酒搭配的饮食是否有营养，是否对健康有益。从合理营养的角度来说，没有任何一种单一的食材能够满足人体的营养需求，需要将各种食物合理搭配，使营养素的种类齐全，数量适当，比例合适，这样才能满足人的营养需求。人类每天必须从多种食物中摄取各类有益成分以满足自身的营养需求。我们可以运用食谱设计中的营养素计算和膳食宝塔的方法来评价常见餐酒搭配的营养特点，以指导日常的葡萄酒配餐。由于食物种类也非常多，下面介绍各类食物的营养特点，以便在享用葡萄酒配餐美味的同时，实现营养合理和膳食平衡的目标。

一、 食物的分类

根据食物提供主要营养素的不同，《中国居民膳食指南》（2016 版）将食物分为五大类。第一类谷类及薯类，第二类动物性食品，第三类豆类及坚果，第四类蔬菜、水果和菌藻类，第五类纯能量食物。食物的营养价值（nutritional value）是指某种食物所含营养素和能量能满足人体营养需求的程度，主要取决于食物所含营养素的种类、数量、比例以及被人体消化吸收和利用的程度。以下将分别论述粮谷、薯类、豆类、蔬菜类、肉、禽、水产品、蛋、乳类、酒类与食糖等常见食材的营养特点。

（一）谷类

谷类食物主要包括小麦、大米、玉米、小米及高粱等，是我国传统膳食的主体，主要提供碳水化合物、蛋白质、膳食纤维及 B 族维生素等营养成分。谷类去壳后从外到内分别为谷皮、糊粉层、胚乳和胚四部分，不同部位营养素分布不均匀。

1. 碳水化合物

谷类提供的主要营养成分为碳水化合物，其中淀粉占 70% ~ 80%，主要集中在胚乳淀粉细胞内，其余为糊精、葡萄糖和果糖等。淀粉是人类最经济的能量来源，根据结构可以分为直链淀粉和支链淀粉，前者更易溶于水、黏性差、易消化、易老化、使血糖升高的幅度较小。粮谷类淀粉以支链淀粉为主，如糯米中几乎全是支链淀粉，所以加工烹调后发生糊化比较黏稠，不易被人体消化。此外，谷皮中还含有丰富的膳食纤维，加工越精细丢失越多。

2. 蛋白质

谷类蛋白质含量一般在 7.5% ~ 15%，主要为清蛋白、球蛋白、醇溶蛋白和谷蛋白，后两者是谷类所特有的蛋白质。由于绝大部分粮谷类蛋白质中缺乏必需氨基酸赖氨酸、苏氨酸、色氨酸、苯丙氨酸和蛋氨酸，因此其蛋白质营养价值较低，例如除大米、莜麦及大麦生物学价值可达 70% 左右外，其他谷类一般仅为 50% ~ 60%。目前常采用蛋白质互补和氨基酸强化的方法来互相弥补。虽然谷类蛋白质含量和质量均较低，但是仍然是我国膳食模式中蛋白质的主要来源。

3. 脂肪

谷类脂肪含量普遍较低，仅 1% ~ 4%，主要集中在谷皮、糊粉层和胚芽中，可随加工而丢失。谷类脂肪中以不饱和脂肪酸为主，例如玉米胚芽中脂肪含量约为 17%，其中不饱和脂肪酸含量达80%以上，主要为亚油酸和油酸。除此之外，谷类中还含有一定量的卵磷脂和植物固醇等类脂成分。

4. 矿物质

谷类矿物质主要分布在谷皮和糊粉层中，含量一般在1.5%～3%，以钙、磷为主，多以植酸盐形式存在，不易被消化吸收。在烹调加工过程中采取措施，可将植酸去除，例如小麦粉经发酵后，可将大部分植酸水解，从而有利于人体对矿物质的吸收利用。不同谷类矿物质吸收率也有较大差异，如小麦粉中铁的吸收率是玉米的2倍、大米的5倍。

5. 维生素

粮谷类维生素主要分布于糊粉层和胚芽中，是B族维生素的重要来源，如维生素B_1、维生素B_3等。谷类食物一般不含维生素C、维生素D和维生素A，玉米和小米含有少量胡萝卜素，小麦胚和玉米胚中含有较多的维生素E。小麦、大米由于进行了精细加工，B族维生素损失较多，而小米、糜子、高粱、荞麦和燕麦等杂粮若不被过多研磨，其维生素保存相对较多，维生素B_1、维生素B_2的含量都高于我们日常所吃的大米、白面，是膳食中维生素B_1、维生素B_2很好的补充。

6. 植物化学物

谷类含有较多植物化学物，不同品种差异较大，杂粮相对含量较高，主要分布于谷皮部分，包括黄酮类化合物、酚酸类物质、植物固醇、类胡萝卜素、植酸、蛋白酶抑制剂等。碾磨加工程度、烹调方式的选择及存储条件的差异等均会影响谷类食品中各营养成分的含量。谷类加工精度越高，出粉（米）率越低，糊粉层和胚芽层损失越多，营养素损失越大，尤以B族维生素损失最为显著。反之，加工程度粗糙时，出粉（米）率增加，营养素损失减少，但是植酸和纤维素含量较多，感官性状较差且营养素消化吸收率降低。谷类烹调过程中主要损失的是B族维生素和水溶性矿物质，淘洗次数越多，浸泡时间越长，烹调温度越高，营养素损失越多。储藏过程中各类维生素含量变化差异较大，储藏条件和谷类水分含量是主要影响因素。

（二）薯类

常见薯类有甘薯、马铃薯、木薯和芋薯等，薯类淀粉和膳食纤维含量较丰富，蛋白质和脂肪含量较低，含一定量的维生素和矿物质。此外薯类还含有各种植物化学物质，使薯类具有一定的生物活性作用。例如山药块茎中含有山药多糖、胆甾醇、麦角甾醇、油菜甾醇、β-谷甾醇、多酚氧化酶、植酸和皂苷等多种活性成分。

（三）豆类及其制品的营养价值

豆类分为大豆类（黄豆、黑豆、青豆、褐色及双色大豆）和其他豆类（豌豆、蚕豆、绿豆、小豆、芸豆等）。豆制品是由大豆或其他豆类作为原料制作的发酵或非发酵食品。

1. 大豆的营养价值

（1）大豆蛋白质是唯一来自植物的优质蛋白，主要由球蛋白、清蛋白、谷蛋白和醇溶蛋白组成，含量高达 35% ~ 40%，除蛋氨酸外，其余必需氨基酸的组成和比例与动物蛋白质相似。

（2）大豆脂肪含量为 15% ~ 20%，以不饱和脂肪酸为主，约占总脂量的 85%，其中亚油酸为 52% ~ 57%。此外，大豆脂肪中还含有 1.64% 的卵磷脂，对营养相关性慢性病具有一定的预防作用。

（3）大豆中碳水化合物占 25% ~ 30%，其中一半为人体不能消化吸收的低聚糖，如棉籽糖和水苏糖，它们在大肠微生物的作用下产酸产气，故被称为胀气因子。又因其可被肠道益生菌如双歧杆菌所利用，可维持肠道微生物生态平衡，故又被称为"益生元"。

（4）大豆含有丰富的钙、铁等矿物质，每 100g 黄豆含钙 191mg，铁 8.2mg，但由于植酸的存在影响其吸收；大豆中富含维生素 B_1、维生素 B_2 和维生素 E。

（5）此外大豆中还含有多种植物化学物，虽然不是维持机体生长发育所必需的营养物质，但对维护人体健康、调节生理功能和预防疾病都发挥着重要的作用，如大豆异黄酮、大豆皂苷、大豆甾醇、植酸、蛋白酶抑制剂、植物红细胞凝集素等。

2. 其他豆类的营养价值

其他豆类蛋白质含量一般为 20% 左右，脂肪含量仅 1% ~ 2%，碳水化合物占 50% ~ 60%，其他营养素与大豆近似，如表 7 - 2 所示。

表 7 - 2　　　　其他豆类的主要营养素含量（每 100g 中含量）

食物名称	蛋白质含量 /g	脂肪含量 /g	碳水化合物含量 /g	膳食纤维含量 /g	维生素 A 含量 /IU	维生素 B_1 含量 /mg	维生素 B_2 含量 /mg	维生素 B_3 含量 /mg	钙含量 /mg	磷含量 /mg	铁含量 /mg
豌豆	21.7	1.0	55.7	6.0	100.0	0.5	0.2	4.5	58.0	360.0	5.0
蚕豆	26.0	1.2	50.9	5.8	150.0	0.5	0.1	3.0	100.0	129.0	7.0
绿豆	23.0	1.7	54.7	4.0	100.0	0.5	0.2	3.0	110.0	430.0	6.0
豇豆	23.9	2.0	49.3	4.7	—	—	—	—	75.0	570.0	4.0
小豆	20.9	0.7	54.9	5.0	20.0	0.5	0.1	2.5	75.0	430.0	4.0
扁豆	19.6	1.6	54.5	5.9	—	—	—	—	75.0	570.0	4.0

3. 豆制品的营养价值

豆制品包括非发酵豆制品和发酵豆制品。常见非发酵豆制品包括豆腐、豆浆、豆腐干、腐竹等，在豆制品的加工过程中除去了大量粗纤维和植酸等不利因素，因此营养素消化吸收率大幅度提高，例如，整粒煮熟大豆的蛋白质消化率仅为 65%，加工成豆浆后提高到 85%，制成豆腐后进一步提高到 92% ~ 96%。同时大豆加工过程会产生某些新的营养素，例如大豆中不含维生素 C，加工成豆芽后维生素 C 的含量可增至 5 ~ 10mg/100g。此外淀粉含量较高的豆类还可以制成粉丝、粉皮等制品。发酵豆制品包括腐乳、豆豉、臭豆腐、豆酱等，发酵过程中大豆胀气因子被根霉分解；部分蛋白质降

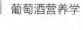

解，产生游离氨基酸；同时某些营养素含量增高如维生素 B_2、维生素 B_6 及维生素 B_{12}。

（四） 蔬菜水果类的营养价值

蔬菜水果是我国传统膳食的重要组成部分，其富含人体所必需的维生素、矿物质和膳食纤维；含有的多种有机酸、芳香物质和色素等成分赋予食物良好的感官性状，增进食欲、促进消化、促进营养素吸收；此外还含有多种植物化学物，对增强机体抵抗力和抗氧化能力以及保持机体健康具有重要意义。

蔬菜按其结构和可食部分的不同分为叶菜类、根茎类、瓜茄类、鲜豆类、花芽类和菌藻类。水果根据果实的形态和生理特征可分为仁果类、核果类、浆果类、柑橘类和瓜果类。

1. 蛋白质

大部分蔬菜水果蛋白质含量较低，蔬菜一般为 $1\% \sim 2\%$，但是鲜豆类和菌藻类含量较高，后者蛋白质含量可高达 20%。新鲜水果蛋白质含量均不超过 1%。

2. 脂肪

蔬菜水果中脂肪含量均极低，绝大部分含量不超过 1%。

3. 碳水化合物

蔬菜、水果所含的碳水化合物包括糖、淀粉、纤维素、半纤维素和果胶等。蔬菜中碳水化合物含量一般为 4% 左右。胡萝卜、西红柿和南瓜等含有较多的单糖和双糖；叶菜类和根茎类蔬菜含较多纤维素和半纤维素；根茎类和菌藻类蔬菜淀粉含量较高；此外，南瓜、胡萝卜、番茄含有一定量的果胶，菌藻类含有丰富的多糖物质。

水果含糖较蔬菜多，仁果类以果糖为主；核果类主要含蔗糖；浆果类则以葡萄糖和果糖为主。水果在成熟过程中，淀粉逐渐转化为可溶性糖，甜度也随之增加。

4. 矿物质

蔬菜水果中含有较丰富的矿物质，是我国膳食矿物质的重要来源。蔬菜中含有丰富的钠、钾、钙、磷、镁等常量元素以及铁、锌、硒、钼等微量元素，尤以钾的含量最高，为 $100 \sim 300mg/100g$。绿叶蔬菜及鲜豆类中钙、铁含量较高，例如苜蓿、苋菜、油菜和雪里蕻的钙含量 $>100mg/100g$，毛豆铁含量达 $3.5mg/100g$，但因草酸的存在而影响钙铁的吸收。

水果也含有丰富的矿物质，不同种水果中矿物质含量差别很大，如山楂、柑橘中含钙较多，葡萄、杏、草莓等含铁较多，香蕉含磷较多，如表 7-3 所示。

5. 维生素

新鲜蔬菜含丰富的维生素 C、胡萝卜素、维生素 B_2 和维生素 B_9。深色蔬菜维生素 C 含量较高，如柿子椒、油菜及小白菜；绿色、黄色或红色蔬菜中胡萝卜素含量较丰富，如胡萝卜、南瓜、苋菜等；绿叶菜中维生素 B_2 和维生素 B_9 含量较多，如菠菜。

新鲜水果中维生素 C 和胡萝卜素较多，例如鲜枣、草莓、橘、猕猴桃维生素 C 含量较高；芒果、柑橘、杏等含胡萝卜素含量较高。如表 7-3 所示。

表7-3　　　　　　　　　不同水果中矿物质与维生素的含量

食物名称	钙	磷	钾	钠	镁	铁	锌	硒	胡萝卜素	维生素C
苹果	4	12	119	1.6	4	0.6	0.19	0.12	20	4
梨	9	14	92	2.1	8	0.5	0.46	1.14	33	6
桃	6	20	20	166	7	0.8	0.34	0.24	20	7
李子	8	11	144	3.8	10	0.6	0.14	0.23	150	5
杏	14	15	226	2.3	11	0.6	0.2	0.2	450	4
枣（鲜）	22	23	375	1.2	25	1.2	1.52	0.8	240	243
酸枣	435	95	84	3.8	96	6.6	0.68	1.3	0	900
葡萄	5	13	104	1.3	8	0.4	0.18	0.2	50	25
柿子	9	23	151	0.8	19	0.2	0.08	0.24	120	30
沙棘	104	54	359	28	33	8.8	1.16	2.8	3840	204
猕猴桃	27	26	144	10	12	1.2	0.57	0.28	130	62
草莓	18	27	131	4.2	12	1.8	0.14	0.7	30	47
橙子	20	22	159	1.2	14	0.4	0.14	0.31	160	33
柑橘	35	18	154	1.4	11	0.2	0.08	0.3	890	28
柠檬	101	22	209	1.1	37	0.8	0.65	0.5	0	22
桂圆	6	30	248	3.9	10	0.2	0.4	0.83	20	43
荔枝	2	24	151	1.7	12	0.4	0.17	0.14	10	41
香蕉	7	28	256	0.8	43	0.4	0.18	0.87	60	8
西瓜	8	9	87	3.2	8	0.3	0.1	0.17	450	6
杏干	147	89	783	40.4	55	0.3	3.8	3.33	610	0
桂圆干	38	206	1348	3.3	81	0.7	0.55	12.4	0	12
枣干	64	51	524	6.2	36	2.3	0.65	1.02	10	14
柿饼	54	55	339	6.4	21	2.7	0.23	0.83	290	0
葡萄干	52	90	995	191	45	9.1	0.18	2.74	0	5

注：胡萝卜素 μg/100g，维生素 C mg/100g，硒 μg/100g，其他 mg/100g。

6. 蔬菜水果中的特殊成分

蔬菜中的植物化学物主要有类胡萝卜素、植物固醇、皂苷、芥子油苷、多酚、蛋白酶抑制剂、单萜类、植物雌激素、有机硫化物和植酸等。

水果中除了富含各类植物化学物之外还含有多种有机酸使之呈现一定的酸味，其中柠檬酸、苹果酸、酒石酸相对较多。

蔬菜烹调加工过程容易造成水溶性维生素和矿物质的损失，尤其是维生素C，因此要注意使用合理的加工烹调方法，能生食的蔬菜洗净后直接食用或凉调，烹调时应先洗后切、急火快炒、开汤下菜、现吃现做，以降低营养素的损失。对于草酸含量较高的蔬菜，如菠菜、苋菜、鲜竹笋等，可以先焯水再加工以降低草酸含量，提高钙、铁吸收率。水果一般不需要经过烹调加工，生吃可避免营养素的损失。

蔬菜在保藏过程中可能会发生春化作用，如马铃薯发芽、洋葱抽薹等，消耗蔬菜的养分，导致营养价值降低。水果在保藏过程中会发生呼吸和后熟作用，呼吸作用会降低蔬菜、水果的风味和营养价值，后熟作用会进一步增加芳香和风味，从而改善水果质量。

（五）畜禽肉类的营养价值

畜类包括猪、牛、羊、兔等；常见禽类包括鸡、鸭、鹅、鹌鹑、鸽子等。畜禽肉类食物是指动物的肌肉、内脏及其制品。营养素的分布因动物的种类、年龄、肥瘦程度及部位的不同而差异较大。

1. 蛋白质

畜禽肉类蛋白质含量较高，10%～20%，且氨基酸组成与人体接近，属于优质蛋白。该类食品蛋白质主要存在于肌肉组织中；内脏器官如肝、心等蛋白质含量亦较高；皮肤和筋腱等结缔组织蛋白质主要以胶原蛋白和弹性蛋白形式存在，这些蛋白由于缺乏必需氨基酸色氨酸、蛋氨酸等，因此利用率较低。牛羊肉蛋白质含量一般（20%）高于猪肉（13.2%）；鸡鹅肉蛋白质含量（19.3%、17.9%）高于鸭肉（15.5%）。

畜肉中含有肌凝蛋白原、肌肽、肌酸、肌酐、嘌呤、尿素和游离氨基酸等能溶于水的含氮浸出物和无氮浸出物，使肉汤具有鲜味，成年动物含量较幼年动物高。禽肉类质地细腻且含氮浸出物较多，故禽肉类炖汤味道较畜肉类更鲜美。

2. 脂肪

畜肉脂肪含量相对较高，且以饱和脂肪酸为主，禽肉脂肪含量相对较少，饱和程度低。畜肉当中脂肪含量最高的是猪肉，其次为羊肉，牛肉和兔肉脂肪含量最低；禽肉当中鸭肉和鹅肉脂肪含量最高，鸡肉和鸽子肉次之，鹌鹑肉较低，如表7-4所示。畜禽类动物内脏胆固醇含量较高，尤以脑组织中最高，例如猪脑胆固醇含量可达2571mg/100g。

表7-4 常见畜禽类脂肪含量及脂肪酸组成比较 单位：g/100g

名称	脂肪	饱和脂肪酸	单不饱和脂肪酸	多不饱和脂肪酸
猪肉（后臀尖）	30.8	10.8	13.4	3.6
牛肉（均值）	4.2	2	1.7	0.2
羊肉（均值）	14.1	6.2	4.9	1.8
驴肉（瘦）	3.2	1.2	1.1	0.6
马肉	4.6	1.6	1.5	1.1
鸡	9.4	3.1	3.7	2.2
鸭	19.7	5.6	9.3	3.6
鹅	19.9	5.5	10.2	3.1
鸽子	14.2	3.3	8.3	1.8
鹌鹑	3.1	1.1	1.0	0.8

3. 碳水化合物

畜禽肉类碳水化合物含量极低，主要以糖原形式存在于肌肉和肝脏中。

4. 矿物质

畜禽肉类食品矿物质齐全，含量为 0.8% ~ 1.2%，其中内脏含量高于瘦肉，肥肉中含量最低。畜肉中含有较多的铁、磷、硫、钾、钠、铜；禽肉中也含钾、钙、钠、镁、磷、铁、锰、硒、硫等。例如，畜禽肉类和动物血中铁含量丰富且以血红素铁形式存在，受膳食影响因素较少，生物利用率较高。

5. 维生素

畜禽肉可提供多种维生素，主要以 B 族维生素和维生素 A 为主。内脏含量比肌肉中高，例如肝脏富含维生素 A 和维生素 B_2，是多种维生素的丰富来源。牛肝和羊肝中维生素 A 含量最高，猪肝维生素 B_2 含量最丰富。

经过烹调加工后的畜禽类食物，蛋白质会发生变性，更易被人体消化吸收，但在加工烹调过程中高温会导致含硫氨基酸和 B 族维生素丢失。

（六）水产品的营养价值

水产品广义上讲包括水产动物和藻类，这里主要是指水产动物的营养价值。除鱼类外水产动物还包括软体类和甲壳类。

1. 蛋白质

鱼类蛋白质含量一般为 15% ~ 25%，富含各种人体必需氨基酸，尤其是亮氨酸和赖氨酸，但色氨酸含量偏低。鱼类肌纤维较短且间质蛋白较少，水分含量较多，因此口感细嫩易消化。鱼类结缔组织和软骨中也含有含氮浸出物，主要是胶原蛋白和黏蛋白。其他水产动物蛋白质含量多在 15% 左右，尤以河蟹、对虾和章鱼等较高。

2. 脂肪

鱼类脂肪含量较低，但根据种类不同差异较大，例如鳀鱼脂肪含量可达 12.8%，而鳕鱼仅为 0.5%，一般鱼类脂肪含量在 1% ~ 10%。鱼类脂肪主要分布在皮下和内脏周围，多由不饱和脂肪酸组成，单不饱和脂肪酸主要是棕榈油酸和油酸，多不饱和脂肪酸主要由亚油酸、亚麻酸、二十二碳五烯酸（EPA）和二十二碳六烯酸（DHA）组成。后两者具有降低血脂、防治动脉粥样硬化、抗癌等作用。蟹、河虾等脂肪含量约为 2%、软体动物脂肪含量平均为 1%。鱼类胆固醇含量一般为 100mg/100g，但鱼籽的含量较高，如鲳鱼籽胆固醇含量为 1070mg/100g。其他水产动物中乌贼、河蟹和明虾等胆固醇含量较高。

3. 碳水化合物

鱼类碳水化合物含量较低，约为 1.5%。草鱼、鲈鱼、青鱼、鳜鱼等几乎不含碳水化合物。其他水产动物中螺蛳、牡蛎和海蜇含量较高，可达 6% ~ 7%。

4. 矿物质

水产品是矿物质的良好来源，鱼类矿物质含量有 1% ~ 2%，主要为磷、钙、钠、氯、钾、镁、锌、铁、硒等。此外海水鱼还含有丰富的碘。其他水产品钙、钾、铁、锌、硒和锰含量较丰富。如鲍鱼、河蚌和田螺铁含量较高；生蚝含锌量高达 72.1mg/100g；海蟹、海参硒量均超过 50μg/100g。

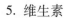

5. 维生素

鱼油和鱼肝油是维生素 A、维生素 D 的重要来源，是维生素 E 的一般来源。多脂海鱼肉中也含有一定数量的维生素 A、维生素 D。鱼类硫胺素、核黄素、烟酸含量较高，但几乎不含维生素 C。某些生鱼制品含硫胺素酶和催化硫胺素降解的蛋白质，在生鱼存放或生吃时可破坏硫胺素，加热可破坏此酶。软体动物维生素含量与鱼类相似，但硫胺素含量较低。

（七）乳类的营养价值

乳类营养素种类齐全、比例适宜、易于消化吸收，能满足初生幼仔迅速生长发育的全部营养需求，也是各类人群的理想食品。乳类品种较多，如牛乳、羊乳、马乳等，其中以牛乳和羊乳较为常见。鲜乳主要包括水分（水分含量为 86%～90%）、蛋白质、脂肪、碳水化合物、各种矿物质、维生素等，是一种成分较为复杂的乳胶体状物质，经浓缩、干燥、发酵等工艺可以加工成乳粉、酸乳、乳酪等乳制品。

1. 蛋白质

牛乳中的蛋白质含量比较恒定，在 2.8%～3.3%，羊乳的蛋白质含量为 3.5%～3.8%，牦牛乳和水牛乳的蛋白质含量较高大于 4%。牛乳主要由酪蛋白（79.6%）、乳清蛋白（11.5%）和乳球蛋白（3.3%）组成。乳类蛋白质生物学价值达 85，属于优质蛋白。牛乳中蛋白质含量是人乳的 2 倍，且酪蛋白和乳清蛋白的构成比与人乳相反，婴幼儿消化系统尚未发育成熟，故不适合直接饮用牛乳。

2. 脂类

乳中脂肪含量一般为 3.0%～5.0%，以高度乳化状态分散在乳浆中，吸收率可达97%。羊乳脂肪球大小为牛乳的 1/3，因此更易消化吸收。乳类脂肪酸成分主要为油酸（30%）、亚油酸（5.3%）和亚麻酸（2.1%），另外还含有一定量短链脂肪酸，后者是乳类良好风味的来源。此外乳脂肪中还含有少量的胆固醇和卵磷脂。

3. 碳水化合物

乳类当中碳水化合物含量为 3.4%～7.4%，主要以乳糖形式存在。人乳中含量最高，其次是羊乳，牛乳中含量最低。乳糖能调节胃酸，促进胃肠蠕动和消化液分泌，还能促进钙吸收，有利于肠道乳酸杆菌增殖，抑制腐败菌的生长，因此对幼仔的生长发育有重要的意义。如果肠道缺乏乳糖酶，在大量摄入乳类后，因乳糖不能被水解而出现腹泻、腹胀等不适症状，称为乳糖不耐受。可通过少量多次摄入或使用发酵乳制品等方式消除这种现象。

4. 矿物质

乳中含有钙、磷、铁、铜、锌、钾、钴、碘、锰、硫等多种人体必需的矿物质，特别是钙含量丰富，可达 110mg/100mL，且吸收率高，是膳食钙的良好来源。但是牛奶中铁含量很低，是贫铁的食物，因此牛乳喂养的婴幼儿应注意补充铁元素。

5. 维生素

乳类几乎含有人体所需的各种维生素，包括维生素 A、维生素 D、维生素 E、维生素 K、各种 B 族维生素（尤其是维生素 B_2）和维生素 C。脂溶性维生素存在于牛乳的脂肪部分中，脱脂乳的脂溶性维生素含量随着脂肪的去除而显著下降，必要时需进行营养强化。放牧期的乳牛所产的牛乳中维生素 A、维生素 D、胡萝卜素和维生素 C 含量高于棚内饲养期乳牛产的乳。

（八）蛋类营养价值

蛋类主要指鸡、鸭、鹅、鹌鹑、火鸡等的蛋及其加工制成的蛋制品如皮蛋、咸蛋、糟蛋、冰蛋等。各种蛋的结构和营养价值基本相似，如表 7-5 所示，其中食用最普遍、销量最大的是鸡蛋。

蛋类含蛋白质一般都在 10% 以上，蛋黄含量高于蛋清。鸡蛋蛋白质中含有人体所必需的各种氨基酸，且氨基酸模式与人体较为接近，易被消化吸收，其生物学价值达 95，常作为参考蛋白。蛋中 98% 的脂肪集中在蛋黄内，以不饱和脂肪酸为主，呈乳化状体，易被消化吸收。此外蛋黄还富含卵磷脂和脑磷脂。蛋黄中胆固醇含量较高，可达 1510mg/100g。蛋类维生素含量较为丰富，也主要集中在蛋黄中，以维生素 A、维生素 E、维生素 B_2、维生素 B_6 和维生素 B_5 为主。因蛋黄中含有卵黄高磷蛋白影响铁的吸收，故蛋中铁的人体利用率较低。

表 7-5　　　　　　　　　常见蛋类主要营养素含量（每 100g 中含量）

分类	蛋白质含量/g	脂肪含量/g	碳水化合物含量/g	视黄醇含量/μg	维生素 B_1含量/mg	维生素 B_2含量/mg	钙含量/mg	铁含量/mg	硒含量/μg	胆固醇含量/mg
全鸡蛋	12.8	11.1	1.3	194.0	0.13	0.32	44.0	2.3	15.0	585.0
鸡蛋白	11.6	6.1	3.1	—	0.04	0.31	9.0	1.6	7.0	—
鸡蛋黄	15.2	28.2	3.4	438.0	0.33	0.29	112.0	6.5	27.0	1510.0
鸭蛋	12.6	13.0	3.1	261.0	0.17	0.35	62.0	2.9	15.7	565.0
咸鸭蛋	12.7	12.7	6.3	134.0	0.16	0.33	118.0	3.6	24.0	647.0
松花蛋	14.2	10.7	4.5	215.0	0.06	0.18	63.0	3.3	25.2	608.0
鹌鹑蛋	12.8	11.1	2.1	337.0	0.11	0.49	47.0	3.2	25.5	515.0
鹅蛋	11.1	15.6	2.8	192.0	0.08	0.30	34.0	4.1	27.2	704.0

（九）食糖

食糖主要是以甜菜和甘蔗为原料压榨取汁加工制成，包括粗制糖（红糖或黄砂糖）和精制糖（白砂糖、绵白糖），其主要成分是蔗糖。除此之外还含有少量维生素和矿物质，例如红糖中含有丰富的维生素 B_1、维生素 B_3、钙、磷、钾、钠、镁、铁、锌、硒、铜、锰等。糖是人们生活中非常重要的食品之一，主要起调节口味、供应能量的作用。糖还是改善食品品质，延长食品货架期的重要成分。但过多地摄入食糖容易导致能量过剩，并产生其他一些健康不利影响。一般认为，食糖的摄入量不要超过 1 天总能量的 10%。当前我国居民的食糖平均消费量还处于世界平均水平。

（十）食用油脂

食用油脂是人们日常膳食中的重要组成部分，包括植物油、动物脂肪及油脂的深加工产品。常用植物油，包括花生油、豆油、菜籽油、芝麻油、玉米油等；常用动物油脂包括猪油、牛油、羊油、鱼油等。油脂深加工产品主要有调和油、氢化植物油等。植物油来源于油料作物，不饱和脂肪酸含量较高，熔点低，常温下呈液态，消化、吸收率高，例如花生油中不饱和脂肪酸的含量在80%以上（其中油酸41.2%，亚油酸37.6%）；软脂酸、硬脂酸和花生酸等饱和脂肪酸的含量约为19.9%。动物油脂来源于动物的油脂和奶油，以饱和脂肪为主，熔点较高，常温下一般呈固态，消化吸收率不如植物油高，如表7-6所示。

表7-6　常用食用油脂中主要脂肪酸的组成（占食物中脂肪总量的百分数,%）

食用油脂	饱和脂肪酸	不饱和脂肪酸			其他脂肪酸
		油酸（C18:1）	亚油酸（C18:2）	亚麻酸（C18:3）	
橄榄油	13	72	9	1	5
菜籽油	13	20	16	8	43
花生油	19	40	38	Tr（微量）	3
油茶籽油	10	76	10	1	3
葵花籽油	14	22	68	Tr（微量）	0
豆油	16	22	52	7	3
棉籽油	24	25	44	Tr（微量）	7
芝麻油	14	39	46	1	0
玉米胚油	15	27	56	1	1
棕榈油	43	44	12	Tr（微量）	1
米糠油	15	35	48	Tr（微量）	2
猪油	43	44	9	Tr（微量）	14
牛油	62	29	2	1	6
羊油	57	33	3	2	5
黄油	56	32	4	1	7

植物油中脂肪的含量通常在99%以上。此外，还含有丰富的维生素E及少量的钾、钠、钙等元素。如100g菜籽油中含脂肪99.9g、维生素E 60.89mg、钾2mg、钠7mg、钙9mg、铁3.7mg、锌0.5mg、磷9mg等。动物油中脂肪的含量在未提炼前一般为90%左右，提炼后，也可达99%以上。动物油所含的维生素E不如植物油高，但含有少量维生素A，其他营养成分与植物油相似。

二、常见葡萄酒配餐的营养特点

我们已经知道了葡萄酒以及各类食物的营养特点，葡萄酒配餐的营养也可以从营养学的理论来进行分析，可运用营养素计算法和膳食宝塔对葡萄酒配餐的营养进行分析，以指导日常餐饮。但营养素的计算涉及大量的运算，往往需要借助专业的营养软件进行操作。比较方便的形式是运用膳食宝塔对常见葡萄酒配餐进行分析评价，实现平衡膳食。

（一） 红葡萄酒配牛排或红酒炖小牛肉

红葡萄酒和牛排是西方饮食文化中的两大元素，根据不同的肉质以及煮熟程度，牛排需要选择不同种类的红葡萄酒来搭配。红葡萄酒中的单宁给人一种紧涩感，能很好地化解脂肪带来的油腻感，因此是牛排的最佳搭档。不过，选用哪种红葡萄酒来搭配牛排料理，则需要根据牛肉肉质以及煮熟的程度而定，比如偏瘦的牛排需要搭配单宁含量较低的红葡萄酒，而含有较多脂肪的肉如牛脊肉则可以搭配一些单宁结实的红葡萄酒，口感多汁、果味充沛的葡萄酒能很好地与全熟牛肉的风味相契合，而风味较为粗犷的红葡萄酒则适合搭配七分熟的牛排。

牛排属于畜禽肉类，每100g含有418～502kJ的热量，20g左右的蛋白质，1.0～5.0g的脂肪，1.0～3.0g的碳水化合物。而日常饮食中，一块牛排的重量在120～180g，按比例算下来，一块牛排就少则含有502kJ的热量，多则达到921kJ的热量；而干红的酒精度一般在12%左右，如果配合牛排饮用100～150mL，热量也有293～418kJ，那么这道酒配菜的热量就在795～1340kJ，按照一般人每日摄入8374～10048kJ的热量，热量的摄入占一日摄入的1/10～1/8，午餐（一日午餐能量摄入比例40%）摄入量的25%～30%，如果从营养素能量的比例关系来看，蛋白质供能应占10%～15%，那么一餐的这一道菜，即可满足。从蛋白质质量来看，牛排是优质蛋白质的食物来源，能够较好地被人体吸收利用。

牛排位于膳食宝塔的第三层，鱼、禽、肉、蛋类，指导摄入量在50～75g，而一块牛排的量明显高于理想目标，但是第三层还有鱼、蛋类食物，如果牛排摄入多了，那同一层其他类的食物就要相应减少。根据膳食指南的建议，成年男性酒精摄入量每天不超过25g，成年女性不超过15g，如果按葡萄酒12%的酒精度，每天适宜的饮酒量在125～200ml。

（二） 干白配清蒸鱼

用酸度足的清爽型干白或芬芳型干白搭配鱼肉，也是一种被广为认可的组合，这种白葡萄酒酒体饱满，带有成熟的果香和些许矿物质气息，使鱼肉吃起来更加爽滑。

鱼肉（以鲈鱼为例）也属于畜禽肉类，可食部分只占到58%，每100g约含有440kJ的热量，18.6g左右的蛋白质，3.4g左右的脂肪含量，基本不含碳水化合物。而日常饮食中，一条鱼的重量在500～1000g，按可食部分比例算下来，就只有300～600g的可食部分，热量在1319～2637kJ，就餐时如果吃掉一半，则可达到628～1256kJ的热量；而干白的酒精度一般也在12%左右，如果配合鲈鱼饮用100～150mL，热量也有293～418kJ，那么这道酒配菜的热量就在837～1674kJ，按照一般人每日摄入8373～10048kJ的热量，热量的摄入占一日摄入的1/10～1/6，午餐（一日午餐能量摄入比例40%）摄入量的25%～30%，如果从营养素能量的比例关系来看，蛋白质供能应占10%～15%，那么一餐的这一道菜，也可满足一日的蛋白质供能要求。

鱼肉也属于优质蛋白质的食物来源，而且脂肪多由不饱和脂肪酸组成，也位于膳食宝塔的第三层，鱼、禽、肉、蛋类，指导摄入量在 50～100g。从这个数量来看，饮食中应减少鱼的摄入量，相应缺少的能量和蛋白质可以从其他类别的食物中获得。

　　餐酒搭配的种类千变万化，不管如何搭配，只要采用营养素的计算和膳食宝塔作为日常饮食的指导依据，合理规划好一天、一周、一月的食物种类和数量，在享受葡萄酒美味餐饮的同时，就可以很好地实现合理营养和平衡膳食。

思考题

1. 红肉的营养学特点是什么？
2. 什么是合理营养？要实现葡萄酒饮食的合理营养应采取什么样的方式？
3. 简述膳食指南和膳食宝塔。
4. 目前世界范围内有以葡萄酒作为特色的膳食模式吗？请简述其特点。
5. 葡萄酒配餐的原则都有哪些？

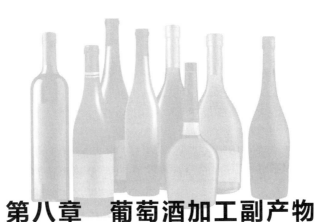

第八章 葡萄酒加工副产物

学习要点

掌握：葡萄干、葡萄籽油、葡萄籽超微粉的成分特点。

熟悉：葡萄干、葡萄籽油、葡萄籽超微粉的营养与保健作用。

了解：葡萄干、葡萄籽油、葡萄籽超微粉的市场应用及其他产品研究。

    葡萄是世界上古老的植物之一，其产量几乎占全世界水果产量的四分之一，而且葡萄是世界上加工比例最高、产业链最长、产品最多的水果，作为酿造葡萄酒的主要原料，也用于制干、制醋和榨汁，成为目前世界各地深受欢迎的饮品和食品。我国葡萄资源十分丰富，是葡萄生产大国，每年生产的葡萄几十万吨。

    葡萄不仅风味优美，而且营养特别丰富。葡萄果实中除了常规的营养成分如15%～25%葡萄糖和果糖，0.01%～0.1%的果胶，0.3%～1.5%的有机酸，0.3%～0.5%的各种矿物质，还含有多种维生素、氨基酸、蛋白质、粗纤维等。在常规营养成分中，可溶性糖的含量不仅使葡萄风味独具特色，而且葡萄所含热量远比苹果、梨等水果高。近些年重要药用成分如白藜芦醇（1%）等植物化学物也在葡萄中被发现。

    葡萄品种按照用途可大体分为鲜食品种、酿酒品种、制干品种、制汁品种、制罐品种和砧木品种等，若按照葡萄从萌芽到果实充分成熟的天数和所需积温作为划分的依据可分为极早熟品种、早熟品种、中熟品种、晚熟品种和极晚熟品种等，种植比较广泛的葡萄品种主要有巨峰、红地球、赤霞珠、无核白、玫瑰香。

    葡萄不同组织所含营养成分的种类以及相应的开发价值存在差异，在葡萄果实中，果皮、果籽中也含有丰富的有效成分。果皮中含有白藜芦醇、花青素、单宁、类黄酮、果胶质、可溶性食物纤维等；果籽中含有原花青素、葡萄籽油、粗蛋白、粗纤维碳水化合物、灰分等。葡萄皮中的白藜芦醇、葡萄籽中的原花青素含量都高于葡萄的其他部位，也高于其他大多数果树，且具有极高的药用价值，已经成为世界性的重要营养兼药用的商品。

    葡萄产品多样性非常丰富，人们根据生活需要、加工品的储运性要求、营养保健作用等因素，还将葡萄加工成葡萄干、葡萄汁、葡萄酒、葡萄籽饮料、葡萄籽油及葡萄籽超微粉等产品。大多数加工品营养成分与葡萄果实基本一致，但由于受加工工艺的影响，营养成分含量上有相应的变化。

第一节　葡萄干

葡萄干产量在全球来看总体增长趋势平稳，全世界葡萄干的产量比其他干果都高，亚洲在世界葡萄干生产中始终占有明显优势，产量占世界总产量的一半以上；美洲的葡萄干产量比较稳定，仅次于亚洲，非洲的葡萄干超量高于欧洲地区，欧洲和大洋洲的产量则较少。虽然亚洲葡萄干产量居于榜首，但是中国的葡萄干产量却不高，产量比较稳定，增幅较小。

我国是世界葡萄干的主要生产国之一，改革开放以来，我国葡萄制干产业发展很快，新的制干品种和加工工艺被广泛推广，葡萄品种更新换代越来越快，葡萄干品种也不断增加，产量由原来每年约3万吨，提高到现在的10余万吨左右，目前葡萄干的生产仍在不断的发展之中。

一、葡萄干的营养特点

葡萄干是一种高能食品，葡萄干中不但含有一些重要的矿物质元素和维生素，而且还含有约2%的蛋白质，亦是一种富含氨基酸的膳食。葡萄干是葡萄经晾晒加工后形成的，其中糖分、铁含量升高，并具备储藏性好和运输方便等特点。

（一）葡萄干中的产能营养素

葡萄干作为水果的一种，属于干果类，经过风干加工制成。与新鲜葡萄相比，主要失去的是水分，葡萄在制干过程中由于水分减少，其中的许多成分都发生相应的浓缩而使浓度相应地提高。单位重量中能量增加了近9倍，蛋白质增加了5倍，碳水化合物增加了近8倍，在新鲜葡萄中脂肪含量极少，因此变化不是很明显，如表8-1所示。

表8-1　　　　　葡萄与葡萄干中的能量及产能营养素

名称	可食部分比例/%	能量/kJ	水分/g	蛋白质含量/g	脂肪含量/g	膳食纤维含量/g	碳水化合物含量/g
葡萄（均值）	86	184	88.7	0.5	0.2	0.4	10.3
葡萄（红玫瑰）	96	176	88.5	0.4	0.2	2.2	10.7
葡萄（巨峰）	84	213	87.0	0.5	0.2	0.4	12.0
葡萄（马奶子）	84	172	89.6	0.5	0.4	0.4	9.1
葡萄（玫瑰香）	86	218	86.9	0.4	0.4	1.0	12.1
葡萄（紫）	88	188	88.4	0.7	0.3	1.0	10.3
葡萄干	100	1439	11.6	2.5	0.4	1.6	83.4

（二） 葡萄干中的维生素

葡萄中的维生素含量不是很高，葡萄干中更少，只含少量的维生素 A 和维生素 C，葡萄中的维生素 C 在制作过程中丢失较多，如表 8 - 2 所示。

表 8 - 2　　　　　　　　　　　葡萄与葡萄干中的维生素

名称	总维生素 A 含量/μg	维生素 B₁ 含量/mg	维生素 B₂ 含量/mg	维生素 B₃ 含量/mg	维生素 C 含量/mg	维生素 E 含量/mg
葡萄（均值）	8	0.04	0.02	0.2	25	0.7
葡萄（红玫瑰）	—	0.03	0.02	—	5	1.66
葡萄（巨峰）	5	0.03	0.01	0.1	4	0.34
葡萄（马奶子）	8	—	0.03	0.8	—	—
葡萄（玫瑰香）	3	0.02	0.02	0.2	4	0.86
葡萄（紫）	10	0.03	0.01	0.3	3	—
葡萄干	0	0.09	—	—	5	—

（三） 葡萄干中的矿物质

葡萄干富含对人体健康有益的常微量元素钠、钾、铁、钙、镁、磷等，如表 8 - 3 所示。研究表明，不管什么级别的葡萄干，Fe、Na、K、Ca、Mg、P 等元素的含量均较高，Zn、Mn 两种元素含量较少。葡萄干铁的含量相对高，是妇女、儿童和体弱贫血者的滋补佳品。

表 8 - 3　　　　　　　　　　　葡萄与葡萄干中的矿物质

名称	钙含量/mg	磷含量/mg	钾含量/mg	钠含量/mg	镁含量/mg	铁含量/mg	锌含量/mg	硒含量/μg	铜含量/mg	锰含量/mg	灰分/g
葡萄（均值）	5	13	104	1.3	8	0.4	0.18	0.2	0.09	0.06	0.3
葡萄（红玫瑰）	17	13	119	1.5	8	0.3	0.17	—	0.17	0.08	0.2
葡萄（巨峰）	7	17	128	2	6	0.6	0.14	0.5	0.1	0.04	0.4
葡萄（马奶子）	0										0.4
葡萄（玫瑰香）	8	14	126	2.4	4	0.1	0.03	0.11	0.18	0.04	0.2
葡萄（紫）	10	10	151	1.8	9	0.5	0.33	0.07	0.27	0.12	0.3
葡萄干	52	90	995	19.1	45	9.1	0.18	2.74	0.48	0.39	2.1

（四） 葡萄干中的氨基酸

葡萄干中氨基酸组分如表 8 - 4 所示，可以看到精氨酸含量最高，占氨基酸含量的 25%，其次为脯氨酸和谷氨酸，分别占 14% 和 25%，葡萄干每 100g 干物质中含 2.9g 氨基酸。据 Gebhardr 等人（1982 年）报道，新鲜的美洲种葡萄和罐装汤姆逊无核葡萄谷氨酸含量最高，大约是27%，其次是精氨酸10%。而在其他研究中发现仅红色葡萄是这样的，并不是所有葡萄都是如此，谷氨酸含量最多占27%，而苏氨酸和精氨酸分别为23%和6%。为了去除水分产生的差异，以无水葡萄干为基础与罐装葡萄比较定量分析。结果表明，氨基酸总量几乎相似，为2.6~2.8g/100g，然而氨基酸的组分有差异，变化较大的是精氨酸，干的比罐装葡萄几乎多0.5g/100g，而葡萄干的谷氨酸却减少0.4g/100g，这种谷氨酸减少和精氨酸增加，可能是与谷氨酸转化为精氨酸有关。葡萄成熟度、生长条件和干燥过程，对不同种类采用不同方法干燥的葡萄干的最终平均氨基酸含量没有显著影响。

表8-4 葡萄干内的氨基酸

氨基酸	含量/（g/100g）	标准差
丙氨酸	0.157	0.017
精氨酸	0.739	0.094
天冬氨酸	0.165	0.015
γ-氨基丁酸	0.118	0.015
谷氨酸	0.249	0.03
甘氨酸	0.105	0.022
组氨酸	0.108	0.031
异亮氨酸*	0.081	0.006
亮氨酸*	0.141	0.008
赖氨酸*	0.115	0.01
甲硫氨酸*	0.031	0.004
苯丙氨酸*	0.097	0.012
脯氨酸	0.4	0.078
丝氨酸	0.105	0.008
苏氨酸*	0.107	0.007
酪氨酸	0.067	0.011
缬氨酸*	0.114	0.085

注:* 必需氨基酸。

（五） 葡萄干中的白藜芦醇

葡萄品种间和各组织间白藜芦醇含量差异较大。相关文献表明，葡萄果皮中白藜芦醇含量最高，其次是种子，果肉中含量最低。无核紫葡萄的白藜芦醇含量为9.459 μg/g，刺葡萄的白藜芦醇为12.903 μg/g，米勒葡萄果皮中白藜芦醇含量达到43.56 μg/g，而其果肉中仅为0.0964 μg/g。葡萄皮渣中的反式白藜芦醇的提取率高达133.2 μg/g。试验结果表明白藜芦醇含量最高的品种与最低的品种之间相差3倍以上。可见，白藜芦醇在不同品种葡萄果实之间有显著差异。

对 40 个鲜葡萄品种白藜芦醇的研究发现其平均含量为 4.406μg/g，其中含量最高的品种为京紫晶，白藜芦醇含量达到 9.041μg/g；含量最低的品种绿葡萄中的白藜芦醇为 2.680μg/g，40 个品种之间的极差达到 6.361μg/g，变异系数为 32.5%。53 个品种的葡萄干白藜芦醇平均含量为 3.569μg/g。其中含量最高的品种为黑卡拉斯，白藜芦醇含量可达 6.295μg/g，含量最低的品种绿葡萄为 1.594μg/g。40 个品种之间的极差为 4.701μg/g，变异系数为 32.2%。将 25 个制干前后对应的葡萄品种白藜芦醇含量比较，可以看出，除了尼加拉和粉红无核 2 个品种的白藜芦醇含量制干后有所增加，其他品种的葡萄制干后白藜芦醇含量均有所减少。其中，制干前后白藜芦醇减少量最大的品种是底莱特，减幅达 3.221μg/g。25 个品种制干前白藜芦醇平均含量为 4.337μg/g，制干后平均含量为 3.334μg/g，减少 1.003μg/g，变异系数为 85.48%。因此，葡萄制干后白藜芦醇含量相比制干前有明显的降低。究其原因，可能是白藜芦醇本身属于一种生物活性物质，在葡萄制干过程中会发生氧化分解等复杂反应，从而带来含量的损失，如图 8-1 所示。

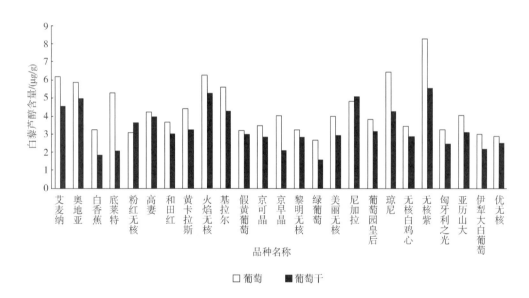

图 8-1　不同品种葡萄制干前后白藜芦醇含量变化

二、葡萄干中的水分

葡萄制成葡萄干后，仍然含有部分水分，而且葡萄干水分含量对葡萄干的质量、口感和储藏有很大关系，国内以往关于葡萄干水分含量报道和标准互有不同，有人报道新疆无核白葡萄含水量为 3.45% ~ 4.55%。当葡萄干水分含量 <12% 时，葡萄干口感较为干硬且弹性不足，而当水分含量 ≥18% 时，葡萄干则发黏且易被压扁相互粘结，只有在水分含量在 15% ~ 16% 时，葡萄干外形美观，还不过分干瘪，而且食用时果肉弹性良好，适口性强。因此，在制葡萄干标准时将其水分含量定在 14% ~ 16%

（不同品种可有差异），较为合适，而对作为加工原料的葡萄干，应根据具体用途具体确定其水分含量。

葡萄干水分含量和产地气候条件有密切的关系，研究表明，新疆吐鲁番葡萄干水分含量为11%～14%，比哈密葡萄干（含水14.5%）低，而甘肃敦煌葡萄干的水分含量为16.2%，又高于哈密。这种葡萄干地区间的水分含量差异提示各地在确定葡萄干加工上一定要结合当地实际情况，做到因地制宜。

三、 葡萄干的质量

（一）含糖量

葡萄含糖量较高，一般在15%～25%，制成葡萄干后，以可溶性固形物含量为标准，含糖量可达74%～81%。葡萄干含糖量最高的为吐鲁番、哈密的无核白葡萄干产品，一般多在67%～72%，甘肃敦煌葡萄干含糖量在66%左右。有核葡萄品种马奶子葡萄干含糖量较低，为52%～69%，新疆梭梭葡萄干含糖量最低，为42.35%。一些新的制干品种其葡萄干的含糖量在65%～67%，如表8-5所示。各品种葡萄的含糖量高低对葡萄制干时的出干率和葡萄干质量影响很大，而葡萄的含糖量又和品种特性及栽培地区气候、栽培管理水平有很大关系，要提高葡萄干的出干率和产品质量，必须全面综合考虑影响葡萄制干的各个方面。

葡萄干中的糖主要是葡萄糖和果糖，而未检出蔗糖及麦芽糖。其中，果糖与葡萄糖的含量不相上下，都高达30%以上。有研究发现在8种葡萄干中，无核白中的果糖含量最高，为38.68%，哈密王中的葡萄糖含量最高，为37.47%，且无核白中两种糖分总和达到76.15%，比糖分含量最低的高6.89%，说明葡萄干中的糖分含量与葡萄的品种及成熟度有着密切的关系。含糖量是评价葡萄干质量优劣的主要依据，而且与葡萄干的风味有密切关系。

表8-5　　　　　　　　　　　　　不同葡萄干糖类含量　　　　　　　　　　　单位:%

葡萄干品种	果糖	葡萄糖	蔗糖	麦芽糖
无核白	38.68	37.47	ND	ND
黑加仑	35.35	34.33	ND	ND
和田红	37.83	33.15	ND	ND
香妃红	36.31	32.96	ND	ND
哈密王	38.68	37.47	ND	ND
红马奶	36.13	33.42	ND	ND
绿马奶	36.89	33.06	ND	ND
梭梭	35.02	34.24	ND	ND

注：ND表示未检出。

（二）含酸量

葡萄干的滴定酸含量在 1.7% ~ 2.15%，也和品种有关，宝石无核含酸量 2.16%，马奶子为 2.15%，梭梭葡萄干为 1.97%，这些品种新鲜果实含酸量比无核白品种高，因此其所制作的葡萄干含酸量也稍高。美丽无核含酸量为 1.78%，无核白为 1.79%，其含酸量相对较低。同一品种如无核白葡萄干，在新疆吐鲁番、哈密及甘肃敦煌不同产区其含酸量差异不大，葡萄经熏硫处理的一般含酸量也相对较高，含酸量也影响着葡萄干的风味。

（三）糖酸比例

葡萄干的风味不仅和其糖、酸含量高低有关，而且和糖、酸含量之间的比例关系更为密切，一般糖酸比达 33 : 1 以上的风味就比较优良。哈密、吐鲁番及敦煌等地的葡萄干糖酸比均在 35 : 1 左右，口感酸甜适度，有些甚至糖酸比高达 40 : 1，品质十分优良。一些新的无核品种如幻想无核、美丽无核等不仅糖酸比高达 36.6 : 1，而且有悦人的芳香味。经过激素处理后的葡萄晾制出的葡萄干，由于其含酸量较高，糖酸比明显较低，会影响到葡萄干的风味。

（四）葡萄干的质量

葡萄干风味通过感官品尝进行综合评判，这对任何食品、果品、加工品都是最为重要而且不可缺少的鉴定项目。有研究通过对收集的十几种葡萄干品评鉴定分析，可归纳为以下几点。

（1）绿色无核白葡萄干，果肉软硬适中、有弹性，风味纯正，甜酸适口，有典型的无核白风味，是最为优良的葡萄干产品。

（2）采用激素处理的无核白葡萄干虽然单粒重较大，但果肉弹性略低，酸味稍重；采用熏硫处理的或多或少都有一定的硫磺味。

（3）采用美丽无核、幻想无核等新的制干品种所晾制的葡萄干，色泽亮黑色，果肉香甜，具有明显的香味，是值得重视的新的制干品种。

（4）内地（北京）晾制的葡萄干，果肉较薄，风味明显偏淡，而且自然晾制时间过长，色泽暗褐、无光泽。

当前对葡萄干质量的判断多为外观和品质分析，随着人们对食品安全重视程度的提高，测定分析葡萄干的安全指标并制定与国际相接轨的葡萄干质量安全标准是今后应重视的一项新任务。

第二节　葡萄籽及其相关产品

葡萄籽占葡萄重量的 5% ~ 10%，葡萄籽是葡萄酒厂酿酒过程中产生的资源性副产品。近些年随着消费者对葡萄酒关注度的提升，以及政府对于葡萄酒行业的支持，使得全国的几大葡萄种植园区引资扩建，一些省份也因此将此行业列为农业特色优势产业。葡萄酒酿制过程中产生的大量葡萄皮渣，主要是葡萄皮、葡萄籽和果梗等。作为下脚料的葡萄籽数量逐年递增，每年仅因葡萄酒生产产生的葡萄籽就高达数万吨。这些皮渣主要被用作饲料、肥料，其综合利用率较低，造成很大的浪费。如果将葡萄籽有效利用，不仅能节省资源，开发新能源、扩展新的产业链，实现葡萄籽综合利用，还能提高经济价值，促进经济发展。随着葡萄与葡萄酒产业的发展，对葡萄籽功能性成分进行研究和开发利用具有非常重要的意义。

一、 葡萄籽

葡萄籽的成分组成十分复杂，含有丰富的油脂和粗蛋白，可作为榨油和提取蛋白质的原料。葡萄籽中所含的氨基酸有 16 种，其中人体必需氨基酸有 7 种，总量较高，为 7.76%。葡萄籽中常量元素 K、Ca、P 元素含量较高，Fe、Mn、Zn 等营养元素含量均较高，其中还含有较高量的原花色素，说明葡萄籽中含有多种营养保健成分，具有较高的开发利用价值，如表 8-6 所示。

表 8-6 葡萄籽的组成及含量

成分	含量/%
原花青素	3.9
粗蛋白	8.2
粗纤维	38.6
油脂	14
总灰分	2.2
碳水化合物	33.1
水分	43.1

葡萄籽化学成分的组成与含量受品种、产地、季节、成熟度等影响，葡萄籽的含油率在 6%~22%，与玉米胚芽和大豆含油量相当，葡萄籽中的脂肪占籽重的 12% 左右。葡萄籽中除了含有较高含量的油以外，还含有多酚物质，含量在 5%~8%。葡萄籽中的多酚类物质按其结构，可分为酚酸类和黄酮类两大类。黄酮类化合物主要是黄酮醇、花色素苷、黄烷醇等几类。葡萄籽中的多酚成分主要是黄烷醇单体及其低聚物，不同数量的黄烷醇单体聚合构成原花青素。到目前为止，已从葡萄皮籽中分离、鉴定出 16 种原花青素，其中有 8 个二聚体、4 个三聚体，其他为四聚体、五聚体和六聚体等。通常将二聚体至四聚体称为低聚原花青素，而将五聚体以上称为高聚原花青素。其中生物活性最强的是低聚原花青素，低聚原花青素以其高效、低毒、高生物利用率而著称。国内外很多的研究发现，葡萄籽中的多酚类天然抗氧化剂无论是含量还是种类都比葡萄皮和葡萄果肉丰富得多，籽中的这些多酚类物质表现出了极强的抗氧化能力，尤其是这种抗氧化性较强的低聚原花青素含量较高。在酿酒过程中能溶入酒液中并发生纷繁复杂的变化，这些变化不仅影响葡萄酒的外观色泽和口感风味，而且影响其营养保健功能。

二、　葡萄籽油

（一）油类食品

食用油脂是人们日常膳食中的重要组成部分，包括植物油、动物脂肪及油脂的深加工产品。人们常用的植物油，包括花生油、豆油、菜籽油、芝麻油、玉米油等；常用动物油脂包括猪油、牛油、羊油、鱼油等。油脂深加工产品主要有调和油、氢化植物油等。植物油来源于油料作物，不饱和脂肪酸含量较高，熔点低，常温下呈液态，消化、吸收率高，例如花生油中不饱和脂肪酸的含量在80%以上（其中油酸41.2%，亚油酸37.6%），软脂酸、硬脂酸和花生酸等饱和脂肪酸的含量约为19.9%。动物油来源于动物的油脂和奶油，以饱和脂肪酸为主，熔点较高，常温下一般呈固态，消化吸收率不如植物油高，如表8−7所示。

植物油中脂肪的含量通常在99%以上。此外，还含有丰富的维生素E，及少量的钾、钠、钙等元素。如100g菜籽油中含脂肪99.9g，维生素E 60.89mg、钾2mg、钠7mg、钙9mg、铁3.7mg、锌0.5mg、磷9mg等。动物油中脂肪的含量在未提炼前一般为90%左右，提炼后，也可达99%以上。动物油所含的维生素E不如植物油高，但含有少量维生素A，其他营养成分与植物油相似。

油脂是人类饮食中发热量最高的营养素，人类饮食中需要保证油脂的含量。但是，随着社会经济的发展和人民生活水平的不断提高，国内油脂油料资源紧缺的矛盾日益突出，与此同时，人们对食用油的营养与保健功能更加重视。因此，积极开发新的食用油资源，特别是对人体健康有特殊作用、脂肪酸组成特殊、含有特殊生理活性物质的具有营养保健作用的食用油具有十分重要的意义。

表8−7　　常用食用油脂中主要脂肪酸的组成（占食物中脂肪总量的百分数）

食用油脂	饱和脂肪酸	不饱和脂肪酸			其他脂肪酸
		油酸（C18:1）	亚油酸（C18:2）	亚麻酸（C18:3）	
橄榄油	13	72	9	1	5
菜籽油	13	20	16	8	43
花生油	19	40	38	0.4	3
油茶籽油	10	76	10	1	3
葵花籽油	14	22	68	5	0
豆油	16	22	52	7	3
棉籽油	24	25	44	0.4	7
芝麻油	14	39	46	1	0
玉米胚油	15	27	56	1	1
棕榈油	43	44	12	—	1
米糠油	15	35	48	3	2

续表

食用油脂	饱和脂肪酸	不饱和脂肪酸			其他脂肪酸
		油酸（C18:1）	亚油酸（C18:2）	亚麻酸（C18:3）	
猪油	43	44	9	—	14
牛油	62	29	2	1	6
羊油	57	33	3	2	5
黄油	56	32	4	1	7

（二） 葡萄籽油的营养成分

葡萄籽中含有丰富的油脂，不同品种的葡萄籽受不同成熟环境的影响，葡萄籽的含油率在6%～22%，葡萄籽油是葡萄籽开发的主要产品，葡萄籽油属于含有不饱和脂肪酸的半干性油脂，经提取的葡萄籽油颜色为淡黄色，无味，其理化性质如表8－8所示。因葡萄籽油具有较强的抗氧化作用而在生活中广泛使用。葡萄籽油中以不饱和脂肪酸为主，含量达90%以上，主要成分亚油酸含量达到66.36%～80.83%，明显高于大豆油（54.2%±2.4%）、白葵花籽油（56.76%）和黑芝麻油（68.61%）等植物油。葡萄籽油中还含有人体必需的维生素A、维生素E、维生素D、维生素K、维生素P及多种微量元素，如钙、磷、锌、铁、镁、铜、钾、钠、锰、钴等。因此，葡萄籽油是一种优质的食用油脂。

表8－8　　　　　　　　　　　　葡萄籽油的理化特性

理化特性	高级用油标准
清澈度	澄清透明
色度	淡绿色或黄绿色
气味、滋味	气味良好无异味
相对密度（20℃）	0.923～0.926
折射率（25℃）	1.473～1.477
酸值 KOH/（mg/g）	0.9
过氧化值/（mmol/kg）	0.03～0.06
皂化值/（mg/g）	188～194
含皂量/%	0.03
碘值/（I_2/100g）	130～138
杂质/%	0.1

1. 葡萄籽油的脂肪酸构成

在葡萄籽油中，利用 GC－MS 鉴定了 28 种脂肪酸，占葡萄籽油脂肪酸总量的96.83%～98.12%；其中饱和脂肪酸有17种，占总含量的14.99%～19.88%；而不饱和脂肪酸为 12 种，占总含量的 78.24% ~ 81.84%。

其中主要成分是顺式 - 9, 12 - 十八碳二烯酸（亚油酸）不饱和脂肪酸，其相对含量为 77.08% ~ 80.83%；饱和脂肪酸中含量最多的成分是十六烷酸（棕榈酸），相对含量为 13.48% ~ 18.79%，其次为十八烷酸（硬脂酸），相对含量为 0.33% ~ 0.84%，其他饱和脂肪酸含量都很少。山东烟台张裕卡斯特酒庄赤霞珠葡萄中的亚油酸和棕榈酸的相对含量分别为 65%、21.27%，可能是由于样品产地、生境、提取条件不同等因素造成的，如表 8 - 9 所示。

表 8 - 9 葡萄籽油的脂肪酸相对含量

脂肪酸	含量/%
月桂酸	≤0.5
豆蔻酸	≤0.3
棕榈酸	5.5 ~ 11
棕榈油酸	≤1.2
硬脂酸	3.6 ~ 6.0
油酸	12 ~ 28
亚油酸	58 ~ 78
亚麻酸	≤1.0
花生酸	≤1.0

2. 葡萄籽油中维生素和矿物质

葡萄籽油中含有 20 多种矿物质、微量元素和多种维生素，从表 8 - 11 中可看出，葡萄籽油中含人体必需的矿物元素钾、钠、钙和铁量比较高，含人体必需微量元素锌、铜、锰和钴适中，含有害元素锡、铬、镍和铅低于法规标准。从表 8 - 10 中可以看出，葡萄籽油含多种维生素，特别是维生素 E 和维生素 K 含量较高。维生素是人体不可缺少的物质，如缺少维生素 A、维生素 D、维生素 E 可患干眼病、佝偻病、不育症等。葡萄籽油含多种维生素，可以防病、治病、促进生长发育和提高健康水平。葡萄籽油含亚油酸 76% 以上，比一般食用油，甚至药用油——核桃油和红花油都高。

表 8 - 10 葡萄籽油的维生素含量

维生素	含量/（mg/100g）
维生素 A	8.06
维生素 D	4.08
维生素 K	29.41
维生素 E	35.95
维生素 P	0.94

表 8-11 　　　　　　　　　　　　葡萄籽油的矿物质含量

矿物质	含量/（μg/g）
Cu	3.372
Fe	49.84
Zn	22.371
K	633.45
Mn	1.05
Pb	0.05
Ni	0.976
Co	0.103
Na	114.846
Ca	150.5
Cd	—
Cr	1.13
Mg	117.1

3. 葡萄籽油中的甾醇类

葡萄籽油富含植物甾醇，菜油甾醇、豆甾醇、β-谷甾醇、豆甾烷醇是植物油中常见的甾醇，但油中少见的岩藻甾醇、环木菠萝甾醇亦存在于葡萄籽油中，如表 8-12 所示。

表 8-12 　　　　　　　　　　　　葡萄籽油的植物甾醇含量 　　　　　　　单位：g/kg

植物甾醇	精炼后	精炼前
菜油甾醇	359.4	285.1
豆甾醇	416.7	351.1
β-谷甾醇	2956.6	2098.3
豆甾烷醇	245.9	128.1
岩藻甾醇	50.3	38.5
环木菠萝烯醇	231.5	119.1

（三）葡萄籽油的保健作用

1. 预防动脉硬化

葡萄籽油中含有大量的亚油酸，亚油酸可以帮助人体吸收维生素 C 和维生素 E，强化人体新陈代谢功能，保护肌肤的胶原蛋白，使肌肤保持应有的弹性和张力，避免皮肤下垂及皱纹产生，起到了抗衰老的作用。亚油酸是人体合成花生四烯酸的主要原料，而花生四烯酸又是人体合成前列腺素的主要物质，它具有防止血栓生成、扩张血管和营养脑细胞的作用，还可以预防动脉粥样硬化、冠心病、高血压和高胆固醇等疾病，同时对婴儿大脑神经系统和视网膜发育至关重要。葡萄籽油之所以能降低血清及肝组织中胆固醇含量，实验研究表明可能与葡萄籽油中含有大量亚油酸有关。亚油酸曾被命名为维生素 F，可以降低和调节低密度脂蛋白胆固醇水平。亚油酸在降低低密度脂蛋白的同时，能使高密度脂蛋白升高，对防治冠心病有利。对大鼠喂食葡萄籽油、猪油、大豆油，考察血清胆固醇、低密度脂蛋白胆固醇和高密度脂蛋白胆固醇三个指标的变化，比较它们对大鼠体内等离子血脂的影响。结果显示，葡萄籽油比猪油和大豆油对大鼠的等离子血脂的改善更显著。与有些植物油相比，葡萄籽油在降低低密度脂蛋白胆固醇的同时，使高密度脂蛋白胆固醇也降低，这说明葡萄籽油对防治冠心病有利。对降低胆固醇也有非常好的效果。

2. 清除自由基

葡萄籽油中含有大量的脂溶性维生素 A、维生素 D、维生素 K，尤其维生素 E 含量较高。葡萄籽油中维生素 E 的含量达 35.95mg/100g。维生素 E 是人体所必需的营养素和必不可少的生物活性物质。维生素 E 是生物抗氧化剂，又是体内自由基清除剂；维生素 E 的侧链与生物膜的多不饱和脂肪酸，特别是与花生四烯酸的相互作用，可抑制不饱和脂质的过氧化作用。它能提高血液中氧的利用率和肌肉的持久力，防止脂肪氧化。维生素 E 还可以使中老年人的细胞膜免受自由基的伤害，延缓衰老。

3. 抗氧化作用

葡萄籽油中含有较高的多酚、甾醇、维生素 E、维生素 C 等物质。这些物质使得葡萄籽油具有较强的抗氧化性，这些物质在人体中能够增强人体细胞活力，延缓人体衰老。葡萄籽油中含有一定量的原花青素聚合物，这赋予它相较于其他油脂不同的生理功能。对大豆油、橄榄油和葡萄籽油中维生素 E 的氧化过程的研究结果表明，葡萄籽油中维生素 E 的抗氧化作用显著。将 5% 葡萄籽油和 5% 维生素 C 添加到菜籽油、猪油和花生油中进行抗氧化试验，通过对油脂的过氧化值、酸价进行测定，结果表明在菜籽油、猪油、花生油中添加葡萄籽油的抗氧化效果均强于维生素 C。

食品功效学实验结果表明，葡萄籽油实验组小白鼠的肝、肾脏器谷胱甘肽过氧化物酶、超氧化物酶的活性高于对照组，各脏器的丙二醛含量明显低于对照组，证明葡萄籽油具有明显的抗氧化作用。

4. 抗癌作用

癌症一直是医学上最难攻克的难题，近年来有研究者也将研究重点放在葡萄籽油与抗肿瘤方面的研究上。但目前国内这方面研究较少，少数外国研究报道也只涉及防癌和抗癌方面。对结肠癌细胞 HT-29 的抗增殖能力活性进行了实验，结果表明葡萄籽油和葡萄籽粉提取物对癌细胞的增殖有显著的抑制作用。葡萄籽油补充剂可以降低患前列腺癌的危险。研究发现，亚油酸可抑人胰腺癌细胞的增殖、迁移和促进其凋亡。从 PCR 实验和细胞学实验证明亚油酸具有抗人乳头瘤病毒（HPV）作用，能起到治疗尖锐湿疣（CA）的作用。

5. 其他作用

葡萄籽油中含有丰富的维生素 K 和一定量的脂溶性维生素 A、维生素 D 以及各种微量元素，这些物质提供人体不同生理需求。如锌是人体大多数代谢途径中酶的组成成分，钙与血液凝固、神经传导、肌肉伸缩及心律均有关系。维生素 A 与视力有关，也会影响皮肤，还会影响神经系统、呼吸系统以及生殖系统等。维生素 E 有抗衰老的作用。维生素 D 可以促进人体对膳食中钙、磷的吸收，对骨骼的形成有影响。

葡萄籽油可直接用作皮肤保护剂，不仅可经皮肤吸收，营养皮肤细胞，防止皮肤粗糙和角化，而且无刺激，是一种良好的天然护肤剂，是一种不可多得的纯天然保健品。由于葡萄籽油的亲肤性强，容易被皮肤吸收，同时还具有轻微的收敛性，能够起到绷紧皮肤的作用，既不会引起皮肤过敏，也不会使粉刺恶化，因此可用作化妆品中的辅料。目前，国际国内市场上已经有安利纽崔莱、隆顺榕等葡萄籽油软胶囊的出现，将葡萄籽油进行胶囊化包装可提高其稳定性。葡萄籽油与洗净剂和表面活性剂有良好的配伍性，可将其制成乳状液，开发具有祛斑、防皱等功能的化妆品，但目前尚未见报道。

葡萄籽油作为高级食用营养油，优于其他食用油的几大特点：（1）葡萄籽油纯度高，减少了过多脂肪的摄入量；（2）含有原花青素（OPC）的食用油，能够营养皮肤，达到一定的美容功效；（3）作为保健食用油，可促进血液循环，并带动淋巴循环，使脂肪自行燃烧，达到减肥瘦身功效；（4）在烹饪时，葡萄籽油达到其他油同样的烹调效果，但用量仅需 1/3～1/2，还可以制成调和油使用；（5）由于亚油酸含量高，凝固点在 -10℃，烟点高达 248℃，因此，高温烹调不易产生有害物质，具有环保性，是良好保健食用油。

（四）葡萄籽油理化特性的影响因素

储藏温度对葡萄籽油理化特性的影响比较显著。低温状态下储藏对油脂的品质影响不大，常温储藏则会对葡萄籽油有一定的影响。低温长时间储藏对理化特性影响较小，而长时间常温储藏对理化特性影响较大。

葡萄籽毛油的性质不稳定，含有不利于人体健康的有害物质，通过精炼可以大大提高葡萄籽油的品质，但精炼过程也会造成油中有益成分的损失。葡萄籽油中共检测出 9 种脂肪酸，以亚油酸、油酸和棕榈酸为主。研究表明精炼前后葡萄籽油中各脂肪酸含量如棕榈酸、硬脂酸、油酸和亚油酸等没有显著变化。可见，精炼对葡萄籽油中脂肪酸组成几乎没有影响。葡萄籽油中各种矿物质元素含量在精炼前后也未发生显著变化。

但精炼使葡萄籽油中维生素 E、维生素 K 损失严重，毛油中维生素 E 含量为 33.982mg/100g，维生素 K 含量为 37.482mg/100g，精炼后维生素 E 含量为 13.951mg/100g、维生素 K 含量为 19.413mg/100g；葡萄籽中检测到 6 种甾醇，精炼后甾醇含量显著降低，但精炼后葡萄籽油中甾醇含量还是较高的，特别是葡萄籽油含有岩藻甾醇和环木菠萝烯醇，这在植物油中很少见。

（五）毒理学研究

葡萄籽油经过动物的急性毒性、积蓄毒性、亚急性、致突变及致畸等试验，急性毒理实验属"无毒物"，三项致突变试验均属"阴性"，对葡萄籽油样品进行小鼠急性毒性试验和小鼠遗传毒性试验，结果表明以人体推荐量的 25 ~ 100 倍的葡萄籽油，喂食小鼠、大鼠均无明显毒性作用。这些试验证明葡萄籽油是一种无毒无害无致癌成分、完全符合食品卫生标准的功能型油脂，宜长期食用。

（六）葡萄籽油的提取方法

目前葡萄籽中葡萄籽油的提取方法主要有压榨法、溶剂浸提法、超临界萃取法。溶剂萃取法出油率高，溶剂易回收，成本低，易于工业化生产，但在溶剂回收过程中易引起不饱和脂肪酸分解，使制得的油皂化值偏高，且产品中有溶剂残留。超临界 CO_2 萃取法是近年发展起来的新型提取分离技术。通过此法，葡萄籽油提取效率高、无溶剂残留。同时，低温操作避免了不饱和脂肪酸的氧化分解，是今后提取葡萄籽油的一个重要方向。将超临界萃取的葡萄籽油以大豆分离蛋白和麦芽糊精为复合壁材对葡萄籽油进行微胶囊化，经过微胶囊化工艺处理后的产品溶解性、分散性和包埋效果好，保质期明显延长，葡萄籽油的稳定性明显增加。使用多孔淀粉包埋法制取葡萄籽油微胶囊制得的产品抗氧化性良好，便于运输和储藏。

（七）市场应用

市场常见葡萄籽油成品有：化妆品原辅料、食品添加剂、保健品辅料以及葡萄籽油胶囊等。由于不饱和脂肪酸易于被人体吸收，亚油酸又是人体的必需脂肪酸，还含有丰富的矿物质及维生素，因此葡萄籽油是一种营养价值很高的优质食用植物油。葡萄籽油有高达 216℃ 的烟点，所以在高温烹调时有较高的安全性。有学者提出可用葡萄籽油代替传统食用植物油。对于如今越来越多的三高人群以及中老年、幼儿等不同人群，推广食用葡萄籽油具有很高的社会意义。

葡萄籽油在国际市场上备受青睐，广泛应用于不同行业。在国外，葡萄籽油通常被用作高级保健油和营养油，还用于高血压患者的辅助治疗及防止脑溢血等。在国内，葡萄籽油普遍被用于抗氧化的化妆品中，但因为产品宣传力度不够以及国人对其认识不足，所以并没有得到应有的市场发展。葡萄籽在生产葡萄籽油的同时还可以得到多酚类副产物。多酚类物质可被广泛应用于很多领域，市场广阔。

第三节 葡萄籽超微粉

葡萄籽超微粉碎是指以粉碎葡萄籽细胞破壁为目的的粉碎作业，运用现代超微粉碎技术，可将葡萄籽粉碎到 25μm 以下。在该细度条件下，一般细胞的破壁率 ≥ 99%。超微粉碎后的葡萄籽，保健功效成分（特别是难溶性成分）的溶出速率加快，活性提高，达到同样效果的服用剂量减少，利用率提高，而且葡萄籽整体被粉碎后，能够全生物量地被人体利用，各种功能性成分能够综合而平衡地发挥作用。

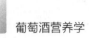

一、 超微粉的特点

超微粉碎技术是近几年来发展非常迅速的一项高新技术，它可将固体物料粉碎至纳米级。超微粉碎的产品具有一般颗粒所不具有的一些特殊的理化性质，如良好的溶解性、分散性、吸附性、化学活性等。物料被超微粉碎后，细胞破壁率高，粉末粒径小，分布均匀，球性度及均匀度明显改善，松密度及比表面积显著提高。超微粉有以下几个优点。

（一） 有效成分的溶解和释放加快

因为超微粉粒径小，破壁率高，有效成分暴露充分，在进入人体后，可溶性成分能迅速被溶解、释放，即使溶解度低的成分也因超微粉具有较大的附着力而紧紧粘附在肠壁上，其有效成分会快速通过肠壁被吸收而进入血液。

（二） 无过热现象， 有利于保留生物活性成分

在超微粉碎过程中无过热现象，根据需要甚至可以在低温状态下进行粉碎，并且粉碎速度快，这样可以最大限度地保留生物活性成分和营养成分。

（三） 减少服用剂量， 提高利用率

物质经超微粉碎后，用小剂量就可以实现目的，提高了利用率。

（四） 减少污染

超微粉碎是在封闭系统内进行的，既避免了微粉污染环境，又可防止空气中的灰尘污染产品。

（五） 增进生物体对功能成分的吸收

经超微粉碎后的物质由于粒度极细，易被人体肠胃直接吸收，能最大限度地发挥其功效。由于超微粉颗粒具有表面效应、体积效应、量子效应和宏观隧道效应等，使其对物质的吸附性较大，有利于物质的消化吸收。

二、 葡萄籽超微粉的特点

葡萄籽超微粉除了具有上述超微粉的共同特点外，还具有其特殊之处。

（一） 原料的废物再利用

葡萄籽是葡萄酿酒后的下脚料，是一种废弃物，现在将葡萄籽开发成为一种保健食品，是一种废物再利用。

（二） 营养丰富， 功效全面

葡萄籽中含有丰富的蛋白质、脂肪、维生素、氨基酸等，是一种营养丰富的原料。此外葡萄籽中含有多种功效性成分，包括亚油酸、维生素 E、原花青素、白藜芦醇等，这就使得葡萄籽经超微粉碎后同时具有各种功效性成分的作用。

（三） 全生物量地被人体利用

葡萄籽超微粉达到了细胞级粉碎，其中的各种营养成分都得以释放，所有成分经

过人体消化被吸收，可以实现全生物量的利用。

（四） 功能性成分综合而平衡地发挥作用

葡萄籽超微粉的各种功能性成分之间可以相互协同地综合发挥作用。此外，超微粉是葡萄籽的直接加工产物，服用后不会存在剂量超标的问题，各种功能性成分在人体内平衡地发挥着作用。

三、 葡萄籽超微粉的成分

葡萄籽超微粉的成分与葡萄籽基本一致，含有丰富的水、蛋白质、氨基酸、脂肪、碳水化合物、粗纤维、维生素、矿物质，如表 8－13 所示。其中蛋白质、粗纤维和脂肪含量丰富。葡萄籽油占总重的 14 % ～ 17 %，而其亚油酸含量最高可达 80%，如表 8－15 所示。葡萄籽中氨基酸有 16 种，其中人体必需氨基酸有 7 种，如表 8－14 所示。葡萄籽中粗纤维含量可达 30 % 以上。葡萄籽常量元素 K、Ca、P 和微量元素 Fe、Mn、Zn 等含量较高。此外葡萄籽油中维生素 E 和异黄酮化合物的含量也较高，如表 8－16、表 8－17 所示。

表 8－13　　　　　　　　　　葡萄籽超微粉主要成分含量

成分	含量/（g/100g）
水分	9.2
灰分	3.2
粗脂肪	17.2
粗蛋白	8.4
粗纤维	39.8

表 8－14　　　　　　　　　　葡萄籽超微粉氨基酸含量

氨基酸	含量/（mg/g）
天冬氨酸	7.5
* 亮氨酸	5.8
* 苯丙氨酸	3.8
丙氨酸	4.4
* 缬氨酸	4.3
胱氨酸	1.7
* 异亮氨酸	3.4
丝氨酸	4.5
甘氨酸	8.3
组氨酸	2.5
脯氨酸	5.1

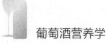

续表

氨基酸	含量/（mg/g）
酪氨酸	2.2
*苏氨酸	2.2
谷氨酸	23.2
*赖氨酸	3.4
精氨酸	6.3
*甲硫氨酸	0.9

注：*人体必需氨基酸。

表8-15　　　　　　　　　　　　葡萄籽超微粉脂肪酸含量

脂肪酸	含量/（g/100g）
油酸	14.496
亚油酸	81.802
硬脂酸	1.774
棕榈酸	5.155
棕榈油酸	0.009
亚麻酸	0.077

表8-16　　　　　　　　　　　　葡萄籽超微粉功能性成分含量

成分	含量/（g/100g）
总酚	14.22
原花青素	9.56
白藜芦醇	8.48μg/g
粗纤维	39.8
亚油酸	81.8
维生素E	3.02μg/g

表8-17　　　　　　　　葡萄籽超微粉中异黄酮化合物含量　　　　　　单位：g/100g

样品	大豆苷	染料木苷	染料木素	大豆苷元	总量
霞多丽	47.656±1.131	1.756±0.014	—	—	49.412±1.601
贵人香	57.055±1.038	2.741±0.054	—	—	59.796±1.470
黑比诺	156.677±1.859	16.285±0.371	—	—	172.962±2.181
8804	120.326±1.392	9.640±0.032	—	—	129.966±1.969

葡萄籽超微粉可能存在异黄酮类物质，由表中可见白色品种（霞多利和贵人香）

的葡萄籽异黄酮含量均小于红色品种（黑比诺和8804）葡萄籽。分析发现4种葡萄籽异黄酮总含量差异均达到极显著水平，这可能是不同品种葡萄籽黄酮类化合物在生物合成过程中的差别造成的。

四、 葡萄籽的其他产品研究

（一） 蛋白类产品

葡萄籽榨油后的饼粕中含有13%～16%的蛋白质，是一种优质蛋白质资源，且葡萄籽蛋白含有谷氨酸、甘氨酸、丙氨酸等18种氨基酸，不仅人体必需的8种氨基酸俱全，而且其中缬氨酸、精氨酸、蛋氨酸和苯丙氨酸含量都相当于大豆蛋白的含量。人们可利用从中提取的蛋白质生产精蛋白，来用于生产强化食品和保健药品，还可以将其作为制造味精的优质原料。同时，通过控制葡萄籽蛋白的水解度，还可得到大量生物活性多肽，这些生物多肽易于被人体消化吸收，且具有许多独特的生理功能，如抗氧化、抑菌作用等。研究表明，通过碱性蛋白酶水解得到的多肽中存在抗氧化肽、抑菌肽和表面活性肽等物质，具有较强的抗氧化、清除自由基的作用。

（二） 多酚类产品

葡萄籽富含多酚及其他一些具有生物活性的物质。葡萄籽中含有8%～11%的多酚类物质，含量占葡萄果实总酚类的50%～70%。葡萄籽多酚主要组成是原花青素。研究人员已经从葡萄籽中鉴定出29种原花青素，其中包括3种原花青素单体、14种二聚体（其中6种为没食子酸酯形式）、11种三聚体及1种四聚体。不同聚合度的原花青素具有不同的化学与生物活性以及应用价值，其中以二聚体的生物活性较高，在研究中比较广泛。葡萄籽原花青素除了在化妆品、营养保健品领域（如原花青素胶囊）被广泛应用外，采用乙基纤维素和氢化植物油作为壁材对葡萄籽原花青素进行微胶囊化，通过确定最佳的壁材溶液浓度、进风温度、出风温度等工艺参数制备W/O型原花青素微乳，应用在油脂的抗氧化、延长油脂氧化诱导期、提高油脂保质期等方面具有良好的效果。

研究表明葡萄籽提取物对自由基有较强的清除作用，且呈量效关系，也提示葡萄籽中含有抗自由基的活性物质。国内外的研究提示，除维生素E外，葡萄籽中的白黎芦醇、花青素可能也具有抗氧化作用。白黎芦醇在癌的起始、促进和发展阶段均有化学预癌活性，主要是通过其抗氧化作用和抗突变作用发挥活性。此外，白黎芦醇对心血管系统、肝脏具有保护作用。原花青素是一种多酚类物质，也是一种细胞保护剂，它对大鼠神经胶质细胞有抗氧化的保护作用，也可以清除次黄嘌呤和黄嘌呤氧化物反应产生的过氧阴离子，从而可抗口腔肿瘤细胞引起的细胞毒性作用。在心肌局部缺血时，原花青素可以清除线粒体电子传递链中产生的氧自由基，从而减少组织损伤。同时，它还对某些化学治疗剂引起的细胞毒作用具有保护作用。原花青素的保护作用与其静化抗凋亡基因 $bcl-XL$ 表达、调节DNA损伤和修复、调节体内脂质过氧化水平以及体内钙平衡有关。

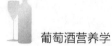

受葡萄籽综合利用技术限制与深度应用开发水平限制,目前我国葡萄籽利用产业化水平还比较低。随着葡萄酒产业的发展,葡萄籽资源的产量逐年增大,对葡萄籽生物资源的研究和综合开发利用越来越有必要。未来葡萄籽研究和开发利用将会继续加大葡萄籽功能性成分如原花青素和营养成分如蛋白质、脂肪的分离技术与综合利用技术创新力度,提高成分纯度、得率和资源利用效率,降低分离生产成本;继续加大葡萄籽原花青素等生物活性成分及其生物功能研究与产品开发,提高其生物效能,拓宽应用领域。原花青素抗氧化活性与酶抑制活性具有广泛的应用领域,葡萄籽脂肪酸、葡萄籽活性肽、葡萄籽多糖等都属于很有价值的功能性成分,对其进一步研究、开发,具有重要意义。

思考题

1. 与葡萄相比,葡萄干的成分发生了哪些变化?
2. 葡萄籽、葡萄籽油和葡萄籽超微粉的成分都有哪些异同?

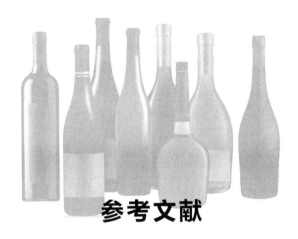

参考文献

［1］徐天和，曲巍．预防医学．北京：中国统计出版社，2012.

［2］孙长颢，等．营养与食品卫生学（第7版）．北京：人民卫生出版社，2012.

［3］曲巍，唐军，等．预防医学（第2版）．北京：科学出版社，2014.

［4］中国就业培训技术指导中心．公共营养师．基础知识（第2版）．北京：中国劳动保障出版社，2012.

［5］中国就业培训技术指导中心．公共营养师．国家职业资格三级（第2版）．北京：中国劳动保障出版社，2012.

［6］杨月欣．营养配餐和膳食评价实用指导——营养师必读．北京：人民卫生出版社，2008.

［7］范志红．食物营养与配餐．北京：中国农业大学出版社，2010.

［8］叶福成．红酒养生．青岛：青岛出版社，2015.

［9］高海青，李宝应．葡萄多酚基础与临床．北京：人民卫生出版社，2012.

［10］房经贵，刘崇怀．葡萄分子生物学．北京：科学出版社，2014.

［11］姚泪醹．葡萄酒配餐宝典．北京：化学工业出版社，2013.

［12］吴书仙，庄臣．葡萄酒佐餐艺术．上海：上海人民出版社，2012.

［13］周帆．葡萄疗法．海口：南方出版社，2008.

［14］吴书仙．葡萄酒一本通．上海：上海人民出版社，2012.

［15］中国营养学会．中国居民膳食营养素参考摄入量（2013版）．北京：科学出版社，2014.

［16］杨月欣，王光亚，潘兴昌．中国食物成分表（第2版．第一册）．北京：北京大学医学出版社，2009.

［17］杨月欣．中国食物成分表（2004）．北京：北京大学医学出版社，2005.

［18］李华．葡萄酒化学．北京：科学出版社，2006.

［19］何志谦．人类营养学（第3版）．北京：人民卫生出版社，2008.

［20］孙长颢，等．营养与食品卫生学（第6版）．北京：人民卫生出版

社，2008.

[21] 朱大年，等．生理学（第8版）．北京：人民卫生出版社，2013.

[22] 李华．现代葡萄酒工艺学（第2版）．西安：陕西人民出版社，2000.

[23] 李华，王华，袁春龙，等．葡萄酒工艺学．北京：科学出版社，2007.

[24] 李敏．现代营养学与食品安全学（第二版）．上海：第2军医大学出版社，2013.

[25] 李德美．深度品鉴葡萄酒．北京：中国轻工业出版社，2012.

[26] 查锡良，药立波．生物化学与分子生物学．北京：人民卫生出版社，2013.

[27] 黄承钰．医学营养学．北京：人民卫生出版社，2012.

[28] 李华，等．葡萄酒化学．北京：科学出版社，2006.

[29] 陈玉庆．葡萄酒的成分与营养价值，酿酒，2004，31（5）：112－114.

[30] 李记明，李华．葡萄酒成分分析与质量研究，酿酒科技，1994（02）：30－35.

[31] 王允祥．论葡萄酒的风味与营养价值，中国酿造，1998（02）：8－10，33.

[32] 张强，陈秋生，等．葡萄果实中糖类成分与品质特征研究进展，湖北农业科学，2012（22）：4978－4981.

[33] 陈晓东，周军永，等．水分对葡萄的重要性及调控技术探析，现代农业科技，2014（15）：123－125，129.

[34] 周晓明，郭春苗，樊丁宇，等．HPLC法测定不同品种葡萄及葡萄干白藜芦醇含量．新疆农业科学，2013，50（12）：2223－2229.

[35] 袁辉，远辉，王建玲．HPLC－ELSD法测定新疆不同品种葡萄干中4种糖类的含量．食品工业，2014，35（7）：240－242.

[36] 加列西·马那甫，朱倩倩，等．可见光谱结合主成分回归法同时测定葡萄干中的单糖类化合物．分析科学学报，2014，30（1）：71－74.

[37] 晁无疾，管仲新，路革．我国葡萄干质量分析．中外葡萄与葡萄酒．2005，6：50－52.

[38] 于修烛，李志西，杨继红，等．葡萄籽油研究进展．杨凌职业技术学院学报．2003，2（1）：53－55.

[39] 边梅娜，白红进，曾红，等．赤霞珠葡萄籽油的提取及脂肪酸成分分析．食品科学，2013，34（16）：297－299.

[40] 张国治，韩宝丽，王伟玲，等．葡萄籽油中脂肪酸成分分析．粮食科技与经济，2011，36（1），49－50.

[41] 王敬勉，廖德胜，张永洪．葡萄籽油的营养及食疗价值研究．营养学报，1996，18（2）221－223.

[42] 慰蕊仙．精炼前后葡萄籽油的品质变化．中国油脂，2015，40（2）：13－15.

[43] 李银平．葡萄籽超微粉成分分析与营养评价．西北农林科技大学硕士论文．2007.

［44］张爱军，沈继红，马小兵等. 葡萄籽的开发与利用. 酿酒，2005，29（3）：55－57.

［45］李瑞国，韩烨，周志江. 葡萄酒苹果酸乳酸发酵研究进展. 食品研究与开发，2010 31（8）：228－233.

［46］苏洁，张军翔. 葡萄酒圆润度研究进展. 食品与机械，2013，29（2）：238－241.

［47］高年发，李小刚，杨枫. 葡萄及葡萄酒中的有机酸及降酸研究. 中外葡萄与葡萄酒，1999，（4）：6~10.

［48］高年发. 葡萄酒生产技术（第2版）. 北京：化学工业出版社，2012.

［49］高海燕，王善广，胡小松. 利用反相高效液相色谱法测定梨汁中有机酸的种类和含量. 食品与发酵工业，2004，30（8）：96－100.

［50］Bourzeix, M., et al. A study of catechins and procyanidins of grape clusters, the wine and other by－products of the wine. Bull. I'OIV. 1986, 59：1171－1254.

［51］Cheynier, V. & J. Rigaud. 1986. HPLC separation and characterization of flavonols in the skins of Vitis vinfera var. Cinsault. Am. J. Enol. Viticulture, 1986, 37（4）：248－252.

［52］Cheynier, V., et al. Must browning in relation to the behavior of phenolic compounds during oxidation. Am. J. Enol. Viticulture, 1990, 41：346－349.

［53］Cheynier, V. F., et al. Characterization of 2－S－glutathionylcaftaric acid and its hydrolysis in relation to grape wines. J. Agric. Food Chem, 1986, 34：217－221.

［54］Cillier, J. J. L., V. L. Singleton. Caffeic acid autoxidation and the effects of thiols. J. Agric. Food Chem, 1990, 38：1789－1796.

［55］Clifford, A. J., Ebeler, S. E., Ebeler, J. D., Bills, N. D., Hinrichs, S. H., Teissedre, P. L. and Waterhouse, A. L. Delayed tumor onset in transgenic mice fed an aminoacid－based diet supplemented with red wine solids. Am. J. Clin. Nutr., 1996, 64：748－756.

［56］Cremin, P., S. Kasim－Karakas & A. L. Waterhous. LC/ES－MS detection of hydroxycinnamates in human plasma and urine. J. Agric. Food Chem, 2001, 49：1747－1750.

［57］Dangles, O. & R. Brouillard. Polyphenols interactions. The copigmentation case：thermodynamic data from temperature and relaxation kinetics. Medium effect. Can. J. Chem, 1992, 70：2174－2189.

［58］Edwards T L, Singleton R B, Boulton. Formation of ethyl esters of tartaric acid during wine aging. Chemical and sensory effects, 1985, 36：118－124.

［59］Erasmus D J, Cliff M, Vuuren H J, et al. Impact of yeast strain on the production of acetic acid, glycerol and the sensory attributes of icewine. American Journal of Enology and Viticulture, 2004, 55（4）：371－378.

［60］Fauconneau, B., Waffo Téeguo, P., Huguet, F., Barrier, L., Decendit,

A. , and Méerillon, J. M. . Comparative study of radical scanvenger and antioxidant properties of phenolic compounds from Vitis vinifera cell cultures using in vitro tests. Life Sci. , 1997, 61: 2103 – 2110.

[61] Foster, R. Organic charge – transfer complexes. New York: Academic Press, 1969.

[62] Frankel, E. , Kanner, J. , German, J. B. , Parks, E. , and Kinsella, J. E. . Inhibition of oxidation of human low – density lipoprotein by phenolic substances in red wine. Lancet, 1993. 341: 454 – 457.

[63] Inés Mato , Silvia Sua`rez – Luque, José F. Huidobro. A review of the analytical methods to determine organic acids in grape juices and wines. Food Research International, 2005, 38: 1175 – 1188.

[64] Inés Mato, Silvia Sua`rez – Luque, José F. Huidobro. Simple determination of main organic acids in grape juice and wine by using capillary zone electrophoresis with direct UV detection. Food Chemistry, 2007, 102: 104 – 112.

[65] Jang, M. , et al. Cancer chemopreventive activity of resveratrol, a natural product derived from grapes. Science, 1997, 275: 218 – 220.

[66] Klampfl C W, Buchberger W, H addad P R. Determination of organic acids in food samples by capillary zone electrophoresis. Journal of Chromatography A, 2000, 881 (1 – 2): 357 – 364.

[67] Lamuela – Raventós, R. M. , et al. Direct HPLC analysis of cis – and trans – resveratrol and piceid isomers in Spanish red Vitis vinifera wines. J. Agric. Food Chem, 1995, 42: 281 – 283.

[68] Mattace Raso, G. , Meli, R. , Di Carlo, G. , Pacilio, M. , and Di Carlo, R. Inhibition of inducible nitric oxide synthase and cyclooxygenase – 2 expression by flavonoids in macrophage J774A. Life Sci. , 2001, 68: 921 – 931.

[69] Mirabel, M. , et al. Copigmentation in model wine solutions: occurrence and relation to wine aging. Am. J. Enol. Viticulture, 1999, 50: 211 – 218.

[70] Nikolaos Kontoudakis EGa, Mariona Gil, Mireia Esteruelas, Francesca Fort, Joan Miquel Canals, and Zamora. Influence of Wine pH on Changes in Color and Polyphenol Composition Induced by Micro – oxygenation. J Age Food Chem, 2011, 59 (5), 1974 – 1984.

[71] S. Okamura, M. Watanabe. Determination of phenolic cinnamates in white wine and their effect on wine quality. Agric Biol Chem, 1981, 45: 2063 – 2070.

[72] Ong, B. Y. & C. W. Nagel. Hydroxycinnamic acid – tartaric acid ester content in mature grapes and during the maturation of white riesling grapes. Am. J. Enol. Viticulture, 1978, 29: 277 – 281.

[73] Pace – Asciak, C. R. , Hahn, S. , Diamandis, E. P. , Soleas, G. , and Gold-

berg, D. M. Wines and grape juices as modulators of platelet aggregation in healthy human subjects. Clin. Chem. Acta, 1995, 235: 207 –219.

［74］ Pocock, K. F. , M. A. Sefton & J. P. Williams. Taste threshold of phenolic extracts of French and American oakwood: the influence of oak phenols on wine flavor. Am. J. Enol. Viticulture, 1994, 45: 429 –434.

［75］ Price, S. F. , et al. Cluster sun exposure and quercetin in Pinot noir grapes and wine. Am. J. Enol. Viticulture, 1995, 46: 187 –194.

［76］ Quinn, K. M. & V. L. Singleton. Isolation and identification of ellagitannins from white oak and an estimation of their roles in wine. Am. J. Enol. Viticulture, 1985, 36: 148 –155.

［77］ R G Peres, E P Moraes, G A Micke, et al. Rapid method for the determination of organic acids in wine by capillary electrophoresis with indirect UV detection. Food Control, 2009, 20: 548 –552.

［78］ Renaud, S. C. , De Lorgeril, M. Wine, alcohol, platelets, and the French paradox for coronary Herat disease. Lancet. , 1992, 339: 1523 –1526.

［79］ Rigaud, J. , et al. Influence of must composition on phenolic oxidation kinetics. J. Sci. Food Agric. 1991, 57: 55 –63.

［80］ Ritchey, J. G. & A. L. Waterhouse. A standard red wine: monomeric phenolic analysis of commercial Cabernet Sauvignon wines. Am. J. Enol. Viticulture, 1999, 50: 91 –100.

［81］ Robichaud, J. L. & A. C. Noble. Astringency and bitterness of selected phenolics in wine. J. Sci. Food Agric, 1990, 53: 343 –353.

［82］ Romero – Perez, A. I. et al. Levels of cis – and trans – resveratrol and their glycosides in white and rose Vitis vinifera wines from Spain. J. Agric. Food Chem, 1996, 44: 2124 –2128.

［83］ Schramm, D. , et al. Differential effects of small and large molecular weight wine phytochemicals on endothelial cell eicosanoid release. J. Agric. Food Chem, 1998, 46: 1900 –1905.

［84］ Singleton, V. L. , E. Trousdale, J. Zaya. One reason sun – dried raisins brown so much. Am. J. Enol. Viticulture, 1985, 36: 111 –113.

［85］ Singleton, V. L. , J. Zaya, E. Trousdale. Compostional changes in ripening grapes: caftaric and coutaric acids. Vitis, 1986, 25: 107 –117.

［86］ Somers, T. C. , E. Verette, K. F. Pocock. Hydroxycinnamate esters of V. vinifera: changes during white vinification and effects of exogenous enzyme hydrolysis. J. Sci. Food Agric, 1987, 40: 67 –78.

［87］ Stella Rovio a, Kimmo Sirén b, Heli Sirén. Application of capillary electrophoresis to determine metal cations, anions, organic acids, and carbohydrates in some Pinot Noir red wines. Food Chemistry, 2011, 124: 1194 –1200.

［88］ Stoclet, J. C. , Kleschyov, A. , Andriambeloson, E. , Dielbolt, M. , and Andriantsitohaina, R. Endothelial NO_3 release caused by red wine polyphenols. J. Physiol. Pharmacol. , 1999, 50: 535 – 540.

［89］ Teissedre, P. L. , Frankel, E. N. , Waterhouse, A. L. , Peleg, H. , and German, J. B. Inhibition of in vitro human LDL oxidation by phenolic antioxidants from grapes and wines. J. Sci. Food Agric. , 1996, 70: 55 – 61.

［90］ Trela, B C. & A. L. Waterhouse. Resveratrol: isomeric molar absorptivities and stability. J. Agric. Food Chem, 1996, 44: 1253 – 1257.

［91］ U Regmi, M Palma, C G Barroso. Direct determination of organic acids in wine and wine – derived products by Fourier transform infrared (FT – IR) spectroscopy and chemometric techniques. Analytica Chimica Acta, 2012, 723: 137 – 144.

［92］ Varache – Lembège, M. , Waffo – Teguo, P. , Richard, T. , Monti, J. P. , Deffieux, G. , Vercauteren, J. , M'erillon, J. M. , and Nuhrich, A. Structure – activity relationships of poly hydroxystilbenes derivatives extracted from Vitis vinifera cell culture as inhibitors of human platelet aggregation. Med. Chem. Res. , 2000, 10: 253 – 267.

［93］ Verette, E. , A. C. Noble & C. Somers. Hydroxycinnamates of Vitis vinifera: sensory assessment in relation to bitterness in white wine. J. Sci. Food Agric, 1988, 45: 267 – 272.

［94］ Waterhouse, A. L. & P. L. Teissedre. Levels of phenolics in California varietal wine. In Wine: Nutritional and Therapeutic Benefits. Washington DC: American Chemical Society, 1997.

［95］ Zhao J R, Fan X B, Hang X M, et al. An in vitro study of antibacterial activity of 25 strains of probiotics from human gas troin testinal tract Chinese. Journal of Microecology, 2006, 18 (12): 88 – 90.

［96］ Anderson JC, Alpern Z, Sethi G, et al. Prevalence and risk of colorectal neoplasia in consumers of alcohol in a screening population. Am J Gastroenterol, 2005, 100: 2049 – 2055.

［97］ Ansems TMR, van der Pols JC, Hughes MC, et al. Alcohol intake and risk of skin cancer: a prospective study. Eur J Clin Nut, 2008, 62: 162 – 170.

［98］ Arntzen KA, Schirmer H, Wilsgaard T, et al. Moderate wine consumption is associated with better cognitive test results: a 7 year follow up of 5033 subjects in the Tromso Study. Acta Neurol Scand, 2010, 22: 23 – 29.

［99］ Artero A, Artero A, Tarín JJ, et al. The impact of moderate wine consumption on health. Maturitas, 2015, 80 (1): 3 – 13.

［100］ Athina Damianaki, Efstathia Bakogeorgou, Marilenna Kampa, et al. Inhibitory Action of Red Wine Polyphenol on Human Breast Cancer Cells. Journal of Cellular Biochemistry, 2000, 78: 429 – 441.

［101］ Benedetti A, Parent M, Siemiatycki J. Consumption of alcoholic beverages and risk of lung cancer: results from two case – control studies in Montreal, Canada. Cancer Causes Control, 2006, 17 (4): 469 – 480.

［102］ Briviba K, Pan L, Rechkemmer G. Red wine polyphenols inhibit the growth of colon carcinoma cells and modulate the activation pattern of mitogen – activated protein kinases. J Nutr, 2002, 132 (9): 2814 – 2818.

［103］ Carly C Barron, Jessy Moore, Theodoros Tsakiridis, et al. Inhibition of human lung cancer cell proliferation and survival by wine. Barron et al. Cancer Cell International, 2014, 14: 6 – 18.

［104］ Castanas E, Kampa M, Hatzoglou A, et al. Wine antioxidant polyphenols inhibit the proliferation of human prostate cancer cell 1ines. Nutr Cancer, 2000, 37 (2): 223 – 233.

［105］ Chao C, Li Q, Zhang F, et al. Alcohol consumption and risk of lung cancer in the vitamins and lifestyle study. Nutr Cancer, 2011, 63: 880 – 888.

［106］ Chen WY, Rosner B, Hankinson SE, et al. Willett WC. Moderate alcohol consumption During adult life, drinking patterns, and breast cancer risk. J Am Med. Assoc., 2011, 306: 1884 – 190.

［107］ Cordain L, Bryan ED, Melby CL, et al. Influence of moderate daily wine consumption on body weight regulation and metabolism in healthy free – living males. J Am Coll Nutr., 1997, 16: 134 – 139.

［108］ Cordain L, Melby CL, Hamamoto AE, et al. Influence of moderate chronic wine consumption on insulin sensitivity and other correlates of syndrome X in moderately obese women. Metabolism, 2000, 49 (11): 1473 – 1478.

［109］ Crispo A, Talamini R, Gallus S, et al. Alcohol and the risk of prostate cance and benign prostatic hyperplasia. Urology, 2004, 64: 717 – 722.

［110］ Daglia M, Papetti A, Grisoli P, et al. Antibacterial activity of red and white wine against oral streptococci. J Agric Food Chem, 2007, 55 (13): 5038 – 5042.

［111］ Dal – Ros S, Bronner C, Auger C, et al. Red wine polyphenols improve an established aging – related endothelial dysfunction in the mesenteric artery of middle – aged rats: role of oxidative stress. Biochem Biophys Res ommun, 2012, 419: 381 – 387.

［112］ Duell EJ, Travier N, Lujan – Barroso L, et al. Alcohol consumption and gastric cancer risk in the European Prospective Investigation into Cancer and Nutrition (EPIC) cohort. Am J. Clin Nutr, 2011, 94: 1266 – 1275.

［113］ Elattar TM, Virji AS. The effect of red wine and its components on growth and proliferation of human oral squamous carcinoma cells. Anticancer Res, 1999, 19 (6B): 5407 – 5414.

［114］ Elattar TM, Virji AS. The effect of red wine and its components on growth and proliferation of human oral squamous carcinoma cells. Anticancer Res. , 1999, 19 (6B): 5407 – 5414.

[115] Ferraro PM, Taylor EN, Gambaro G, et al. Soda and other beverages and the risk of kidney stones. Clin J Am Soc Nephrol. , 2013, 8 (8): 1389 – 1395.

[116] Foster S, Tyler V E. Tyler's Honest Herbal. 4th ed. New York: The Haworth Herbal Press, 1999.

[117] Freedman DM, Sigurdson A, Doody MM, et al. Risk of basa cell carcinoma in Relation to alcohol intake and smoking. Cancer Epidemiol Biomarkers Prev, 2003, 12: 1540 – 1543.

[118] Ganguli M, Vander Bilt J, Saxton JA, et al. Alcohol consumption and cognitive function in late life: a longitudinal community study. Neurology, 2005, 65: 1210 – 1217.

[119] Genkinger JM, Hunter DJ, Spiegelman D, et al. Alcohol intake and ovarian cancer risk: a pooled analysis of 10 cohort studies. Br J Cancer, 2006, 94: 757 – 762.

[120] German JB, Walzem RL. The health benefits of wine. Annu Rev Nutr, 2000, 20: 561 – 593.

[121] Grønbaek M, Becker U, Johansen D, et al. Type of alcohol consumed and mortality from all causes, coronary heart disease, and cancer. Ann Intern Med, 2000, 133 (6): 411 – 419.

[122] Hakimuddin F, Paliyath G, Meckling K. Treatment of mcf – 7 breast cancer cells with a red grape wine polyphenol fraction results in disruption of calcium homeostasis and cell cycle arrest causing selective cytotoxicity. J Agric Food Chem, 2006, 54 (20): 7912 – 7923.

[123] Kampa M, Hatzoglou A, Notas G, et al. Wine antioxidant polyphenols inhibit the proliferation of human prostate cancer cell lines. Nutr Cancer, 2000, 37 (2): 223 – 233.

[124] Kampa M, Hatzoglou A, Notas G, et al. Wine antioxidant polyphenols inhibit the proliferation of human prostate cancer cell lines. Nutr Cancer, 2000, 37 (2): 223 – 233.

[125] Krenz M and Korthuis RJ. Moderate ethanol ingestion and cardiovascular protection: from epidemiologic associations to cellular mechanisms. J Mol Cell Cardiol, 2012, 52: 93 – 104.

[126] Lemeshow S, Letenneur L, Dartigues JF, et al. Illustration of analysis taking into account complex survey considerations: the association between wine consumption and dementia in the PAQUID study. Personnes Ages Quid. Am J Epidemiol, 1998, 148: 298 – 306.

[127] Letenneur L. Risk of dementia and alcohol and wine consumption: a review of recent results. Biol Res, 2004, 37: 189 – 193.

[128] Lindsay J, Laurin D, Verreault R et al. Risk factors for Alzheimers disease: a prospective analysis from the Canadian Study of Health and Aging. Am J Epidemiol, 2002,

156：445 −453.

[129] Lindsay J, Laurin D, Verreault R, et al. Risk factors for Alzheimer's disease：A prospective analysis of the Canadian Study of Health and Aging. Am J Epidemiol, 2002, 156：445 −453.

[130] M. Assunção, J. Santos−marques, De Freitas, et al. Red wine antioxidants protect hippocampal neurons against ethanol−induced damage：a biochemical, Morphological and behavioral study. Neuroscience. 2007, 146：1581 −1592.

[131] Maxwell S, Cruickshank A, Thorpe G. Red wine and antioxidant activity in serum. Lancet, 1995, 344 (8916)：193 −194.

[132] Mcgovern P, et al. Fermented beverage of pre− and proto−historic China. PNAS, 2004, 101 (51)：17593 −17598.

[133] Meinhold CL, Park Y, Stolzenberg−Solomon RZ, et al. Berrington de Gonzalez A. Alcohol intake and risk of thyroid cancer in the NIH−AARP diet and health study. Br J. Cancer, 2009, 101：1630 −1634.

[134] Mladen Krnic, Darko Modun, Danijela Budimir, et al. Comparison of acute effects of red wine, beer and vodka against hyperoxia−induced oxidative stress and increase in arterial stiffness in healthy humans. Atherosclerosis, 2011, 218：530 −535.

[135] Monteiro R, Faria A, Mateus N, et al. Red wine interferes with oestrogen signalling in rat hippocampus. J Steroid Biochem Mol Biol, 2008, 111 (1 −2)：74 −79.

[136] Vadillo M, Ardévol A, Fernández−Larrea J, et al. Moderate red−wine consumption partially prevents body weight gain in rats fed a hyperlipidic diet. Journal of Nutritional Biochemistry, 2006, 17 (2)：139 −142.

[137] Ngandu T, Helkala EL, Soininen H, et al. Alcohol drinking and cognitive functions：findings from the cardiovascular risk factors aging and dementia (CAIDE) study. Dement Geriatr Cogn Disord, 2007, 23：140 −149.

[138] Orgogozo G M, dartigues J F, lafont S, et al. Wine consumption and dementia in the elderly：a prospective community study in the Bordeaux area. Rev Neurol, 1997, 153 (3)：185 −192.

[139] Orgogozo JM, Dartigues JF, Lafont S, et al. Wine consumption and dementia in the elderly：a prospective community study in the Bordeaux area. Rev Neurol (Paris), 1997, 153：185 −192.

[140] Orgogozo JM, Dartigues JF, Lafont S, et al. Wine consumption and dementia in the elderly: a prospective community study in the Bordeaux area. Rev Neurol, 1997, 153：185.

[141] Pandeya N, Williams G, Green AC, et al. Alcohol Consumption and the risks of adenocarcinoma and squamous cell carcinoma of the esophagus. Gastroenterology, 2009, 136：1215 −1224.

［142］ Prescott E, Groenbaek M, Becker U, et al. Alcohol intake and the risk of lung cancer: influence of type of alcoholic beverage. Am J Epidemiol, 1999, 149 （5）: 463 – 470.

［143］ Purdue MP, Hashibe M, Berthiller J, et al. Type of alcoholic beverage and risk of head and neck cancer – a pooled analysis within the Inhance Consortium. Am J Epidemiol, 2009, 169: 132 – 142.

［144］ Ramon Estruch. Wine and cardiovascular disease. Food Research International, 2000, 33 （3）: 219 – 226.

［145］ Rosário Monteiro, Raquel Soares, Susana Guerreiro, et al. Red wine increases adipose tissue aromatase expression and regulates body weight and adipocyte size. Nutrition, 2009, 25: 699 – 705.

［146］ Ruitenberg A, van Swieten JC, Witteman, JC et al. Alcohol consumption and risk of dementia: the Rotterdam Study. Lancet, 2002, 359: 281 – 286.

［147］ Sara Arranz, Gemma Chiva – Blanch, Palmira Valderas – Martínez, et al. Wine, Beer, Alcohol and Polyphenols on Cardiovascular Disease and Cancer. Nutrients, 2012, 4: 759 – 781.

［148］ Solfrizzi V, D1ntrono A, Colacicco AM, et al. Alcohol consumption, mild cognitive impairment, and progression to dementia. Neurology, 2007, 68 （21）: 1790 – 1799.

［149］ Song DY, Song S, Song Y, Lee JE. Alcohol intake and renal cell cancer risk: a meta – analysis. Br J. Cancer. , 2012, 106: 1881 – 1890.

［150］ Sutcliffe S, Giovannucci E, Leitzmann MF, et al. A prospective cohort study of red wine consumption and risk of prostate cancer. Int J. Cancer, 2007, 120: 1529 – 1535.

［151］ Vadstrup ES, Petersen L, Sorensen TIA, et al. Waist circumference in relation to history of amount and type of alcohol: results from the Copenhagen City Heart Study. Int J Obes, 2003, 27: 238 – 246.

［152］ Velicer CM, Kristal A, White E. Alcohol use and the risk of prostate cancer results from the VITAL cohort study. Nutr Cancer. , 2006, 56: 50 – 56.

［153］ Wallenborg K, Vlachos P, Eriksson S, et al. Red wine triggers cell death and thioredoxin reductase inhibition: Effects beyond resveratrol and SIRT1. Exp Cell Res, 2009, 315 （8）: 1360 – 1371.

［154］ Wallenborg K, Vlachos P, Eriksson S, et al. Red wine triggers cell death and thioredoxin reductase inhibition: Effects beyond resveratrol and SIRT1. Exp Cell Res. , 2009, 315 （8）: 1360 – 1371.

［155］ Zell JA, McEligot AJ, Ziogas A, et al. Differential effects of wine Consumption on colorectal cancer outcomes based on family history of the disease. Nutr Cancer, 2007, 59: 36 – 45.